# Heinz Fahrner
# Fasten als Therapie

Tadeusz Blaszczyk
Arzt für Allgemeinmedizin
Naturheilverfahren
Kamenerstr. 114 - Tel.: 0 23 81 / 40 36 10
4700 Hamm 3

D1664845

Heinz Fahrner

Tadeusz Blaszczyk
Arzt für Allgemeinmedizin
Naturheilverfahren
Kamenerstr. 114 - Tel.: 0 23 81 / 40 36 10
4700 Hamm 3

# Fasten als Therapie

## Buchinger-Heilfasten – Pathophysiologie – Indikationen und Verläufe – Methode – Fastenpsychologie

80 Abbildungen, 20 Tabellen, 15 Diätpläne

# Hippokrates Verlag Stuttgart

CIP-Kurztitelaufnahme der Deutschen Bibliothek

**Fahrner, Heinz:**
Fasten als Therapie : Buchinger-Heilfasten –
Pathophysiologie – Indikationen u. Verläufe –
Methode – Fastenpsychologie / Heinz Fahrner. –
Stuttgart : Hippokrates-Verlag, 1985.

   ISBN 3-7773-0685-1

Anschrift des Verfassers:
Dr. med. Heinz Fahrner
Arzt für Innere Medizin – Naturheilverfahren
Leitender Arzt Klinik Buchinger am Bodensee
7770 Überlingen

**Wichtiger Hinweis**

Medizin als Wissenschaft ist ständig im Fluß. Forschung und klinische Erfahrung erweitern unsere Kenntnisse, insbesondere was Behandlung und medikamentöse Therapie anbelangt. Soweit in diesem Werk eine Dosierung oder eine Applikation erwähnt wird, darf der Leser zwar darauf vertrauen, daß Autoren, Herausgeber und Verlag größte Mühe darauf verwandt haben, daß diese Angabe genau dem **Wissensstand bei Fertigstellung** des Werkes entspricht. Dennoch ist jeder Benutzer aufgefordert, die Beipackzettel der verwendeten Präparate zu prüfen, um in eigener Verantwortung festzustellen, ob die dort gegebene Empfehlung für Dosierungen oder die Beachtung von Kontraindikationen gegenüber der Angabe in diesem Buch abweicht. Das gilt nicht nur bei selten verwendeten oder neu auf den Markt gebrachten Präparaten, sondern auch bei denjenigen, die vom Bundesgesundheitsamt (BGA) in ihrer Anwendbarkeit eingeschränkt worden sind.

Geschützte Warennamen (Warenzeichen) werden nicht besonders kenntlich gemacht. Aus dem Fehlen eines solchen Hinweises kann also nicht geschlossen werden, daß es sich um einen freien Warennamen handele.

**ISBN 3-7773-0685-1**

© Hippokrates Verlag GmbH, Stuttgart 1985
Printed in Germany 1985
Satz und Druck: Buch- und Offsetdruckerei Sommer, Feuchtwangen

# Inhalt

# Vorwort

Das Fasten als therapeutische Methode gewinnt in unserer Zeit zunehmende Bedeutung. Das ist sicher kein Zufall! Der vordergründige Anlaß dazu ist die immer noch zunehmende Übergewichtigkeit weiter Bevölkerungskreise. Übergewichtigkeit und Fettsucht werden von den meisten Betroffenen primär als kosmetische Störfaktoren empfunden, besonders von den Frauen; erst sekundär als Behinderung. Die daraus folgende gesundheitliche Benachteiligung konnte durch die wissenschaftliche Grundlagenforschung in aller Welt eindeutig nachgewiesen werden; für Deutschland sind hier vor allem die Kollegen *H. Ditschuneit* und *E. F. Pfeiffer*, Ulm, *H. Jungmann*, Hamburg, und *W. Zimmermann*, München, zu erwähnen.

Die exakt definierbaren Risikofaktoren dringen mehr und mehr in das Bewußtsein einer an Gesundheitsfragen sehr interessierten Öffentlichkeit, wobei die Medien viel Aufklärungsarbeit geleistet haben, wenn auch nicht immer in der glücklichsten Form. Erfreulicherweise wurde damit auch u. a. die gute alte Fastentherapie der Naturheilkunde ins Rampenlicht des allgemeinen Interesses gezogen.

Die bedeutendste Berichterstattung über seine eigenen Fastenerfahrungen sowie über jene der älteren Fastenärzte stammt von *O. Buchinger sen.* In seinem im Mai 1935 im Hippokrates-Verlag erschienen Buch »Das Heilfasten« hat er ein heute noch gültiges und lesenswertes Grundlagenwerk geschaffen. Obwohl Buchinger seine Erfahrungen bevorzugt an kranken Menschen gewonnen hat, bestätigen die an Adipösen gesammelten wissenschaftlichen Untersuchungsresultate seine therapeutische Konzeption und ergänzen sie aufs beste.

Eine weitere Bereicherung kam von seiten der Streß-Forschung (durch *J. Palmblad* und *L. Levi*, Stockholm). Die Idee, das Fasten als Streß-Situation im Sinne von *Selye* bei gesunden jungen Männern hormonell und stoffwechselmäßig zu analysieren, hat das Wissen um die Allgemeinwirkung des Fastens beträchtlich erweitert.

Es wurde dabei gezeigt, daß Fastende durchaus auch zu großen körperlichen Leistungen befähigt sein können. Dr. *Alys* Fastenmärsche in Schweden und neuerdings die bundesweiten Langstreckenwanderungen des Fastenpastors *Michel* liefern demonstrativ die Beweise.

So eröffnet sich eine außerordentlich breite Palette von Fastenindikationen auch dem einfachsten Verständnis. Sie reicht von der natürlichen Gesundheitspflege über die Vorbeugung und Beseitigung von Risikofaktoren bis hin zur Heilung chronischer Krankheiten.

Speziell die Therapie der Risikofaktoren und der chronischen Krankheiten stehen im Mittelpunkt dieses Buches. Wenn ich zuletzt noch auf die seelisch-geistige Wirkung des Fastens zu sprechen komme, so nicht, weil das ihrer geringeren Bedeutung entspräche. Im Gegenteil, diese Wirkung ist von vornehrein von größter Wichtigkeit. Die wenigsten sind sich dessen aber sogleich bewußt. Die meisten stoßen auf diese seelisch-geistige Wirkung erst nach einem langen Weg äußerer und körperlicher, meist leidvoller Erfahrungen. Fasten für Leib, Seele *und* Geist ist schon eine hohe Sprosse auf der Stufenleiter der menschlichen Reifeentwicklung.

Überlingen, im März 1985                                          *H. A. Fahrner*

# Einleitung

Fasten ist der stärkste Appell an die natürlichen Selbstheilungskräfte des Menschen, sowohl leiblich wie seelisch gesehen. In der Übereinstimmung eines bewußten Gesundungswillens mit den unbewußten vegetativen Anpassungsvorgängen wird das Fasten zur Basis jeder Ordnungstherapie.

Fasten verlangt nicht nur den bewußten Verzicht auf das Überflüssige, sondern auch auf das alltäglich Notwendige. Nicht wenigen steht diese Forderung als ein riesiger, unüberwindlicher Berg vor Augen, der Angst einflößt. Andere empfinden sie als eine unerträgliche und unannehmbare Zumutung. Dabei läßt sich zur größten Überraschung aller Anfänger das Fasten mit Leichtigkeit ertragen. Das erste und größte Geschenk an sie ist die Befreiung von dieser irrationalen untergründigen Angst. Hier bestätigt sich das Wort *Martin Heideggers*: »Verzicht nimmt nicht, Verzicht gibt, er gibt die Größe des Einfachen.« Eine solche Erfahrung kann nur das Selbstbewußtsein und die Willenskraft stärken und jene geistige Neuorientierung bewirken, die wir zur Sublimierung unserer Triebstruktur und zur harmonischen Ordnung unseres Lebens benötigen. Im Fasten findet diese Haltung des bewußten Verzichtes aus Verantwortung und höherer Einsicht ihren elementaren Ausdruck.

*Fasten ist keine leibfeindliche Askese,*
*Fasten macht den maß- und sinnvollen Genuß erst möglich.*

Voraussetzung dazu ist der Mut, sich zu seinen eigenen Fehlern zu bekennen und sich voll nach der höheren Lebensgesetzlichkeit auszurichten. Das ist für uns Mitteleuropäer nicht ganz einfach, hat doch der zivilisatorische Fortschritt eine Erleichterung des Arbeitslebens und eine Üppigkeit der Versorgung mit sich gebracht, die es uns schwer machen, den in lautstarker Werbung angepriesenen Versuchungen zu widerstehen. Wann standen je dem ursprünglichsten aller Triebe, unserem Appetit, so leicht erreichbare und verführerische Genüsse gegenüber wie heutzutage? Dazu fehlt auch noch die Notwendigkeit, sich dafür körperlich anstrengen zu müssen. Offenbar ist es ebenso schwierig, mit dem Überfluß richtig umzugehen, wie mit einem Mangel fertigzuwerden. Es ist deshalb nicht verwunderlich, wenn sich im Bild des Krankheitsgeschehens in den letzten 30 Jahren so vieles geändert hat, hängen doch nahezu 80 % aller Erkrankungen mit Über- und Fehlernährung, Bewegungsmangel, Genußgiften, Arzneimittelmißbrauch, toxischer Gesamtsituation und unbewältigter Lebensproblematik zusammen.

Die Frage, welche Therapie hier als die wirksamste anzusehen sei, ist deshalb von grundsätzlicher Bedeutung. Wenn heutzutage von Therapie die Rede ist, so wird im allgemeinen immer noch zuerst an die Verordnung und Einnahme von Medikamenten gedacht, obwohl sich alle darüber im klaren sind, daß es sich zumeist um rein symptomatisch wirkende Arzneimittel handelt.

An die Möglichkeit, ursächlich in das Krankheitsgeschehen dadurch einzugreifen, daß man pathogene Lebensumstände ändert, die Patienten zur Änderung ihrer Lebensweise motiviert und ihnen dabei hilft, sich von ihrer Abhängigkeit von Essen, Trinken, Genußgiften und Drogen zu befreien, wird viel zu wenig gedacht. Wenn die Mehrzahl aller Erkrankungen von einer komplizierten langfristigen Disharmonie des gesamten Verhaltensmusters ausgeht, kann man ihre Heilung nicht von noch so vielen Medikamenten und noch so neuen Diät- und Kochbüchern erwarten (*181, 212*). Hier hilft nur eine ebenso komplexe, in individuelle Details gehende Umschulung der Lebensgewohnheiten durch Einsicht und Selbsterfahrung (*15, 98, 139, 184*).

Therapie heißt: Dienst, der dem Kranken hilft, gesund zu werden!

Der Arzt kann nur Hilfen geben; die Lebensweise ändern und gesund werden wollen muß der Patient selber – medicus curat, natura sanat.

Worin bestehen nun diese ärztlichen Hilfen? Bestimmt nicht nur in der Verordnung von Medikamenten, so wichtig und wertvoll sie auch sind. Wie sich in den letzten 20 Jahren gezeigt hat, sind auch vordergründige intellektuelle Belehrungen über Ernährung und Verhalten durch eine Fülle von Diätbüchern in Millionenauflagen praktisch wirkungslos geblieben. Damit wird klar, daß die Hilfen an den tieferliegenden, meist unbewußten Triebstrukturen angreifen müssen. Dies bedeutet die systematische Umkodierung eines komplizierten Computerprogramms, nämlich der lebensgeschichtlich erworbenen und automatisierten Verhaltensmuster. Daß dies nicht von heute auf morgen geschehen kann, liegt auf der Hand. Auch wird damit die Rückfälligkeit in die eingefahrenen Geleise der alten Verhaltensweisen verständlich.

Es ist keine Entdeckung der Neuzeit, daß das Fasten nicht nur leiblich, sondern auch seelisch in die tiefsten Strukturen einzugreifen vermag. Fasten ist die spezifische Maßnahme, die der Vielzahl der aktuellen Zivilisationskrankheiten und Risikofaktoren kausal begegnet. Sind die ursprünglichsten aller Grundfunktionen, Ernährung und Verdauung, wieder geordnet, so ist der Zugang zu den anderen Grundfunktionen, Bewegung und Atmung, Wärmeregulierung und Durchblutung, Schlaf- und Wachrhythmus, erheblich erleichtert.

So gehören zum Fasten ganz selbstverständlich ein angemessenes Körperschulungs- und Bewegungsprogramm und eine Vielzahl hilfreicher physikalischer Maßnahmen. Intensiviertes Traumerleben fordert im Fasten das vertiefte Gespräch mit dem Arzt und die Aufarbeitung aktueller Lebensprobleme geradezu heraus. Die dadurch freiwerdende psychische Energie führt zusammen mit der funktionellen Entlastung zu einer oft bemerkenswerten Steigerung des Lebensgefühls. Nach dem Fasten gelingt alles viel leichter, die richtige Auswahl der Nahrungsmittel, die notwendige Kalorienbeschränkung; es macht wieder Freude, sich zu bewegen, sich mit künstlerischen Dingen zu beschäftigen, aufnahmebereit zuzuhören, auch seiner inneren Stimme.

So ist es nur allzu verständlich, wenn Fasten seine besten Ergebnisse unter sachkundiger Anleitung, im Abstand vom gewohnten Milieu und der Arbeit, zeitigt.

Es klingt paradox, aber es ist so: Durch die Aufgabe eigener Ansprüche im Fasten entsteht kein Verlust, sondern ein Gewinn! Das gilt nicht nur für die Übergewichtigen, bei denen der Verlust des Überflüssigen jedem einsehbar als Gewinn verbucht werden kann. Diese Gesetzmäßigkeit gilt auch für Normal- und Untergewichtige und vor allem für kranke Menschen. Das jedoch leuchtet nicht ohne weiteres ein. Heißt es doch immer: »Essen und Trinken hält Leib und Seele zusammen.« Es bedarf dazu einer genaueren Kenntnis der Anpassungsfähigkeit des menschlichen Körpers an eine über Tage und Wochen anhaltende Nahrungslosigkeit. Ohne diese von der Natur im Lauf von Jahrtausenden programmierte Anpassungsfähigkeit hätte der Mensch als Spezies den geschichtlichen Zeitraum wohl gar nicht erreicht. So aber funktioniert dieses Programm auch jetzt noch, weniger um das Überleben zu garantieren, als um alle den Lebensablauf beeinträchtigenden Krankheiten und Schäden überwinden zu helfen.

Bei allen natürlichen Erkrankungen wie Infektionen, Vergiftungen, schweren Verletzungen setzt bekanntlich der Appetit automatisch aus. Das Überleben bei fehlender

Nahrungszufuhr ist nur möglich, wenn der Organismus von der »äußeren Ernährung« auf die »innere Ernährung« umgeschaltet wird. Das bedeutet die Mobilisierung deponierter Eiweiß- und Fettreserven und verlangt von den meisten Zellsystemen eine Anpassung an andere Brennstoffe, d. h., auch die »innere Verdauung« wird geändert. Anstelle der von der »äußeren Ernährung« bereitgestellten Glukose werden jetzt Fettsäuren, Glyzerin und Ketone den Zellen zur Verdauung angeboten. Diese Umschaltung ist mit einer erheblichen Energieeinsparung verbunden. Durch die Entlastung von der Stoffwechselarbeit und die mit der »inneren Ernährung« in Gang kommende Befreiung der stoffwechselaktiven, atmenden inneren Oberflächen von Stoffwechselrückständen und Ablagerungen resultiert im Normalfall eine bessere Zell- und Organfunktion, eine Steigerung der Infektabwehr und die Anregung der Zellregeneration.

Der ganze Anpassungs- und Umschaltungsprozeß wird neurohormonal gesteuert (*Abb. 1*). Sowohl das Leerwerden des Magens als auch die absinkenden Blutzucker- und Insulinspiegel regen die Adrenalinausscheidung an. Nicht selten wird diese adrenerge Wirkung noch sympathikoton durch die innerseelische Auseinandersetzung mit dem bevorstehenden Nahrungsverzicht schon vor dem eigentlichen Fastenbeginn verstärkt. Dementsprechend ist die Adrenalinausscheidung im Urin in den ersten sieben Fastentagen erhöht. Gleichsinnig verläuft die anfänglich erhöhte Produktion der

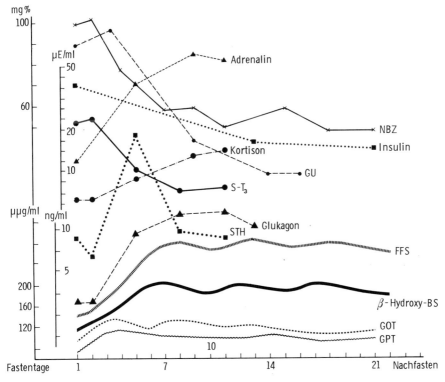

Abb. 1  Synopsis der wesentlichen das Fasten steuernden Stoffwechsel-, Hormon- und Enzymparameter

Schilddrüsenhormone mit Anstieg von Serum-$T_3$ und -$T_4$ und eine leichte Erhöhung des Grundumsatzes bis zum dritten Tag. Konform dazu fällt der Serumwachstumshormonspiegel erst einmal ab. Ähnlich, wenn auch langsamer und weniger intensiv, reagiert die CRF (Cortison Releasing Factor) ACTH-Cortisonausschüttung mit Anstieg der Serumwerte und erhöhter 17-Ketosteroidausscheidung im Urin.

Diesem kurzen initialen Anpassungsprozeß folgen die für das längere Fasten typischen Reaktionsmechanismen. Nach kurzem Abfall übernimmt jetzt, ausgelöst durch die Fastenhypoglykämie, das Wachstumshormon die Führung mit der Rückstellung der Schilddrüsenfunktion, erkennbar am Abfall der $ST_3$- und $ST_4$-Werte und dem Umschwung des Grundumsatzes in den negativen Bereich bis zum Ende der zweiten Fastenwoche. Dem entsprechen zeitlich genau die Zunahme der subjektiven Kälteempfindlichkeit und die Blutdruck- und Pulsfrequenzänderungen im Cold-Pressure-Test. Sowohl der initiale Blutzuckerabfall wie das Wachstumshormon steigern anhaltend die Inkretion des katabol wirksamen Glukagons. Dadurch kommt die phasenhafte Umschaltung auf »innere Ernährung« erst über Proteolyse und Glukoneogenese und danach vermehrte Lipolyse systematisch in Gang (*Abb. 2*). Beobachtungen im Fastenverlauf Adipöser lassen den Schluß zu, daß im Fettgewebe gespeichertes Insulin wieder freiwerden und den Regelkreis Wachstumshormon-Glukagon bremsen kann. Bei Frauen ist an eine Entspeicherung von im Fettgewebe abgelagerten Östrogenen zu denken, deren Freisetzung ebenfalls den katabolen Prozeß verlangsamt.

Typisch ist der Rückgang anfangs erhöhter oder auch noch normaler Blutdruckwerte in der ersten Fastenwoche in den unteren Grenzbereich der Norm. Danach kann bis

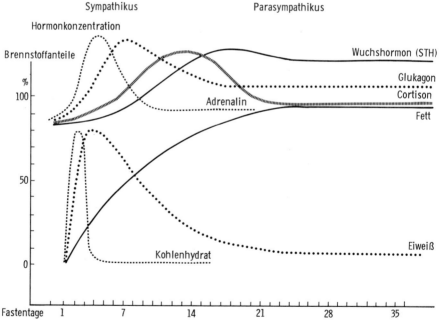

Abb. 2  Neurohormonale Steuerung und prozentualer Anteil der Brennstofflieferanten im Fastenstoffwechsel

etwa zum zehnten Fastentag der Blutdruck wieder etwas, vor allem diastolisch, ansteigen. In diesem Zeitraum zeigt auch der Cold-Pressure-Test seine deutlichen Reaktionen, so daß der Gedanke an eine phasenhafte Gegenregulation, z. B. einen sekundären Hyperaldosteronismus durch Volumenverringerung naheliegt. Danach kann der Blutdruck weiter, aber langsamer absinken zu einer immer sparsameren Einstellung, die sich trotz der thermodynamisch notwendigen peripheren Vasokonstriktion durchsetzt. Offensichtlich ist also auch ein Rückgang der Gefäßwandspannung an diesem Blutdruckverhalten mitbeteiligt.

Gelegentlich wurde daraus auf eine nachlassende Herzleistung geschlossen. Die von *Grote* (*74*) und *Kienle* (*115*) nachgewiesene Verkürzung der Austreibungszeit bei gleichbleibender Pulsfrequenz hat diese veranlaßt, von einer strophantinähnlichen Wirkung des Fastens auf das Herz zu sprechen. Auch *Gadermann u. Jungmann* (*69*) diskutieren eine Veränderung der Herzdynamik mit positiv inotroper Wirkung, wie sie von Strophantin und Digitalis bekannt ist. Es ist naheliegend, die generell verbesserte Kreislaufökonomie als Ursache dieser Beobachtungen anzunehmen. In der Tat fühlen sich Faster nach erfolgter Anpassung leistungsfähiger und sind zu besseren sportlichen Leistungen fähig. Auch sportliche Hochleistungen sind möglich, wie jene der Teilnehmer an dem schwedischen Fastenmarsch von Göteborg nach Stockholm.

Röntgenologisch ist eine mehr oder weniger ausgeprägte Verkleinerung der Herzsilhouette mit Zunahme des Tonus zu erkennen. Das EKG bleibt im Regelfall unverändert. Pathologische Veränderungen zeigen Rückbildungstendenzen. Am Augenhintergrund fand *Krauss* (*125*) bei systematischen Kontrollen Änderungen des Kapillartonus und die Besserung pathologischer Gefäßveränderungen an der Netzhaut. Die Verbesserung der Gehleistung wie sonographischer Befunde bei peripherer Durchblutungsstörung durch Fasten beweisen, daß auch andere Gefäßprovinzen bis in den Endstrombahnbereich hinein besser durchblutet und mit $O_2$ versorgt werden.

Um arteriosklerotische Gefäßveränderungen rückzubilden oder zu vermeiden, ist regelmäßiges Fasten und langfristig die Umstellung auf eine vitalstoffreiche, vorwiegend vegetarische Ernährung am erfolgversprechendsten. Zellstudien und Untersuchungen von *Schettler* (*194*) und *Schlierf* (*197*) haben dies mehrfach bestätigt. Jüngst kam auch der Initiator der Framingham-Studie, *Castelli*, zum gleichen Resultat (*28.a*): »Sobald der Mensch seinen übermäßigen Konsum an tierischen Fetten und an Fleisch aufgibt, wird der noch ansteigende Trend zur Arteriosklerose gebrochen.«

Die Verringerung des zirkulierenden Blutvolumens entlastet das gesamte venöslymphatische Gefäßsystem, bevorzugt die abhängigen Partien. Die Fließeigenschaften des Blutes werden besser, die Thromboseneigung geringer und der Stoff- und Gasaustausch in allen Gewebsbereichen, speziell in der Gefäßwand selbst, wird erleichtert. Auch damit ist eine positive Rückwirkung auf das Schlagvolumen und die Förderleistung des Herzens verbunden.

Immer wieder beeindruckend ist die früher oder später auftretende Leichtigkeit der Bewegung und der Atmung, welche als so erfrischend und belebend empfunden wird. Dem entspricht die regelmäßige Zunahme der Vitalkapazität der Lungen. Der gesamte Verdauungstraktus wird – oft langwierig – entleert und ruhig gestellt. Die Umschaltung auf »innere Ernährung« und »innere Verdauung« bewirkt primär eine in Abhängigkeit von der Fastendauer mehr oder weniger profunde Selbstreinigung in allen Organbereichen. Alle regenerativen und reparativen Vorgänge in Blut und Geweben werden direkt angesprochen. Je nach Ausgangslage werden dadurch Resistenz und allgemeine Abwehrlage unterschiedlich beeinflußt.

Der Energiehaushalt und die Wärmeregulation werden insgesamt immer ökonomischer. Davon wird auch das Verhalten der Gonaden beeinflußt.

Die Gewichtsabnahme hängt von der Strenge und Dauer des Fastens ebenso ab wie von der körperlichen Arbeitsleistung und der Wärmeregulation. Mitbestimmend sind Alter, Geschlecht, Konstitution und seelische Einflüsse. Sie alle können über individuell unterschiedliche Enzymausstattung und die neurohormonalen Regelkreise den Fastenstoffwechsel und damit die Gewichtsabnahme beschleunigen oder verlangsamen.

Die Gewichtsabnahme wirkt sich generell entlastend auf die tragenden Gelenke und die gesamte Wirbelsäule aus. Aber auch vom Stoffwechsel her verbessert sich der Stoff- und Gasaustausch in allen bradytrophen Geweben. Im Zusammenhang damit wird eine langfristige Stabilität des Mineral- und Wasserhaushaltes, d. h. der Osmose und der Homöostase erreicht. Im Regelfall ist also für das lange Fasten von der dritten Woche ab im menschlichen Organismus von Natur aus ein nützliches Adaptations-Syndrom programmiert – um es mit den Worten *Selyes* (*205*) auszudrücken –, das über die Anregung der ACTH- und Kortisonbildung ihre unspezifische und günstige Allgemeinwirkung entfaltet. Die Hoffnung *Selyes*, daß sich die moderne unspezifische Therapie mit ACTH und Kortisonen als wirksamer erweisen würde als die alten unspezifischen Heilmethoden, hat sich nicht erfüllt. Gerade bei den chronischen rheumatischen, allergischen und immunologischen Krankheiten ist die Kortisontherapie mit zu nachteiligen Nebenwirkungen belastet. Das Fasten dagegen hat sich wiederum als herausragende Alternative bestens bewährt. Durch Fasten wird nicht nur die Achse ACTH/Kortison, sondern es werden alle neurohormonalen Regelkreise angesprochen; damit erklärt sich auch seine große Breitenwirkung.

Tabelle 1   Synergismus der sympathikotonen und parasympathikotonen Tropismen als vorprogrammierte vegetative Steuerung im Fasten

| Sympathikoton | + | Parasympathikoton |
|---|---|---|
| Adrenalinausschüttung, Vasokonstriktion | + | Volumenverminderung und Blutdruckabfall |
| Verkürzung der Kontraktion am Herzen + Tonuszunahme | + | Verlangsamung der Puls-frequenz |
| Cortisonausschüttung, katabole Stoffwechsellage | + | Aldosteronausschüttung, Na-Retention |
| Hemmung der Insulin-Inkretion | + | Blutzuckerabfall |
| Proteolyse durch Adrenalin, Cortison und Glukagon | + | Schonung des Zelleiweißes durch Wachstumshormon |
| Lipolyse durch Andrenalin und Glukagon | + | Thyroxin- und Thyreoidinabfall. Abnahme der peripheren Körperwärme |
| Hemmung der gesamten exkretorischen Funktion Mund-Magen-Darm | + | Anregung der Magen-Darm-Peristaltik, des Harndrangs |
| Verringerung der Eosinophilen | + | Zunahme der Granulozyten |

So rückt die Fastenwirkung mehr in den Bereich der von *Ferdinand Hoff* (*101*) beschriebenen vegetativen Gesamtumschaltung. Auch er war der Meinung, daß jeder Stoß ins System der vegetativen Regulation nicht nur eine Reaktion der Achse Hypophyse/Nebenniere auslöse, sondern mehr oder weniger alle anderen hormonalen Regelkreise anspreche. Er hat aber ein nur durch Krankheitseinwirkung oder pathogene Manipulationen wie Elektroschock ausgelöstes vegetatives Reaktionsmodell beschrieben. Es spielt sich im Kraftfeld des polaren Antagonismus zwischen Sympathikus und Parasympathikus ab mit einer sympathischen Anfangsreaktion und der parasympathischen Nachschwankung (*Tab. 1*). Dagegen wird im Fasten der polare innere Tropismus sofort auf funktionellen Synergismus geschaltet, d. h. sympathikotone und parasympathikotone Reaktionen laufen gleichzeitig in anfänglich kurzwelligen, später länger werdenen Rhythmen ab. Fastenkrisen könnten mit einem disharmonischen Ablauf dieser synergistischen Anpassungsvorgänge in Richtung auf maximale Ökonomie gedeutet werden. In der Sprache *Selyes* wären sie mit Adaptationsstörungen zu vergleichen (*128*). Auf jeden Fall sollten alle Krisen, je nach Dauer und Intensität, Anlaß zur Überprüfung der Fastenindikation und des gesamten therapeutischen Konzepts geben.

Immer ist an die Mitwirkung seelischer Belastungen und Konfliktsituationen zu denken. Die Beobachtungen des Schlafverhaltens bringen die engen Beziehungen und die Übereinstimmungen leiblicher und seelischer Funktionsabläufe im Fasten ganz besonders deutlich zum Ausdruck. Die persönliche innere Einstellung wird zum entscheidenden Faktor für Richtung und Wirkung dieser umfassend angelegten inneren Umstimmung. Fasten ist in erster Linie Therapie, aber gleichzeitig auch Prophylaxe und Rehabilitation. Der freiwillig erbrachte Verzicht bildet die seelisch beste Voraussetzung für den Heilerfolg.

# I. Physiologie und Pathophysiologie des Fastens

## Verdauungsorgane

Fehlt, wie im Fasten, das Kauen und Aufnehmen von Nahrung, so entfällt der natürliche Anreiz zur Saftsekretion für den gesamten Verdauungstrakt. Von normalerweise 4–8 l/Tag geht die gesamte exkretorische Leistung relativ schnell auf ca. 2–4 l, also um mindestens die Hälfte zurück. Eine typische Folge davon ist die trockene Mundschleimhaut mit der belegten Zunge und dem mühsamen Schlucken des pappigen Speichels. Seltener wird die Trockenheit auch in den Augenbindehäuten, dem Tränen-Nasenkanal oder den Eustachischen Röhren empfunden. Gelegentliches Aufstoßen und peristaltische Kontraktionen im Magen-Darm-Bereich sind Ausdruck des fehlenden Füllungsdrucks auf die Magen-Darm-Wand (208). Außerdem entsprechen sie der natürlichen Tendenz, den Darm von Kotresten zu entleeren.

Die Entleerung des Enddarms hat im Fasten seine besondere Bedeutung, löst doch ein zu langes Verweilen von Kotresten darin Hungergefühle aus. Auf welchem Weg diese Reaktion zustandekommt, ist noch unbekannt. Umgekehrt bestätigt sich bei Patienten, die auch in der zweiten oder dritten Fastenwoche noch über Hungergefühle klagen, der Verdacht, daß der Darm noch nicht völlig leer ist, durch den Erfolg abführender Maßnahmen wie Einläufe, Darmbäder und Gaben von Bittersalz. Welche Mengen sich da oft noch entleeren, ist nicht nur für den betreffenden Faster, sondern auch für den Arzt eine Überraschung. Das längere Verweilen von Kotresten ist auch aus anderen Gründen unerwünscht, erhöht sich dadurch doch das Risiko der Resorption von Darmgiften, die sich in einer unspezifischen Beeinträchtigung des Allgemeinbefindens bemerkbar macht.

Ist der Darm entleert, hört auch die Peristaltik auf, und sein gesamtes Volumen geht erheblich zurück. Die Exkretion wird nicht nur quantitativ, sondern auch qualitativ verändert. Bei einer Gruppe von zwölf jungen Schweden ging der Plasma-Gastrinspiegel bis zum 10. Fastentag um mehr als ein Drittel zurück (217, Abb. 3). Dementsprechend wird der Regelkreis Gastrin-HCl-Pepsin auf einen minimalen Schongang eingestellt. Umgekehrt verhält sich das Sekretin (20); es beschleunigt durch seinen Anstieg bis zum 3. Fastentag die völlige Entleerung des Duodenums und unterdrückt gleichzeitig die Magensekretion. Nach zweiwöchigem Fasten wurde dementsprechend von *Ruedi*, Basel, bei normaler Basalsekretion im Magen nach Histaminstimulation eine gegenüber dem Normkollektiv um 50 % verminderte Magensäuresekretion gefunden. Im Pankreassekret wurde von *Buko* nach einem sechstägigen Fasten ein Abfall sowohl der Amylasen wie der Proteasen gefunden (116).

Mit dieser quantitativen und qualitativen Verminderung der gesamten Sekretionsleistung wird der gesamte enterohepatische Kreislauf stark reduziert (118). Normalerweise wird diese Ruhigstellung im ganzen Abdomen als ein angenehmes Gefühl der Leichtigkeit empfunden. *Uvnäs-Wallensten* hat das subjektive Hungergefühl seiner Faster getestet und graduell zur Darstellung gebracht (Abb. 4). Er bestätigt damit die Erfahrung aller Fastenärzte, daß Hungergefühle schon nach dem dritten Tag praktisch keine Rolle mehr spielen, es sei denn, daß, wie schon gesagt, der Darm nicht genügend entleert worden ist. Zu beachten ist außerdem, daß vom seelischen Hintergrund her ebenfalls Hungergefühle unterhalten werden können. Die Verringerung des gesamten intestinalen Flüssigkeitsvolumens wie des Darminhaltes ist die Ursache der bekannten

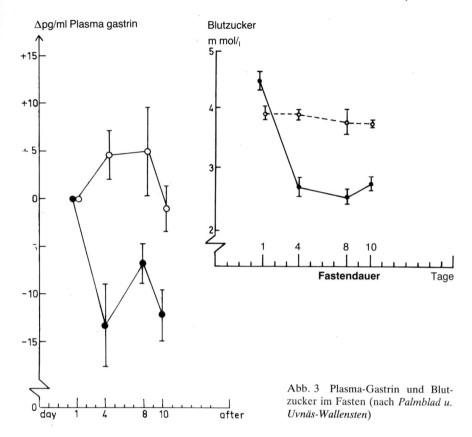

Abb. 3 Plasma-Gastrin und Blutzucker im Fasten (nach *Palmblad u. Uvnäs-Wallensten*)

starken Gewichtsabnahme in den ersten drei Fastentagen. Diese unterbleibt bei Vorentwässerung, z. B. durch Diuretika.

## Bakterienflora

Die Mikroflora des Intestinaltraktes ist jeweils für Mund und Rachen, Dünndarm und Dickdarm charakteristisch. Nach *Rusch* ist der Rachen überwiegend von Streptokokken und Neisserien, das Ileum von Lactobacillus acidophilus, Bacteroides, im unteren Abschnitt auch von Koliformen, das Kolon von Lactobacillus bifidus, Bacteroides, Koryneformen und Koliformen besiedelt. Längere Verweildauer der Ingesta führt durch Einwirkung des Bacillus putrificus zu Gärung und Fäulnis. Dabei entsteht aus Tryptophan Indol und Skatol, aus Tyrosin Kresol und Phenol, aus Ornithin das Putrescin und aus Lysin das Cadaverin. Darüber hinaus wurden schon von *Grote* (74) bakterielle Eiweißzersetzungsprodukte aus dem Darm in Form aromatischer Verbindungen mit der Xanthoproteinreaktion im Serum nachgewiesen. Normalerweise verhindert die Darmschranke die Resorption dieser Fäulnis- und Leichengifte. Ihre Entgiftung erfolgt in

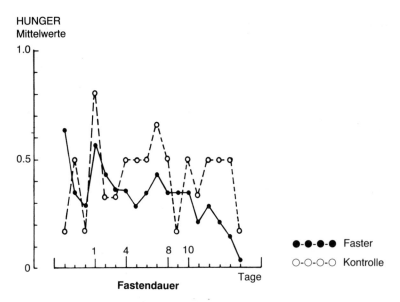

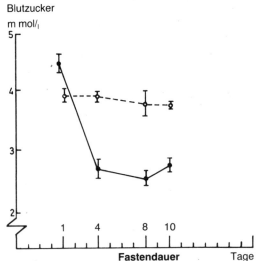

Abb. 4  Blutzuckerabfall und sub-
jektives Hungergefühl (nach *Palmblad u. Uvnäs-Wallensten*)

der Leber durch Bindung an Schwefelsäure und Ausscheidung im Urin, wobei die Indi-
kanprobe positiv wird. Diese Rückvergiftung aus dem Darm wurde von *Hoff* (*101*) in-
testinale Autointoxikation genannt.

*Kraus* (*124*) sah bei seinen Fastern unter völliger Eiweißkarenz und regelmäßiger
Darmreinigung durch Einläufe einen Anstieg der Xanthoproteinwerte im Serum bei
gleichzeitig vermehrter Urinausscheidung. Die Xanthoproteinkonzentration im Serum
stieg langsam an, um später auf den Ausgangswert zurückzugehen. Er sieht darin den

Nachweis, daß sich differente Stoffwechselprodukte ebenso wie toxische Fremdsubstanzen im ubiquitären aktiven Bindegewebe, dem Mesenchym, speichern und durch den Fastenprozeß wieder ausscheiden lassen. Nicht zu Unrecht sieht deshalb *Rusch* in einer stabilen Darmschranke und in dem eubiotischen Fließgleichgewicht der Mikroflora die Wiege des Immunsystems und den äußersten Vorposten der Infektabwehr. Als statistische Norm der Fäkalflora wird von ihm angegeben:

90 % obligat anaerobe Hauptflora (Lactobacillus bifidus, Bacteroides),
ca. 10 % aerobe Begleitflora (Koliforme, Enterokokken, Lactobacillus usw.),
unter 1 % Restflora (Proteus, Klostridien, Staphylokokken, Hefen usw.).

Bei vier symptomfreien Patienten haben wir während des Fastens ein keimfreies Darmbakterieninfiltrat in Tropfenform verabfolgt und vor- und nachher Stuhlkulturen angelegt. Schon zu Beginn war die Bakterienflora uneinheitlich und divergierend und zeigte auch nach dem Fasten keine gerichtete Veränderungstendenz. Symptome, die mit der Bakterienbesiedlung und deren Änderung hätten in Verbindung gebracht werden können, sind nicht aufgetreten. Schon aus der geringen Zahl der Untersuchungen läßt sich keine verbindliche Aussage ableiten. Nach meinen bisherigen Erfahrungen mit Fastenpatienten habe ich den Eindruck, daß die Zusammensetzung der Bakterienflora im Dickdarm einen sehr breiten Spielraum offen läßt. Dagegen ist der Zustand des Darmepithels und die Zuverlässigkeit der Darmschranke von größter Bedeutung für die Abschirmung intestinaler Autointoxikationen und Allergisierung.

Wir nehmen eine Reduktion des Bakterienrasens schon allein durch Verringerung und gesteigerte Ausscheidung der Ingesta an. Mit den im Fasten gesteigerten Regenerationsvorgängen an der ganzen intestinalen Schleimhautoberfläche, die teilweise in ganzen Fetzen abgeht, vermuten wir auch eine Optimierung der abschirmenden Schleimhautfunktion. Sicher hat das längere Fasten eine selektierende Wirkung auf den Bakterienrasen. Eine Aufforstung in Richtung Eubakterie geschieht hauptsächlich durch die Zusammensetzung der Nachfastendiät. Hier haben sich die laktovegetarische Vollwertdiät nach *Bircher* und deren Modifikation durch *Anemueller, Bruker, Schnitzer* u. a. hervorragend bewährt. Die Zugabe von optimierten Bakterienkulturen und deren Filtraten empfiehlt sich bei allen chronisch-entzündlichen Darmerkrankungen und in hartnäckigen Fällen von Obstipation.

## Stoffwechsel

Jede Körperzelle benötigt auch im Fasten eine minimale Energieversorgung; sonst müßte sie sehr schnell zugrunde gehen. Unter normalen Ernährungsbedingungen ist die Glukose der gängige energieliefernde Brennstoff für alle Zellen. Dieser permanente Glukosebedarf läßt sich am leichtesten aus dem Angebot an Saccharosen und leicht resorbierbaren Kohlenhydraten aus der Nahrung decken. Merkwürdigerweise aber eignen sich gerade die Zucker und das Glykogen von allen Nahrungsgrundbausteinen am wenigsten zur Energiespeicherung. Infolge der hohen Wasserbindungskapazität des Glykogens wird dieselbe Energiemenge als Glykogen sechsmal so schwer sein wie als Fett. Also eignet sich Fett wegen seines hohen Brennwerts und seines niedrigen spezifischen Gewichts am besten zur Energiespeicherung (*29, 35, 160*). Dazu dient nicht nur das überschüssig angebotene Nahrungsfett; auch Kohlenhydrate und Eiweiß können vom Organismus in Fett verwandelt und so deponiert werden. Der Nachteil ist, daß das Fett umgekehrt so gut wie nicht mehr in Kohlenhydrate, Zucker und Eiweiß zurückverwandelt werden kann, vor allem, weil der Energieaufwand dafür zu hoch wäre.

Eine Mittelstellung nimmt das Eiweiß ein. Es hat zwar ebenfalls die gleich hohe Wasserbindungskapazität wie die Kohlenhydrate, doch läßt es sich relativ leicht in Zucker umbauen.

Am geringsten sind deshalb die Kohlenhydratreserven in Form von Glykogen sowohl in der Muskulatur wie in der Leber. In der Literatur schwankt die Angabe zwischen 210 und 370 g, jedenfalls reicht diese Energiemenge allenfalls für die Versorgung eines Tages (208). Die wesentliche Energiereserve ist also das Fettgewebe. Beim mittelgroßen Normalgewichtigen beträgt sie etwa 10–15 kg. Allerdings gehört nicht alles Fett zur Energiereserve, ca. 3–5 kg davon sind unentbehrliches Strukturfett.

Von einem dem Fettdepot vergleichbaren Eiweißdepot war bisher in der Stoffwechselliteratur nicht die Rede. Zeitweise wurde zwischen einem unentbehrlichen Wirkeiweiß und einem eben noch verfügbaren Eiweiß gesprochen (72, 125). Heute wird das gesamte Zelleiweiß ohne Ausnahme als aktives Enzymeiweiß und damit als unentbehrlich verstanden. Besorgte Stimmen werden sofort laut, sobald an der minimalen Eiweißversorgung nach diesen Vorstellungen gerüttelt wird (116). Erst die grundlegenden Arbeiten von *Wendt* brachten neue Aspekte ins Gespräch (222, 223). Nach seinen Forschungen sind die Basalmembranen der Kapillaren mit ihrer riesigen Oberfläche das Speicherorgan für Eiweiß. Als pathologisches Modell für diesen Speichervorgang bietet sich die Nephrose mit den typischen Verdickungen und Verquellungen der Kapillarmembranen an. Bei permanenter Eiweißmast wird dieses von den Endothelzellen aufgenommen und in der Basalmembran angelagert. Das Plasmaeiweiß dient hierbei als Transportmedium. Die Basalmembran kann sich dabei um das Mehrfache verdicken. Sie selber ist der Speicher, ihre wechselnde Dicke Ausdruck des Füllungs- oder Entleerungszustandes. Der Eiweißspeicher ist gefüllt, wenn die Basalmembran ihren physiologischen oberen Grenzwert von ca. 1.000 Ångström erreicht hat. Basalmembran und Eiweißablagerung bestehen aus demselben Stoff und lassen sich weder chemisch noch färberisch unterscheiden. Auf diese Weise kann ein Eiweißspeicher bis zu 5 kg entstehen.

Wird weiterhin mehr Eiweiß angeboten als im Desaminierungsprozeß enteiweißt werden kann, so kommt es zur weiteren, pathologischen Verdickung der Basalmembran. Deren Folge ist die verminderte Permeabilität und Behinderung der Diffusionsvorgänge, was von *Wendt* als Mikroporopathie bezeichnet wird. Aber auch das Bindegewebe nimmt im Überschuß aufgenommenes Eiweiß auf und lagert es seinen Faserstrukturen und Fibrillen an. Als Zentrale der Proteinsynthese verfügen Leber und Bauchspeicheldrüse über das größte Eiweißpotential des Organismus.

Die Glykogenreserven sind rasch verfügbar, aber ebenso schnell verbraucht. Zwar greift der Körper sofort auf seine Fettreserven zurück, doch ist ihre Mobilisation so langsam und schwerfällig, daß inzwischen die Eiweißreserven zur Bedarfsdeckung herangezogen werden müssen (35, 37, 43, 157).

Bei der längeren Unterbrechung der Nahrungszufuhr im Fasten wird eine sofortige Umkehr der Stoffwechselrichtung ausgelöst. Anstatt von außen nach innen über die Ernährung läuft der Stoffwechselprozeß jetzt von den inneren Reserven her nach außen.

# Umschaltung auf innere Ernährung (Thermoregulation)

Die Hauptaufgabe dieser Umschaltung auf innere Ernährung ist nach dem raschen Verbrauch der Glykogenreserven der Abruf von Speichereiweiß zur Glukoneogenese und die Fettspaltung zur Bereitstellung von Fettsäuren, Glyzerin und Ketonen (*Abb. 1*). Zentralorgan für diese chemischen Prozeduren sind die Leber und, erstaunlicherweise, auch die Nieren. Auch diese bilden in wachsendem Umfang aus Aminosäuren, Glyzerin und teilweise aus Porpionsäure Glukose (*67*). Der Höhepunkt dieser Glukoneogenesephase wird in der zweiten Fastenwoche erreicht. Die Nieren decken bis dahin etwa die Hälfte des Glukosebedarfs. Mit dem immer sparsamer werdenden Glukoseangebot müssen sich die Zellen jetzt daran gewöhnen, auch Fettsäuren und Ketone zu verwerten. Die anfängliche Ketonurie geht damit zurück. Diese Stoffwechselumstellung arrangiert sich nicht von allein. Die Mithilfe des neurohormonalen Regulationssystems ist dazu notwendig. Das auslösende Signal an die hypothalamisch-hypophysäre Regulationszentrale gibt der absinkende Blutzuckerspiegel. Durch dieses Signal kommt es zur stufenweise gesteuerten Katecholamin-Glukagon-, Glukokortikoid- und Wuchshormonausschüttung, welche in phasenhaft sich überschneidendem Ablauf die Glykogenolyse, Proteolyse und Lipolyse in Gang bringen. (Abb. 1)

Wie schon gesagt ist die erste Phase der Glykogenolyse kurz. Die Glykogenspeicher in Leber und Muskulatur sind rasch erschöpft und können bestenfalls für einen Tag den gewohnten Brennstoff Glukose liefern. Schon jetzt macht sich der zweite Regulationsfaktor, der absinkende Insulinspiegel bemerkbar (*Abb. 5*). Er bremst zur Glukoseeinsparung deren Aufnahme in Muskulatur und Gewebe. Glukose wird zur Mangelware, denn der Randle-Zyklus funktioniert nur nach einer Richtung: Glukose → Fettsäure,

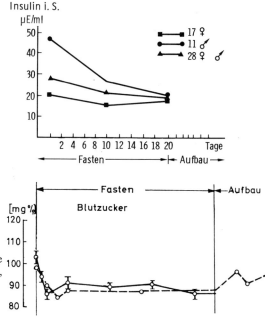

Abb. 5   a Nüchternblutzuckerwerte im Fasten, n = 22 (nach *Jungmann*), b Insulinbestimmung im Fasten, n = 28 (*R. Weiss*, Böhringer-Mannheim)

aber nicht umgekehrt. Jetzt wird das im Serum ansteigende Glukagon zum Steuerungsfaktor einer bedarfsgerechten Proteolyse. Dafür stehen die Eiweißreserven aus dem Blut dem subkutanen Bindegewebe und der Basalmembran der Kapillaren zur Verfügung. Auch aus Leber, Pankreas und Darm sind Reserven verfügbar, wie deren Verkleinerung im Fasten deutlich macht (*35, 37, 208*). Die Bereitstellung von Glukose aus Aminosäuren wird durch Transaminasen bewerkstelligt, in der Leber vermehrt die Glutamat-Pyruvat-Transaminase, in den Nieren mehr die ubiquitäre Glutamat-Oxalacetat-Transaminase. Substrat der Glukoneogenese ist für die Nieren vorwiegend das Glutamin, für die Leber hauptsächlich das Alanin. Alanin entsteht in der arbeitenden Muskulatur durch Aminierung von Pyruvat und wird von der Leber zur Glukoneogenese weitergereicht (*68*). Körperliche Tätigkeit unterstützt also auch auf diese Weise die Stoffwechselvorgänge im Fasten.

Das bei der Desaminierung entstehende Ammoniak wird über die Nieren ausgeschieden. Dadurch wird erheblich Energie eingespart, entfällt doch die aufwendigere Harnstoffbildung. Gleichzeitig stehen dadurch alkalische Valenzen zur Kompensation saurer Stoffwechselprodukte (Ketone, Milchsäure, Harnsäure) zur Verfügung (*160, 208*).

Aus 100 Gramm Eiweiß lassen sich nur etwas mehr als 50 Gramm Glukose gewinnen. Ohne weitere Sparmaßnahmen wäre der Organismus rasch am Ende seiner Eiweißreserven. Ein Spareffekt besteht im Wiederaufbau von Milchsäure und Glyzerin zu Glukose im Cori-Zyklus (*67*). Deren eiweißsparender Effekt ist aber bei weitem nicht ausreichend. Deshalb muß die Lipolyse, deren Energiegewinnung bisher nur der Glukoneogenese dienen mußte, immer mehr in Gang gebracht werden. Statt Glukose werden jetzt vermehrt Fettsäuren und Ketone als Brennstoff angeboten. Glukose steht jetzt in zunehmendem Maße nur noch bestimmten Nervenzentren und dem Blut zur Verfügung. Muskulatur und Bindegewebe werden komplett auf die Fettverbrennung umgestellt. Die im Tagesablauf immer wieder absinkende Tendenz des Blutzuckers sowie der niedrige Insulinspiegel erleichtern den Ketonen und Fettsäuren die Passage durch das Sarkolemm und damit den Eintritt in die Muskulatur (*168, 172*). Bei länger dauerndem Fasten bzw. Erschöpfung der Eiweißreserven werden auch vom Gehirn in zunehmendem Maße Ketosäuren verbrannt, die aufgrund ihrer Wasserlöslichkeit die Blut-Hirn-Schranke leicht passieren können. Zuletzt werden auch Fettsäuren vom Gehirn mitverwertet (*67, 73, 136*).

Von der dritten Fastenwoche ab deckt der Organismus seinen Energiebedarf fast ausschließlich aus der Fettsäureoxidation. Damit wird die Glukoneogenese aus Eiweiß von anfänglich 100 Gramm Protein täglich auf jetzt 15 Gramm beschränkt.

Natürlich ist die Stickstoffbilanz im Fasten immer negativ. Beträgt der Stickstoffverlust anfangs unter Umständen mehr als 16 g pro Tag, so liegt er zuletzt in dieser dritten Phase der Stoffwechselumstellung bei ca. zwei g Stickstoff pro Tag und weniger (*208*). Die Ketosäuren werden jetzt zum wichtigsten sich selbst steuernden Brennstoff. Einerseits bremsen sie die Proteolyse aus der Muskulatur und unterbrechen andererseits die Betaoxidation der Fettsäuren auf der Ketostufe. Damit wird die Nachlieferung des Hauptbrennstoffs gesichert und der Eiweißverbrauch stark eingeschränkt. Vor allen Dingen wird die arbeitende Muskulatur dadurch geschont, daß zur Glukosediffusion in die Muskelzelle kein Insulin mehr benötigt wird.

Die logische Konsequenz dieser systematisch fortschreitenden Stoffwechselökonomie ist der Rückgang des Sauerstoffverbrauchs und damit auch der Wärmeproduktion. Dementsprechend geht der respiratorische Quotient zurück und die Kälteempfindlich-

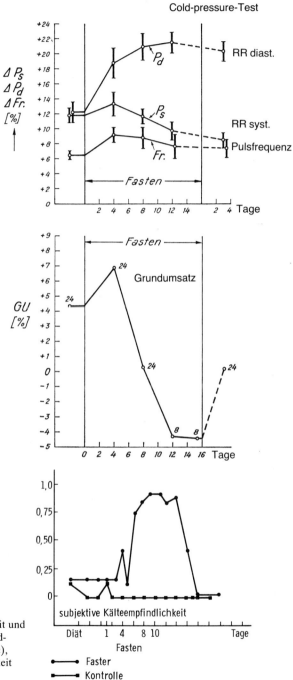

Abb. 6 a Kälteempfindlichkeit und
b Grundumsatz im Fasten (Cold-
pressure-Test) (nach *Jungmann*),
c Subjektive Kälteempfindlichkeit
(nach *Palmblad*)

keit nimmt zu (*Abb. 6*), umgekehrt steigert Kälteeinwirkung jetzt über die Thermoregulation vermehrt die Lipolyse (*109, 111, 168, 179*).

Die Deckung des Energiebedarfs zur Erhaltung der allgemeinen Leistungsfähigkeit wird im Fasten durch stufenweise sich überlappende Umschaltungsprozesse auf eine äußerst sparsame innere Ernährung vollzogen. Die damit intensivierte innere Verdauung ist ein Teil jener regulären Regenerationsprozesse, die sich in allen Zellen und Geweben mit unterschiedlicher Geschwindigkeit abspielen.

## Innere Verdauung und Regeneration

Der menschliche Organismus ist im Ablauf der Lebensprozesse in all seinen Gewebs-, Zell- und Molekularstrukturen anhaltenden Abnutzungs- und Alterungserscheinungen unterworfen. Nur durch fortlaufende Reparatur und Erneuerungsvorgänge kann er seine Struktur und Funktion aufrecht erhalten. Am schnellsten vollzieht sich dieser Umbau im blutbildenden Kochenmark und im Blut selber, in Leber, Nieren, Eierstöcken und Hoden. Die Halbwertszeit beträgt hier ca. zehn Tage. Ähnlich schnell reagieren die Epithelien und Endothelien, danach in der Reihenfolge immer langsamer Lymphsystem, Fett- und Bindegewebe, glatte und quergestreifte Muskulatur, Knorpel- und Knochengewebe und zuletzt das Nervensystem. Für den Gesamtorganismus wird die Halbwertszeit mit 80 Tagen angegeben.

Eine brauchbare Arbeitshypothese ist von *Zabel* aufgestellt worden. Danach sind 50 % aller Zellen voll arbeitsfähig, 25 % jugendlich aufbauend und 25 % alternde, abbauwürdige Zellen (*226*). Das Fasten setzt primär in diesem Bereich abbauwürdiger und degenerierter Gewebs- und Zellsysteme ab. Zum Ausgleich wird der Mitosezyklus, wie am Beispiel Ileum nachgewiesen, im Fasten zuerst verlangsamt. Auf diese Weise wird das voll funktionsfähige und vitale Gewebe so lange wie irgend möglich geschont.

Wie schon beschrieben, bezieht der Organismus im Fasten seinen Betriebs- und Brennstoffbedarf hauptsächlich aus der Mesenchymentspeicherung in Form glukoplastischer, meist aliphatischer Aminosäuren und des Neutralfetts. Nur ein kleiner Teil wird aus dem Zellabbauprozeß bezogen. Aus diesem Grund steigen im Fasten die Harnsäure und die Kreatininwerte im Serum etwas an. Erst nach Erschöpfung aller deponierten Fett- und Eiweißreserven wird die Zellmauserung beschleunigt bis hin zum prämortalen Eiweißzerfall. Bei der Autopsie wird das zentrale Nervensystem unversehrt gefunden. Weitestgehend geschont werden auch alle endokrinen Drüsen und bis zu einem gewissen Grad auch die Herzmuskulatur.

Die Überlebenszeit eines gesunden, nicht übergewichtigen Menschen ist durch eine Art angeborener Vernunft, den Archäus des *Paracelsus*, vorprogrammiert und beträgt bei ausreichender Flüssigkeitszufuhr 60 bis 80 Tage. Reparable Schäden, im Sinn der Dystrophie verschiedener Grade treten erst jenseits der 40 biblischen Fastentage auf. Im Einzelfall ist diese Grenze bestimmt durch die individuellen Fett- und Eiweißreserven und den Gesamtzustand des Organismus (s. auch Kap. Fastendauer).

Der eigentliche therapeutische innere Verdauungsprozeß im Fasten setzt erst da ein, wo nicht nur die normalen oder überschüssigen Reserven an Eiweiß und Fett abgebaut werden, sondern wo auch pathogene Ein- und Ablagerungen aus dem Gewebs- und Zellsystem wieder herausgelöst werden können. Dabei kann es sich um Neutralfett, Cholesterin, Amyloid, hyalines Eiweiß, Proteinabbauprodukte bis hin zu den Aminosäuren, um Harnsäuren oder Porphyrine handeln (*125, 141, 162 Abb. 7 u. 8*). Aber auch eiweißgebundene Toxine, bakterielle und virale Eiweißreste, antigen wirksame Auto-immunkörper, Fehlkonstruktionen der Eiweißsynthese sind längs der gesamten Trans-portstrecke des Blutes zu finden.

Sofern diese Ablagerungen schon stark verhärtet oder verkalkt sind, lassen sie sich nicht mehr in das flüssige Transportmedium Blut aufnehmen. Auch im Bereich veröde-ter Strecken der Kapillarendstrombahn bleibt der Rückweg verschlossen. Es gibt leider keine Methode, den Prozeß der Herauslösung und weiteren Verdauung solcher Abla-gerungen meßbar darzustellen. Indirekt zeigt die Xanthoproteinprobe nach *Becher* Substanzen wie Tyrosin, Tryptophan, Phenylalanin, Phenol, Kresol und Indikan an. Wie schon beschrieben, steigen diese Substanzen im Fastenurin an und begründen da-mit die Annahme, daß sich mit der langfristigen Umkehr der Stoffwechselrichtung im Fasten der gesamte mesenchymale Großraum öffnet und Ablagerungen dem Abbau durch innere Verdauung bzw. der Ausscheidung zugänglich gemacht werden. Ver-gleichbar signalisiert der Anstieg der Serum-Harnsäure im Fasten nicht nur den Abbau körpereigener Kernsubstanzen, sondern ebenso den Rückstrom exogener Harnsäure aus dem Bindegewebe.

Es steht zu befürchten, daß die gesamttoxische Umweltsituation (*Eichholz 48*) sich auch auf unsere Innenwelt ausgehnt hat. Im Fettgewebe Verstorbener lassen sich eine Fülle chlorierter Kohlenwasserstoffe nachweisen, unter anderem das DDT (*Maie-Bothe*) oder das PCB sowie Schwermetalle wie Blei, Kadmium, Jod, Quecksilber usw.

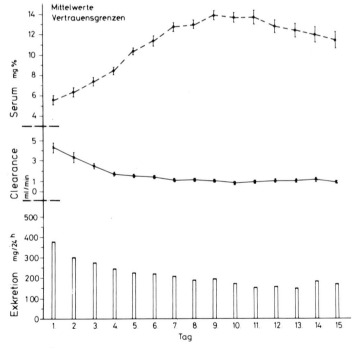

Abb. 7 Änderung der Serumkonzentration (– – –), Clearance (———) und Exkretion für Harn-säure im Fasten, n = 12 (aus: *Schulz, E., P. Schräpler*: Med Klin 72 [1977] 253–257)

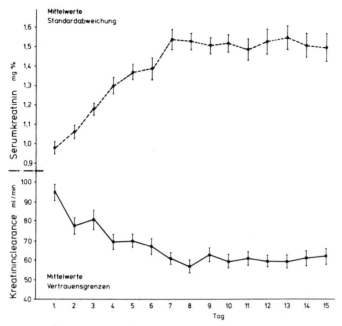

Abb. 8   Änderung der Serumkreatininkonzentration (– – –) und der Kreatininclearance (——) im Fasten, n = 28 (aus: *Schulz, E., P. Schräpler*: Med Klin 72 [1977] 253–257)

(*95*). Erst durch Probeexzisionen aus dem Fettgewebe vor und nach dem Fasten ließe sich das Ausmaß der Fremdintoxikation und die Möglichkeit von deren Beeinflussung durch Fasten nachweisen. So ist man auf subjektive Angaben der Faster angewiesen, die von bitterem oder salzigem Geschmack auf der Zunge, von übelriechenden Ausscheidungen in Stuhl und Urin und von »Ekeldüften« in der Atemluft berichten. Jeder Faster ist in seine ganz individuelle Duftwolke eingehüllt. Beim strengen Null-Kalorien-Fasten riecht man vor allem die Azetonämie. Sie verschwindet schon bei kleinen Zugaben von Obstsäften und Gemüsebrühen wie z. B. im Buchinger-Fasten.

Ohne Übertreibung kann man von einer großangelegten Entsalzung, Entquellung und Entschlackung sprechen. Die Fibrillen, Fasern und Zellen des Interstitiums werden auf Normalmaß reduziert und einem idealen ökonomischen Funktionszustand angenähert. Die subtilen Lipoproteidstrukturen, Gefäßendothelien, Kapillarmembranen und Zellwände werden stoffwechselaktiver und die Poren durchlässiger. Damit gelingt die Zellversorgung und -entsorgung leichter, das ganze System atmet im wahrsten Sinne des Wortes wieder tief auf. Von dieser Verbesserung der zellinternen Lebensbedingungen profitieren auch alle Zellenzyme, speziell die DNA-Polymerase. Im Zellteilungsprozeß sind weniger Fehler bei der Transkription und Translation und damit weniger karzinogene Defektmoleküle zu erwarten.

Es ist schon lange bekannt, daß Substanzen aus einem Gewebszerfall ihre Umgebung zur verstärkten Zellteilung und Gewebsneubildung anregen, z. B. bei der Wundheilung. *Bier* hat diese Substanzen als Nekrohormone bezeichnet. Auch im Fasten kann nach dem bisher Gesagten mit einer Anregung der regenerativen Kräfte durch Nekrohormone gerechnet werden. Ein individuell modifiziertes Kurzfasten, drei Tage vor Operationsbeginn, hat sich wohl auch aus diesem Grunde als sinnvoll erwiesen. Vor operativen Eingriffen im Abdomen ist die dreitägige Fastenzeit zur Darmentleerung, bei gleichzeitig ausreichender Versorgung mit Flüssigkeit, Vitaminen und Mineralen, sicher besonders nützlich. Etwaige Gegenindikationen müssen natürlich in jedem Fall mit berücksichtigt werden. Bei Adipösen ist die Gewichtsreduktion vor der Operation auch durch Fasten in jedem Falle wünschenswert, jedoch müssen zwischen Fastenende und Operationstermin mindestens drei bis vier Wochen einer optimierten Vollwerternährung liegen (*64, 160*).

Diese tiefgreifende Selbstreinigung und lebensverlängernde Anregung der Regeneration durch die innere Verdauung ist in der Regel erst nach längerem – ca. drei- und mehrwöchigem Fasten – zu erwarten. Regelmäßig wiederholtes Fasten hat Abhärtungscharakter durch Einübung von Notfallfunktionen und sinnvolle Ökonomie der Lebenskräfte. Richtig angewandt und dosiert ist damit eine positive Beeinflussung der gesamten Immunitätslage verbunden.

## Immunologische Abwehrlage

Die bisher vorliegenden Ergebnisse zur Klärung der allgemeinen Abwehrlage im Fasten sind sehr unterschiedlich und zum Teil widersprechend ausgefallen. Die Beurteilung wird weiter dadurch erschwert, daß unterschiedliche Untersuchungsmethoden bei ungleicher Fastendauer bei sehr variablen Patientengruppen zur Durchführung kamen (*23, 46, 91, 103*).

*Schnorbusch (193)* fand im Blut seines Fastenkollegen *Schenk* in den ersten zehn Tagen eine Abnahme der Fähigkeit, Kolibakterien zu vernichten, wogegen die Bakterizide gegen Streptokokken zugenommen hatte. In den folgenden drei Fastenwochen stieg jedoch die Bakterizidie sowohl gegen Koli wie gegen Streptokokken. *Schenk* selbst hat bei einem Patienten in einem zehntägigen Teefasten einen sofortigen und kontinuierlichen Anstieg der Opsonine im Serum und der Koli-Phagozytose beobachtet. Bei einer 14tägigen Trockenkostkur mit ca. 900 Kcal pro Tag (≙ ca. 37.600 kJ) nach *Schroth* ergab sich ein initialer Abfall mit nachfolgendem Wiederanstieg dieser Werte.

*Druschky* fand bei 28 von 46 Fastern eine Zunahme der Bakterizidie gegen Milzbrandbakterien, gleichbleibende Werte bei sieben und abfallende Werte bei neun Patienten.

Von 14 jungen freiwillig fastenden Soldaten erhielt *Palmblad* (*168, 170*) folgende Resultate: Die Bakterizidie der polymorphkernigen Leukozyten gegen Staphylococcus aureus läßt nach, deren färberisch meßbare Aktivität an alkalischer Phosphatase geht zurück. Unverändert geblieben waren Differentialblutbild und Opsoningehalt. Das Serum-Eisen war wie das Serum-Transferrin zurückgegangen, ihre Relation zueinander hatte sich nicht verändert. Signifikant abgefallen waren im Serum dieser Faster auch die Titer von Komplement S III, Haptoglobin und Orosomucoid.

Untersuchungen an 20 fastenden übergewichtigen Frauen durch *Kling (116)* ergaben ähnliche Resultate. Nach 21 Fastentagen zeigten Haptoglobin, Transferrin und Komplement ($\beta_1$-Globulin) einen ausgeprägten kontinuierlichen Abfall. Bei beiden Untersuchungen blieben die Messungen des $\alpha_2$-Globulins, Caeruloplasmins, IgA, IgM, IgG und IgE im Normbereich. Dieselbe Konstanz fand *Palmblad* auch bei den Meßwerten für $\alpha_1$-Antitrypsin, Komplement F IV, die Zahl der zirkulierenden B- und T-Lympho-

zyten und Monozyten. Auch die Interferon produzierende Kapazität der Blutlymphozyten hatte sich nicht verändert. *Schenk* interpretierte seine Ergebnisse im Sinn einer
Intensivierung der immunologischen Abwehrlage durch Fasten, *Palmblad* und *Levi* die
ihren als Schwächung (*137*).

Ich selbst habe den Eindruck, daß Patienten im Fasten gegen banale Infekte weniger
anfällig sind als ihre Umgebung und daß mitgebrachte Infekte verhältnismäßig schnell
ausheilen, wobei nur ausnahmsweise Sulfonamide bzw. Antibiotika benötigt wurden.
Statistische Belege dafür habe ich nicht. Allerdings führt zweifellos der Rückgang der
Wärmeproduktion im Fasten zu gelegentlichen Indispositionen. Dies muß, neben der
gesamten vegetativen Ausgangslage, bei der Erstellung der Fastenindikation mit berücksichtigt werden.

## Wasser- und Mineralhaushalt

Über Darm und Nieren werden zu Beginn des Fastens beachtliche Mengen an Körperflüssigkeit ausgeschieden. Dadurch verliert die extrazelluläre Flüssigkeit etwa 20 % ihres Normalvolumens, und der Hämatokrit steigt etwas an. Gleich in den ersten Fastentagen ist wohl auch unter dem Einfluß des Glukagons, die Kochsalzausschwemmung
am größten, auch Kalium wird vermehrt abgegeben. Einer anfänglich sehr langsam ansteigenden Calciumausscheidung mit dem Urin stehen vermehrte Magnesium- und
Phosphatausscheidungen gegenüber, die dann ebenfalls langsam abfallen. Diese Ge-
genbewegung macht wahrscheinlich, daß die Mineralausscheidung aus dem Knochen-
system rasch nachläßt, die vermehrte Calciumausscheidung besonders bei Adipösen
aus den Muskelzellen der Gefäßwände stammt und damit den Muskel- und Gefäßtonus
verringert. Die vermehrte Calciumausscheidung wirkt im Fasten also gleichsinnig mit
der erhöhten Kochsalzausschwemmung antisympathikoton und blutdrucksenkend.

Das von der Mehrzahl unserer Patienten im Überschuß aufgenommene Kochsalz
kann von den Nieren nicht sogleich wieder ausgeschieden werden. Wahrscheinlich wird
es in dissoziierter Form im Organismus gespeichert (*91, 157*). Das leicht diffundierende
Chlor wird von *Sturm* in den Erythrozyten und im Haut- und Unterhautfettgewebe vermutet. Der Natriumanteil verschwindet im Alkalipool bzw. durch Umverteilung in den
sog. Widerstandsgefäßen. Der erhöhte intrazelluläre Natriumgehalt führt dort bei ver-
mindertem transzellulärem Gradienten der Gefäßwand zu einer gesteigerten muskulären Erregbarkeit auf Katecholamine und damit zur Hypertonie. Eine solche dissozi-
ierte Kochsalzeinlagerung ist die plausible Erklärung für jenen Teil der Hypertoniker,
der auf die Entwässerung und Entsalzung im Fasten und auf Diuretika gut anspricht
(*96*). Über die vermehrte Calciumausscheidung wirkt das Fasten außerdem wie ein natürlicher Calciumantagonist (*37, 42, 50, 66*). Die Menge der ausgeschiedenen Flüssigkeit und Elektrolyte hängt von der individuellen Ausgangssituation zu Beginn des Fastens ab. Der Übergewichtige verfügt über mehr Körperflüssigkeit und Minerale und
kann deshalb auch mehr davon abgeben. Im Blutserum bleiben die Elektrolytkonzen-
trationen bemerkenswert konstant und rücken mit der Dauer des Fastens an die untere
Grenze der Norm (*Abb. 9*). In der neurohormonalen Gegenregulation ist ein zuverläs-
siger Schutz gegen zuviel Verlust an Natrium, Magnesium und Calcium zu sehen (*35*).
Darin nicht einbezogen ist das Kalium, weshalb die Kaliumverlustsituation generell am
häufigsten vorkommt (*114, 128*). Das Verhalten der Minerale im Fasten verdient besondere Aufmerksamkeit.

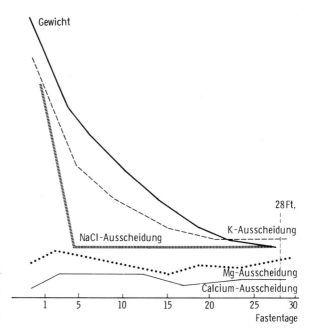

Abb. 9 Urinausscheidung der Minerale (Na, K, Mg, Ca, Cl) im Fasten im Vergleich zur Gewichtsabnahme. Verhalten der Serum-Mittelwerte (Na, K, Ca) (nach *Ditschuneit*)

Mit dieser Flüssigkeits- und Mineralausscheidung ist eine generelle Entspannung verbunden, die sich am Blutdruck, im Kreislauf wie am Gewebsturgor bemerkbar macht. Das wird von den einen als angenehme Lösung, von den anderen als bleierne Müdigkeit und Antriebslosigkeit empfunden. Bei längerem Fasten wird der Turgorverlust besonders an der Haut bemerkbar, weil der Abbau des subkutanen Fettgewebes noch dazukommt. Der Faster wird faltiger und bekommt sein typisches geschrumpftes Fastengesicht. Andererseits aber erholen sich dabei die elastischen Elemente der Haut und machen den Turgorverlust wieder wett.

## Säure-Basen-Haushalt

Eine der wichtigsten Stoffwechselaufgaben des lebenden Organismus ist die Aufrechterhaltung einer konstanten Wasserstoffionenkonzentration aller Körpersäfte, vor allem des Blutes (*189*). Die Blut-pH-Werte bewegen sich normalerweise zwischen 7,35 und 7,45, sind also fast neutral. Das Ionengleichgewicht ist direkt abhängig von der Art der Nahrungszufuhr, von einer intakten Atmung und intakten Ausfuhr der Schlacken durch Darm und Nieren. So wird z. B. bei reiner oder überwiegender Pflanzenkost der Urin alkalisch, bei überwiegender Fleischernährung sauer. Gravierende Verschiebungen des Blut-pH-Wertes lassen sich weder durch die Ernährung noch durch das Fasten auslösen. Die tödliche Azidose beginnt ab pH 6,8, die tödliche Alkalose ab pH 7,6. Der Spielraum ist relativ eng, die Konstanz der Ionenkonzentration deshalb besonders bedeutsam. Wichtig ist die Kenntnis der Beziehung zur neuromuskulären Erregbarkeit, wie sie in der Formel von *György (101, 208)* zum Ausdruck kommt:

$$K = \frac{(K^+)\,(HCO_3)^-\,(HPO_4)^{--}}{(Ca^{++})\,(Mg^{++})\,(H^+)}$$

Dabei bedeutet Zunahme der Zählerwerte gesteigerte neuromuskuläre Erregbarkeit und Anstieg der Lymphozyten im Serum, Zunahme der Nennerwerte verminderte Erregbarkeit, Abfall der Lymphozyten und Anstieg der Leukozyten. Das Verhältnis von Kalium : Calcium = 2 : 1 spielt dabei die Hauptrolle. Außerordentlich wichtig für die Konstanterhaltung des pH-Wertes ist die intakte Funktion der Nieren und der Lungen. Diese Beziehung stellt sich nach der Henderson-Hasselbalchschen Gleichung wie folgt dar:

$$pH = pK' + \log\frac{HCO_3^-\ (\text{bzw. Salz} = \text{Nierenfunktion})}{H_2CO_3\ (\text{bzw. Säure} = \text{Lungenfunktion})}$$

Dabei bedeutet K' die Dissoziations-Konstante in $H^+$ und Säurewert$^-$ und

$$pK' = \log\frac{1}{K'}.$$

Mehrarbeit entsteht für die Nieren durch die Umschaltung auf innere Ernährung, d. h. eine reine Fett-Eiweißverbrennung. Dadurch nimmt die Stickstoffbilanz zu, und der Anteil an freien Fettsäuren und Ketonen im Serum wird größer. Während der Harnstoff ohne Mühe zur Ausscheidung gelangt, stoßen Harnsäure und Kreatinin bei der Passage der Nierentubuli auf Schwierigkeiten. Wahrscheinlich kann die Niere nicht gleichzeitig Ketone und Harnsäure ausscheiden, so daß deshalb die Harnsäure zurückgehalten wird.

Die gleichzeitig im Serum ansteigenden Fettsäuren und Milchsäure verschärfen nun die Konkurrenz um den Ausgleich durch die Alkalireserve. Da die Bikarbonate dafür nicht ausreichen und die Phosphatreserven schon bald geschont werden müssen, produzieren die Nieren aus Aminosäuren Ammoniak, das saure Valenzen binden und als Ammoniumhydroxid zur Ausscheidung bringen kann. Das ist schon zum Schutz der Tubulusepithelien vor der Aggressivität der Säuren erforderlich. So entpuppt sich die Niere als bedeutendes Stoffwechselorgan im Fasten, nicht nur zur Gluconeogenese, sondern auch zur Kompensation der Azidose.

Diese sog. Fastenazidose wurde früher für ebenso gefährlich gehalten wie etwa eine diabetische Azidose. Warum dies nicht der Fall ist, hat *Conradi* in seinen Untersuchungen über den Zitronensäurespiegel im Fasten erarbeitet (*30*). Solange genügend Oxalessigsäure für die Inganghaltung des Zitronensäurezyklus vorhanden ist, entsteht keine bedrohliche Azidose. Die im Buchinger-Fasten hinzugegebenen Obst- und Gemüsesäfte stellen dies sicher. Sie erleichtern das Recycling all dieser sauren Zwischenprodukte, Ketone, Fettsäuren, Milchsäure, und schonen dadurch außerdem die Alkalireserve. Das Säure-Basen-Gleichgewicht kann längerfristig stabil gehalten werden, die Belastung der Nieren wird dadurch geringer und die azidotischen Fastenkrisen werden seltener (*35, 37, 208, 219*).

Es liegt in der Natur der Sache, daß diese rein metabolische Azidose vorwiegend renal und weniger pulmonal kompensiert werden kann. Dennoch kommt auch der Entsäurung durch die Atmung keine geringe Bedeutung zu, wie sich an der Henderson-Hasselbalchschen Gleichung ablesen läßt. Nicht selten fällt dem Faster eine vermehrte Atemtätigkeit auch ohne körperliche Anstrengung auf. Die dadurch vermehrte Abatmung der Kohlensäure macht sich auch subjektiv angenehm bemerkbar. Sie läßt sich durch gewisse Atemübungen, wie sie z. B. im Yoga praktiziert werden (Bastrika), noch steigern. Solche Übungen sollten jedoch nur unter fachkundiger Führung stattfinden.

Durch körperliche Bewegung in frischer Luft wird auf einfachste Weise die Kohlensäureabgabe begünstigt und lästige Begleiterscheinungen wie Kopfschmerzen, Übelsein, Herzklopfen verschwinden dabei oder danach meist spontan. Entlastend wirkt auch das aktive und passive Schwitzen durch Wandern, Gymnastik und Saunieren. Die reichliche Flüssigkeitszufuhr ist dabei eine wichtige Voraussetzung.

Im Normalfall wird der fastende Organismus gut mit seiner Fastenazidose fertig, im therapeutischen Grenzbereich jedoch muß sie stets gut im Auge behalten werden.

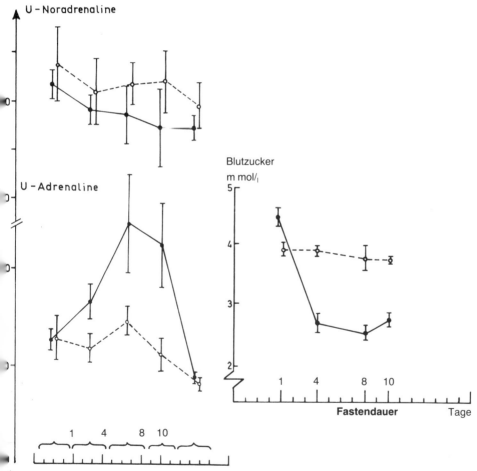

Abb. 10   Adrenalin- und Noradrenalinausscheidung im Urin und Blutzuckerverhalten im Fasten (nach *Palmblad u. Uvnäs-Wallensten*)

## Hormonale und neurovegetative Steuerung

Sowohl die Leere des Magens als auch der Blutzuckerabfall lösen schon nach wenigen Stunden im Hypothalamus eine sofortige sympathikotone Stimulation aus; die daraus folgende Adrenalinausschüttung regt die Beschaffung von Glukose durch Glykogenolyse in Leber und Muskulatur an (*Abb. 10*). Unterbleibt wie in längerem Fasten der Nachschub aus dem Verdauungstrakt, so provoziert der konstant niedrige Blutzuckerspiegel eine rasch ansteigende Glukagonabgabe ins Blut. Glukagon hat die Aufgabe der Energiebeschaffung aus den eigenen Reserven. So steigert es nicht nur die Glykogenolyse, sondern bringt gleichzeitig – denn die Glykogenreserven sind ja nach spätestens einem Tag erschöpft – auch die Lipolyse in Gang. Da diese Lipolyse sehr langsam anläuft, wird unter steigendem Cortisoneinfluß die Gluconeogenese aus rasch verfügbaren Eiweißreserven intensiv unterhalten. Die Gluconeogenese beherrscht in den ersten zehn Fastentagen das Stoffwechselgeschehen. Der damit verbundene verstärkte Eiweißabbau ruft in zunehmendem Maß das somatotrop wirksame Wuchshormon auf den Plan. Es bremst den Luxuskonsum der Proteolyse und wirkt außerdem stark lipolytisch (*129, Abb. 11*).

Sowohl Adrenalin wie Glukagon und STH senken die Insulinsekretion auf ein Minimum herab. Der weitere Fastenverlauf steht von der zweiten Woche an unter dem beherrschenden Einfluß des somatotropen Hormons (STH). Es setzt den Verbrauch von Glukose in der Muskulatur herab und bietet dafür in zunehmendem Maße freie Fettsäuren zur Verbrennung an, so daß die verbleibende Glukose recht lange dem Nerven-

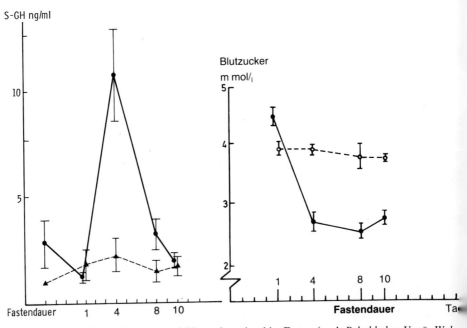

Abb. 11    Wachstumshormon- und Blutzuckerspiegel im Fasten (nach *Palmblad u. Uvnäs-Wallensten*)

gewebe und dem Gehirn zur Verfügung steht. Gleichzeitig wird das Eiweiß geschont. Auf diese Weise ist auch bei längerem Fasten eine stabile Homöostase gewährleistet.

Als Vollzugsgehilfe des STH setzt das Glukagon gleichsinnig seine lipolytische Aktivität fort. Darüber hinaus steigert Glukagon die Kontraktionskraft des Herzens, entfaltet eine ausgesprochen antiarrhythmische Wirkung und erhöht die Koronarperfusion durch Herabsetzung des Gefäßwiderstandes. Wenn unter Einfluß der Katecholamine zu Fastenbeginn vermehrt Kochsalz, Kalium und Wasser ausgeschieden wurden, so setzt jetzt durch das STH eine Gegenregulation ein. Kochsalz und Wasser werden zurückgehalten, dagegen vermehrt Calcium im Urin ausgeschieden. Dem entspricht der Stopp der Gewichtsabnahme und ein leichter Wiederanstieg des Blutdrucks zwischen dem siebten und 14. Fastentag.

Auch die Schilddrüse ist am Fastengeschehen beteiligt (*116, 172*). Ihre Hauptaufgabe ist die Wärmeregulation des Körpers in Abhängigkeit von der Außentemperatur. Wie der steile Abfall des STH gleich in den ersten Fastentagen anzeigt, wird ihre Funktion unter zentraler hypothalamisch-hypophysärer Regie stark eingeschränkt. Das Serum-$T_3$ und -$T_4$ sowie der Grundumsatz nehmen ab und die Kälteempfindlichkeit nimmt zu. *Jungmann* hat dies im Cold-pressure-Test, erkennbar am Anstieg des diastolischen und im Abfall des systolischen Blutdrucks bei Verlangsamung der Pulsfrequenz, objektiv nachgewiesen (*111*). Von *Palmblad* wurde die Kälteempfindlichkeit auch subjektiv getestet. Er fand, daß sie im Fasten nicht nur zunimmt, sondern hinterher auch noch ca. vier Tage gesteigert bleibt (*Abb. 6 u. 12*).

Normalerweise werden von dem täglichen Energieverbrauch von ca. 2.600 kcal (1 cal = 4,187 J) ca. 1.800 kcal = 70 % als Wärme abgestrahlt, ca. 200 kcal = 7,5 % durch Wärmekonvektion abgegeben und ca. 600 kcal = 22,5 % für den täglichen Liter Schweiß benötigt (*208*). Im Fasten läßt, von der Schilddrüse gesteuert, die Wärmeproduktion im Körperkern nach, und die Wärmeabgabe über die Körperoberfläche geht zurück. Deshalb kühlen im Fasten speziell die Akren rasch ab. Wie *Aly* berichtet, haben auch die Teilnehmer an den zehntägigen großen Fastenmärschen von Göteborg nach Stockholm darunter sehr gelitten (1). Die Wärmeregulation hängt auch von der Dicke des subkutanen Fettpannus ab. Magere Personen verlieren mehr und schneller Wärme als Normalgewichtige oder gar Dicke. Hier kann die Unterkühlung zur Erkältung führen.

Im Gegensatz zu langfristigen Hungerzuständen mit Fehl- und Unterernährung sind beim therapeutischen Fasten normalerweise keine Beeinträchtigungen der Gonadenfunktion zu erwarten. Bei den Frauen stellt die Monatsblutung die am leichtesten erfaßbare Sexualfunktion dar. Da diese an sich schon durch Einflüsse wie Reisen, Arbeitsbelastung und vor allen seelisches Erleben sehr variabel ist, muß man bei der Beurteilung einer spezifischen Fastenwirkung äußerst vorsichtig sein. *O. Buchinger sen.* stellt einheitlich eine Verzögerung der Menstruationsblutung fest (*23*). Mir ist eine solche überwiegend bei älteren, präklimakterischen Frauen aufgefallen, aber auch bei sehr adipösen. Bei normalgewichtigen Frauen ist eher mit einem früheren Eintritt der Periode wahrscheinlich durch Verkürzung der Progesteronphase zu rechnen. Auch kann eine Periode einmal, ohne sonstige Begleitsymptome, ganz einfach ausfallen. Bei längerem Fasten, von der dritten Woche an, kann die Periode kürzer und schwächer werden. Als mögliche Ursache wird eine mit dem Fettabbau in Gang kommende Entspeicherung von Östrogenen diskutiert.

Offenbar kommt es aber nach einem Fasten relativ oft zu einer auffälligen Stabilisierung des Menstruationszyklus und der generativen Funktion. So hat sich bei einer gan-

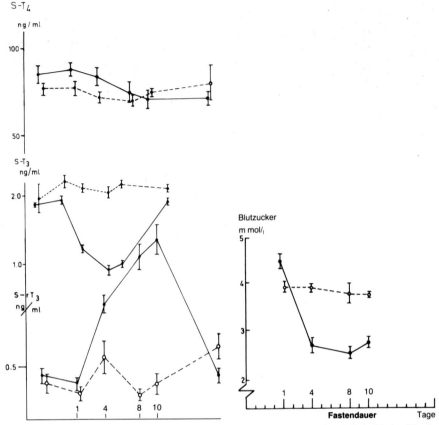

Abb. 12    Serumspiegel von $T_3$, $T_4$ und $RT_3$ sowie Blutzucker im Fasten (nach *Palmblad u. Uvnäs-Wallensten*)

zen Reihe von Frauen ein bislang vergeblich gebliebener Kinderwunsch durch Normalisierung des Östrus nach Fasten erfüllen lassen. (S. 135)

Beim gesunden Mann ergeben sich innerhalb einer Fastenzeit bis zu drei Wochen keine Hinweise für eine Beeinträchtigung der Potenz. Auch ist die Samenneubildung bei Männern jüngeren und mittleren Alters nicht meßbar beeinträchtigt, bei älteren kann sie dagegen etwas nachlassen. Die Größe eines Prostata-Adenoms läßt sich durch Fasten nicht wesentlich beeinflussen. Dennoch lassen sich Miktionsbeschwerden durch Fasten bessern. Bei überwiegender Vagotonie kann es ganz selten einmal durch verringerten Blasentonus zur Harnverhaltung kommen, die katheterisiert werden muß.

Im Fasten geht das Bedürfnis nach sexueller Aktivität und libidinöser Befriedigung bei beiden Geschlechtern um so deutlicher zurück, je länger es dauert. Auch hier entscheiden wie immer Unterschiede des Alters und der allgemeinen individuellen Ausgangslage.

Die anfängliche Flüssigkeits- und Kochsalzausschwemmung im Fasten provoziert nicht nur die schon zitierte Gegenregulation durch das Wuchshormon. Ein größerer Volumenverlust der extrazellulären Flüssigkeit und entsprechende Kochsalzabgabe führen über die Verminderung der Nierendurchblutung zur Auslösung des Renin-Angiotensin-II-Aldosteronmechanismus (*158*). Dieser verhindert den weiteren Kochsalz- und Flüssigkeitsverlust über die Nieren durch Rückresorption und führt damit vorübergehend zu einem hochgestellten Urin und Stopp der Gewichtsabnahme. Die reichliche Zufuhr reiner Quellwässer oder Kräutertee ist deshalb beim Fasten zweckmäßig und notwendig.

## Das Blut

Bei der Darstellung meßbarer Veränderungen im fastenden Organismus sind wir weitgehend auf Blutuntersuchungen angewiesen. So wurde eine Fülle von Stoffwechselvorgängen im Fasten durch systematische Untersuchungen der Neutralfette, freien Fettsäuren, Cholesterinfraktionen und Glukose als Nahrungsbausteine, des weiteren der

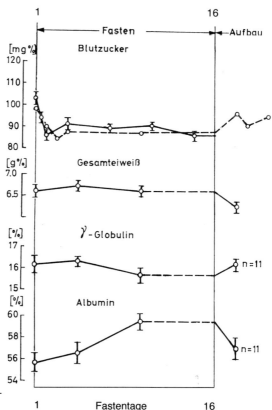

Abb. 13  Verhalten der Bluteiweiß-körper im Fasten (nach *Jungmann*)

Stoffwechselzwischenprodukte (Ketone, Glyzerin) und Stoffwechselschlacken (Harnstoffe, Harnsäure, Kreatinin) aufgeklärt (*35, 59, 63, 112, 116, 145, 150, 172*). Die Bestimmung der Minerale im Serum ergab Hinweise für die osmotische Regulation der Homöostase im Fasten. Durch die Verlaufskontrollen der Serum-Eiweißkörper wurden wesentliche Hinweise über Immunologie und Abwehrlage gewonnen (*Abb. 13*). Durch Hormonanalysen im Blut konnte das Verständnis der vegetativen Regulationen im Fasten vertieft werden, durch Enzymmessungen die Stoffwechselvorgänge in der Leber.

Darüber hinaus sind weitere Untersuchungsergebnisse für den Fastenverlauf charakteristisch. Die Werte der Leukozyten, Erythrozyten, des Hämoglobins und Hämato-

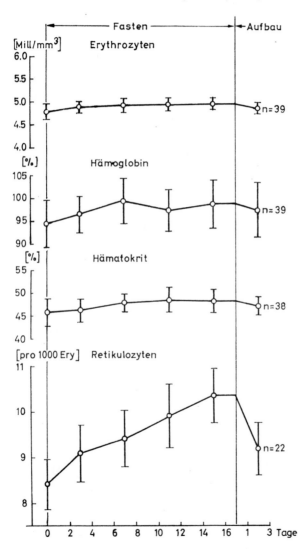

Abb. 14 Mittelwerte und Gesamtstreuung von Erythrozyten, Hämoglobin, Hämatokrit und Retikulozyten während der Nahrungskarenz, n = Anzahl der Probanden (aus: *Blümel, P. M., H. Jungmann*: Med Welt 20 [1969] 2004–2008)

krits bleiben normalerweise bis zur vierten Fastenwoche im Normbereich (*Abb. 14*). Die Abnahme der Eosinophilen wurde schon als Katecholaminwirkung berichtet. Das Serum-Bilirubin steigt im Fasten physiologischerweise schon in den ersten beiden Tagen an. Gelegentlich erreicht es seinen Höchstwert erst nach 14 Tagen und kann dabei bis auf 2 mg ansteigen. Es besteht dabei ein Zusammenhang mit der Höhe des Hämoglobinspiegels zu Fastenbeginn: je höher der Ausgangswert, desto deutlicher der Subikterus. Als Begleiterscheinungen lassen sich Lustlosigkeit, Müdigkeit und Schläfrigkeit beobachten.

Mit dem obligaten Harnsäureanstieg im Fasten ist auch ein Anstieg der Vollblutviskosität verbunden, wie *Schindler* feststellte. Die Abnahme der Blutfette führt zu einem Anstieg der Plasmaviskosität. Der Blutzuckerspiegel bleibt nach anfänglichem Abfall konstant im unteren Grenzbereich der Norm. Normalerweise ist auch bei größeren körperlichen Anstrengungen wie den Fastenmärschen der Schweden keine Unterzuckerung zu beobachten. Der leichte Anstieg der SGOT und der SGPT ist der Ausdruck der vermehrten Gluconeogenese, vor allem in den ersten beiden Wochen. Auch die im Fasten von *Krauss, Kling, Jungmann* untersuchten Serum-Eiweißkörper blieben im Bereich der Norm (*112, 116, 125*). Die Blutsenkungsgeschwindigkeit zeigt, soweit sie erhöht war, deutliche Normalisierungstendenz. Diese Befunde von *Lützner* (*144*) wurden immer wieder bestätigt, unter anderem auch von *Kling* (*116*) dessen Mittelwerte sich von 20/38 mm auf 12/18 mm reduzierten. Der Anstieg der freien Fettsäuren wurde schon erwähnt, Neutralfette und Lipoproteine gehen an die untere Grenze der Norm zurück. Dabei wird der Anteil der HDL-Fraktion gegenüber der LDL-Fraktion größer. Auch das Gesamt-Cholesterin geht in Abhängigkeit vom Ausgangswert und der Fastendauer mehr oder weniger deutlich zurück.

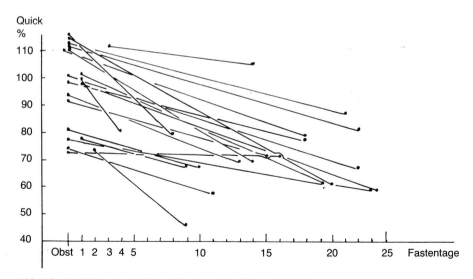

Abb. 15  Verhalten des Prothrombinspiegels im Serum bei 20 Fastenpatienten. Kontrollwerte erfolgten zwischen viertem und 24. Fastentag. Senkung des Quickwertes zwischen 1 % und 53 %, im Mittel 25 % (aus: *Fahrner, H.*: Hippokrates 14 [1967] 549–559)

Mit der Abnahme der Gesamtkörperflüssigkeit nehmen die oberflächlichen Kohäsionskräfte des Blutes zu, es wird dunkler und wirkt insgesamt gummiartig. Nicht selten ist dies ein Hinweis auf ungenügende Flüssigkeitszufuhr.

Die Gerinnungsfähigkeit nimmt im Fasten ab und die Blutungsneigung zu. Deren Ursache ist komplexer Natur und betrifft mehrere Gerinnungsfaktoren: die Vitamine C und K, das Calcium und das Serum-Albumin, speziell das Protein C. Eine bestehende Blutungsneigung bedarf also beim Fasten einer besonderen Aufmerksamkeit. Andererseits kann ein kurzfristiges Fasten der Thromboseprophylaxe vor Geburten und Operationen dienen (*47, 49, 54, Abb. 15 u. 16*).

Als Transportmedium ist das Blut durch Überernährung schnell überfordert. Sehr bald muß das zuviel Aufgeladene an den Ufern des Blutstromes, den Gefäßendothelien und dem umgebenden Mesenchym, abgeladen werden. Dadurch wird der Stoff- und Gasaustausch behindert und die Thromboseneigung nimmt zu. Erst durch längeres Fa-

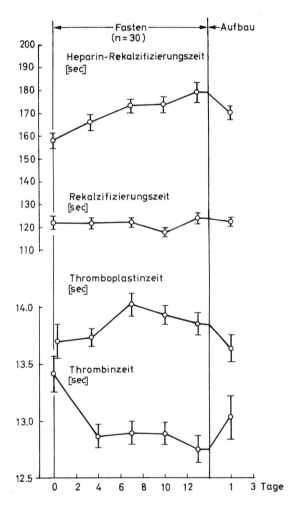

Abb. 16 Mittelwerte und Mittelwertstreuung der Heparin-Rekalzifierungszeit, der Rekalzifierungszeit nach *Howell*, der Thromboplastinzeit und der Thrombinzeit von 30 Patienten im Verlauf der Nahrungskarenz (aus: *Blümel, P. M., H. Jungmann*: Med Welt 20 [1969] 2004–2008)

sten werden im Blut wieder Transportkapazitäten frei, wovon zuerst einmal das Blut selbst profitiert.

## Herz und Kreislauf

Die Verringerung des abdominellen, zirkulierenden und extrazellulären Flüssigkeitsvolumens im Fasten entlastet den Kreislauf unmittelbar, Pulsfrequenz und Blutdruck gehen deutlich zurück. Dadurch wird primär das Herz entlastet, seine Leistungsfähigkeit nimmt bei Fastenzeiten zwischen elf und 51 Tagen im allgemeinen zu, resümiert *Ritter* seine Untersuchungen an 22 Frauen und 20 Männern im Alter von 15 bis 61 Jahren (*186*). Daß Schwankungen der allgemeinen Leistungsfähigkeit sowohl nach oben wie nach unten möglich sind, bewiesen die Untersuchungen von *Jungmann*. Bei elf Patienten wurden in 14 Fastentagen der Sauerstoffpuls, die Erholungspulssumme und die maximale $O_2$-Aufnahme bei Ergometerarbeit bestimmt. Dabei war bis zum zehnten Fastentag ein geringer Rückgang, anschließend bis zum 14. Tag ein deutlicher Anstieg der körperlichen und kardialen Belastbarkeit ermittelt worden (112).

Damit ist bewiesen worden, daß der Faster seines Herzens wegen nicht etwa geschont werden muß. Daß man im Fasten auch beachtlich große Leistungen vollbringen kann, wurde von *Aly* und seinen zehn schwedischen Freunden bewiesen. Sie marschierten fastender Weise in zehn Tagen die 500 km lange Strecke von Göteborg nach Stockholm und nahmen dabei nur kalorisch leere Flüssigkeit wie Wasser zu sich (*1*). 1964 waren es 19 Männer aller Altersgruppen – übrigens alle Vegetarier –, die die gleiche Marschleistung ebenfalls in zehn Tagen erbrachten. Diesmal bekamen sie 0,4 l Fruchtsaft täglich und wurden von *Carlsson* aus Stockholm wissenschaftlich überwacht (*28*). Alle Teilnehmer haben die Märsche gut und ohne Nachteile überstanden, obwohl sie keine routinierten Wanderer oder trainierte Sportler waren. Alle dabei erhobenen Stoffwechselanalysen waren im Normbereich geblieben, EKG und Kreislaufuntersuchungen sind nicht durchgeführt worden.

Solche sportlichen Hochleistungen sind selbstverständlich Ausnahmen und sollten keineswegs als Regel erzwungen werden. Die körperliche Belastbarkeit und kardiale Leistungsfähigkeit sind individuelle Größen, die jedem sein bestimmtes Maß zuschreiben. Wie ist es möglich, daß das Herz auch im Fasten zu solchen Leistungen fähig ist? Schon normalerweise vermag es bei Arbeitsbelastung in entsprechend ansteigendem Umfang Milchsäure mitzuverwerten. Die im Fasten zunehmende Verbrennung von Ketonen, aber auch von Fettsäuren anstelle der Glukose bereitet keinerlei Schwierigkeiten. Der Wirkungsgrad dieser neuen Brennmaterialien scheint sogar noch günstiger zu sein (*62, 64, 129, 186, 208*).

Die im Fasten gelegentlich zu beobachtende Hyperventilation schon in Ruhe, aber auch bei Anstrengung, ist die Folge des zunehmenden $O_2$-Bedarfs bei steigender Fettverbrennung und der Kompensation des sauren Fastenmilieus durch vermehrte $CO_2$-Abatmung. Sie hat also nichts mit nachlassender Herzleistung zu tun. Unabhängig voneinander haben *Grote* (*74*) und *Jungmann* (*112*) eine Verkürzung der Systolendauer am Ende einer 14tägigen Fastenperiode gefunden und sie als positiv inotropen Effekt, vergleichbar der Digitalis- bzw. Strophantinwirkung gedeutet.

Umgekehrt fanden *Mark u. Flemming* bei sieben von neun übergewichtigen Frauen im Alter zwischen 16 und 50 Jahren bei längerem Fasten eine über die Frequenzabhängigkeit hinausgehende Verlängerung der Anspannungszeit (*150*). Als Ursache dieser unterschiedlichen Befunde sind, abgesehen von der Verschiedenheit des Patientengutes, auch die Begleitumstände des Fastens von Bedeutung. Die erste Gruppe fastete mit reichlich Flüssigkeits- und Mineralzufuhr bei aktiver Körperschulung, die zweite bei überwiegender Bettruhe und null Kalorien.

Die Verteilung des zirkulierenden Blutvolumens ändert sich während des Fastens in typischer Weise. Der Blutbedarf im Splanchnikusbereich geht auf ein Minimum zurück, und auch die Haut wird im Interesse verminderter Wärmeabstrahlung so sparsam wie möglich durchströmt. Wechselnde Größe der Durchblutung gibt es in Abhängigkeit von der hormonalen Steuerung und der individuellen Ausgangslage in den Nieren, gleichbleibend optimal versorgt werden im Fasten Gehirn, Herz, Lungen und Leber. Die Durchblutungsgröße der Muskulatur hängt auch im Fasten von der geforderten Arbeitsleistung ab.

Durch die Verringerung des zirkulierenden Blutvolumens kommt es auch zu einer Verkleinerung der Herzsilhouette im Fasten, die vor dem Röntgenschirm meßbar gemacht werden kann (121). Bei angemessenem Konditionstraining läßt sich nicht nur eine Verkleinerung, sondern auch eine bessere Tonisierung vorher vergrößerter Herzsilhouetten finden wie bei den Patienten von *Kofler (Abb. 17–24)*. Schon früher hat *Kienle* (115) mit phonographischen Untersuchungen bei herzinsuffizienten Patienten die Entleerung überfüllter venöser Blutdepots durch das Fasten mit steigendem Schlagvolumen und verbesserter Herzleistung nachgewiesen.

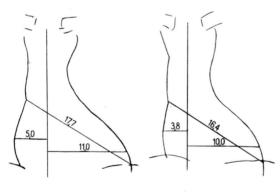

Abb. 17  62jähriger  Patient, Herzinsuffizienz und Beinödem bei essentieller Hypertonie; nach 21 Fastentagen Normalisierung des Blutdrucks, der Leistungsfähigkeit und Ausschwemmung der Ödeme, Wohlbefinden (aus: *Kofler, B.*: Hippokrates 11 [1960] 373–378)

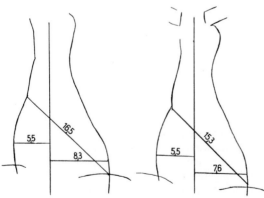

Abb. 18  70jähriger  Patient, Untergewicht, Stenokardien, akzidentelle Herzrhythmusstörungen. Normokalorische vegetarische Vollwertdiät brachte eine wesentliche objektive Besserung der Leistung und subjektiv besseres Befinden. Die Gewichtsabnahme spielte hier keine Rolle, denn das Gewicht war konstant geblieben (aus: *Kofler, B.*: Hippokrates 11 [1960] 373–378)

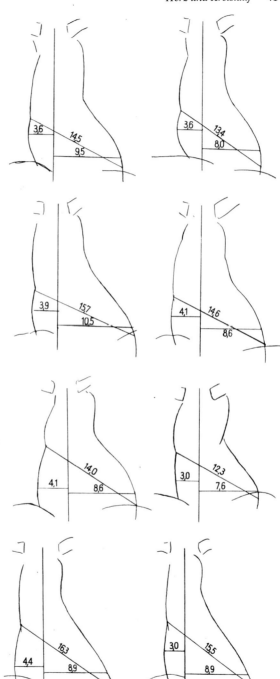

Abb. 19 68jährige herzgesunde Patientin mit schwerer Migräne fastete 18 Tage und wurde dabei beschwerdefrei. In der Herzsilhouette hat sich mit der Verkleinerung eine deutlich bessere Tonisierung ergeben (aus: *Kofler, B.*: Hippokrates 11 [1960] 373–378)

Abb. 20 59jähriger Patient, schwere Angina pectoris nach Herzinfarkt, entsprechende EKG-Veränderungen. Nach vierwöchiger Behandlung mit 21 Fastentagen und Gewichtsabnahme von 9,5 kg konnte der Patient wieder zwei Stunden beschwerdefrei bergauf steigen. Evidente Tonussteigerung des linken Ventrikels mit Verringerung der Dilatation (aus: *Kofler, B.*: Hippokrates 11 [1960] 373–378)

Abb. 21 50jährige Patientin wollte Gewicht abnehmen und entgiften ohne sonstige Beschwerden. Die Erweiterung der Silhouette in den Grenzbereich der Norm bildet sich nach 21 Fastentagen zurück, der Muskeltonus hat sich gebessert (aus: *Kofler, B.*: Hippokrates 11 [1960] 373–378)

Abb. 22 56jähriger leptosomer Patient, periphere Durchblutungsstörung (Claudicatio intermittens), keine Herzsymptome. Nach 16 Fastentagen verminderte Herzmaße mit Rundung der Kammerbögen. Subjektiv guter Leistungszustand. Deutlicher Abbau des Fettbürzels an der Herzspitze (aus: *Kofler, B.*: Hippokrates 11 [1960] 373–378)

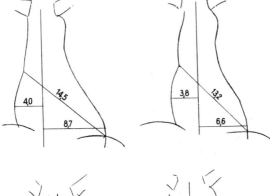

Abb. 23  50jährige asthenische Patientin, chronische Obstipation, Schlafstörung, kein Übergewicht. Nach 21 Tagen Teefasten Herzschatten schlanker, taillierter, besser tonisiert. Allgemeine Leistungsfähigkeit wesentlich gesteigert (aus: *Kofler, B.*: Hippokrates 11 [1960] 373–378)

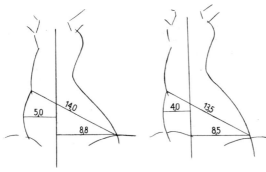

Abb. 24  56jähriger    Patient, chronische Hypertonie. Nach 21 Fastentagen hat sich die Herzsilhouette durch Tiefertreten des Zwerchfells und Abbau des epi- und perikardialen Fettgewebes verkleinert, die aortale Konfiguration fast normalisiert und der Tonus gebessert (aus: *Kofler, B.*: Hippokrates 11 [1960] 373–378)

Elektrokardiographische Verlaufsbeobachtungen zeigen auch bei längerem Fasten bis über die vierte Woche hinaus keine pathologischen Abweichungen. Ganz selten sind einmal T-Inversionen (*214*) über der linken Brustwand ohne begleitende klinische Symptome zu beobachten. Ihre Ursache ist noch ungeklärt, meist bilden sie sich innerhalb von Tagen wieder zurück. Besserungstendenzen entsprechend dem klinischen Befund zeigen Senkungen der ST-Strecke und Rhythmusstörungen aller Art; offenbar wirkt sich die verbesserte $O_2$-Utilisation des Herzmuskels im Fasten auf Hypertrophieschäden und koronare Durchblutungsstörungen günstig aus. Von dem positiven Glukagon-Effekt auf das Herz war schon die Rede (*51, 192*).

Mit der Verkleinerung des Blutvolumens verringert sich der hydrostatische Druck vor allem im venösen Anteil der Gefäße und im Bereich der unteren Körperhälfte. Gleichzeitig vermindert sich dadurch der Strömungswiderstand in der Endstrombahn. Die damit verbundene Entquellung fördert generell den transkapillaren Stoff- und Gasaustausch. In den abhängigen Körperpartien verringert sich mit dem hydrostatischen Druck auch die Wandspannung. Damit können sich die elastischen Elemente erholen. Das betrifft vor allem den Bereich der Venae saphenae magnae et parvae, der Vena cava caudalis mit ihren Nebenästen im ganzen kleinen Becken sowie der Plexus venosi vertebrales interni lumbales et sacrales. Oft werden dabei auch latente Ödeme mit ausgeschwemmt. Die entstauende Wirkung des Fastens ist gerade in diesem Bereich so intensiv, daß in den ersten Tagen häufig ein starkes Unruhegefühl in den Beinen, verbunden mit schmerzhaftem Ziehen bis in den Beckenbereich, in die Hüft-Kreuzbein-Fugen und die untere Lendenwirbelsäule auftritt. Die Erleichterung des venös-lymphatischen Rückstroms beseitigt die venöse Hypostase mit der Tendenz zur hypotonen Regulationsstörung und erhöht gleichzeitig das kardiale Schlagvolumen und damit die Herzleistung.

## Die Atmung

Auch die Atemvorgänge bleiben nicht unbeeinfußt, wenn die Nahrungsaufnahme für Tage oder Wochen unterbrochen wird. Darmfüllung, Verdauungssekret, sowie zirkulierendes Blut im Splanchnikusbereich und der Fettpannus der Bauchdecke summieren sich zu einem Gesamtvolumen von ca. acht l, bei Übergewichtigen auch schon mehr als doppelt soviel. Das Gewicht dieser acht l, also ca. 8 kg, hängt infolge des abdominellen Unterdrucks hauptsächlich am Zwerchfell. Bei jedem Atemzug muß nicht nur der Strömungswiderstand in den Luftwegen und der Deformationswiderstand des Brustkorbs überwunden, sondern auch das Gewicht des Bauches mitgeschleppt werden.

Mit der Entleerung des Darmtraktes und des gesamten Splanchnikusbereichs wird das Zwerchfell direkt entlastet. Schon wenn man nur ein paar Stunden lang nichts gegessen hat, wird der freiere Atem spürbar, noch viel deutlicher bei einem längeren Fasten. Die Vitalkapazität nimmt dementsprechend nach längerem Fasten meßbar zu. Pro Kilogramm Gewichtsabnahme erhöht sich die Vitalkapazität bei Männern um 52 cm$^3$, bei Frauen um 50 cm$^3$, pro Fastentag beträgt die Erhöhung der Vitalkapazität bei Männern 24 cm$^3$, bei Frauen 20 cm$^3$ (*Tab. 2*).

Tabelle 2   Zunahme der Vitalkapazität (VK) nach Fasten bei 30 Frauen und 30 Männern

|  | Männer | Frauen | insgesamt (n = 60) |
|---|---|---|---|
| Mittlere Größe | 174,5 cm | 164,5 cm | 169,5 cm |
| Mittleres Gewicht | 90,4 kg | 71,8 kg | 81,1 kg |
| Übergewicht nach *Broca* | + 20 % | + 11 % | 15,5 % |
| Fastendauer | 16 Tage | 15,4 Tage | 15,7 Tage |
| Gewichtsabnahme insgesamt | 7,6 kg | 6,1 kg | 6,8 kg |
| Gewichtsabnahme täglich | 495 g | 380 g | 435 g |
| VK vor dem Fasten | 3 395 cm$^3$ | 2 700 cm$^3$ | 3 045 cm$^3$ |
| VK nach dem Fasten | 3 775 cm$^3$ | 3 020 cm$^3$ | 3 400 cm$^3$ |
| Zunahme der VK pro kg Gewichtsabnahme | 52 cm$^3$ | 50 cm$^3$ | 51 cm$^3$ |
| Zunahme der VK pro Fastentag | 24 cm$^3$ | 20 cm$^3$ | 22 cm$^3$ |

Damit wird ausgesagt, daß die Begünstigung der Atmung durch Fasten direkt von der Gewichtsabnahme abhängt. Da die Gewichtsabnahme bei Männern pro Fastentag größer ist als bei Frauen, steigt der Zuwachs an Atemvolumen bei ihnen entsprechend schneller an. Sowohl bei der Adipositas wie beim Pickwick-Syndrom sind diese günstigen Auswirkungen einer Gewichtsabnahme am Abdomen auf die Atemtätigkeit besonders eindrucksvoll. Auch bei nicht übergewichtigen, schlanken Fastern nimmt die Vitalkapazität, wenn auch nicht so deutlich, zu. Neben der abdominellen Entlastung ist ursächlich auch an eine Abnahme der muskulären Wandspannung in Bronchiolen und Alveolen zu denken.

Aktives und passives Dehnen der Gelenkkapseln führt bekanntlich allein schon über bestimmte nervale Rezeptoren zur Steigerung der Atemtätigkeit. Wie schon gesagt, steigern der erhöhte Sauerstoffbedarf und die Notwendigkeit, die vermehrt anfallende Kohlensäure abzugeben, im Fasten die Atemtätigkeit. Jedwede Art der Bewegung, vor allem das Wandern in frischer Luft, erleichtert und intensiviert dieses Geschehen. Damit wird eine physiologische Zuordnung körperlicher Übung und Bewegung zum Fasten aufgezeigt. Ja, diese ist zur optimalen Sauerstoffversorgung noch weniger entbehrlich als sonst. Die Vorstellung, den Faster durch ausschließliche oder überwiegende Bettruhe schonen zu müssen, ist fehl am Platz. Dazu kommt, daß der Faster das Wandern, Schwimmen, gymnastische Übungen usw. als so wohltuend und belebend empfindet. Mit großer Wahrscheinlichkeit spielt die Ausscheidung bisher noch nicht meßbar gemachter gasförmiger Schlacken zusätzlich eine nicht unbedeutende Rolle.

Nicht nur in der Mundhöhle und dem Verdauungstrakt, auch im Nasen-Rachen-Raum und an der Bronchialschleimhaut entwickelt das Fasten die schon beschriebene schleimhautabschwellende sekretionsmindernde Wirkung. Das beschriebene Trockenheitsgefühl kann sich bis tief in die Luftröhre hinunter ausdehnen. An die reichliche Flüssigkeitszufuhr ist deshalb immer wieder zu erinnern.

## Die Gewichtsabnahme

Über nichts wird heutzutage in Kreisen diätbeflissener Laien und Ärzte so ausdauernd und leidenschaftlich diskutiert wie über dieses Thema; also soll es auch ausführlich besprochen werden. Um es gleich vorwegzunehmen: Die Gewichtsabnahme unterliegt den physikalisch-chemischen Gesetzmäßigkeiten von der Erhaltung der Energie. Die Gewichtsabnahme hängt direkt von der Strenge der Kostbeschränkung, der Dauer des Fastens, der körperlichen Arbeitsleistung und der dabei abgegebenen Wärmemenge ab. Sie ist im allgemeinen größer bei Jugendlichen in der anabolen Wachstumsphase, aber auch in der überwiegenden Katabolie hohen und höchsten Alters. Konstitutionelle Unterschiede lassen sich zwischen schlankwüchsigen Leptosomen und rundwüchsigen Pyknikern erkennen, auch im Fasten (*Tab. 3*).

Tabelle 3   Energieverbrauch (Kalorienbedarf 1 cal = 4,187 J) Männer (♂) haben einen höheren Energieverbrauch als Frauen (♀), die Gewichtsabnahme ist deshalb sowohl in Ruhe als bei der Arbeit bei den Männern höher als bei den Frauen (nach Geigy Tabellen 1977)

| Konstitution | Energieumsatz pro Minute | Energieumsatz pro Tag Ruhe | Arbeit leicht | mittel | schwer |
|---|---|---|---|---|---|
| schlank/groß | ♂  1,4 kcal | 2016 kcal | 2688 kcal | 3360 kcal | 4032 kcal |
|  | ♂♀ 1,2 kcal | 1968 kcal | 2624 kcal | 3280 kcal | 3936 kcal |
| normal/mittel | ♂♀ 1,0 kcal | 1440 kcal | 1920 kcal | 2400 kcal | 2880 kcal |
|  | ♂♀ 0,8 kcal | 1152 kcal | 1536 kcal | 1920 kcal | 2304 kcal |
| dick/klein | ♀ 0,4 kcal | 864 kcal | 1152 kcal | 1440 kcal | 1728 kcal |

Das Verhältnis der Körpergröße – genauer gesagt der Körperoberfläche – zur gesamten Körpermasse spielt in der Ökonomie des Wärmehaushaltes eine bedeutende Rolle. Danach verliert ein Schlankwüchsiger vergleichsweise mehr Wärmeenergie als ein Rundwüchsiger. Der muskelkräftige Athletiker verfügt über ein größeres Kräftepotential als der Muskelschwache und Untrainierte. Durch den höheren Energieverbrauch der Muskulatur gegenüber dem Fettgewebe verbraucht der Muskulöse a priori mehr Brennstoff, ganz abgesehen von seiner größeren Beweglichkeit, Leistungsfähigkeit und Bewegungsfreude. Dagegen sind die Rundwüchsigen vor allen Dingen Übergewichtige, meist Ruhetypen und wenig beweglich. Frauen tendieren mehr zum rundwüchsigen Typ, Männer mehr zum muskelkräftigen Typ. Das gehört zu den grundsätzlichen geschlechtlichen Struktureigentümlichkeiten.

Testosteron, das männliche Sexualhormon, regt die Muskelbildung und Tonisierung an, wogegen das weibliche Sexualhormon, das Östrogen, die Fettbildung fördert. Auch die typische Fettverteilung ist hormonell bedingt: Bei Frauen findet sich der Ansatz im Becken-Oberschenkelbereich, beim Mann im Schulter-Nackenbereich und am Bauch. Überschneidungen kommen vor, d. h. Frauen mit virilem Fettansatz und Männer mit femininer Fettverteilung. Diese hormongesteuerten Fettdepots werden durch Nahrungskarenz weniger schnell angegriffen als die hormonneutralen an anderen Körperstellen. Frauen sind besonders oft unglücklich darüber, daß sie bei aller Kasteiung gerade da nicht abnehmen, wo sie es am dringendsten wünschen, am Reithosenspeck und am zu großen Busen. Noch ärgerlicher wird die Lage, wenn statt dessen Gesicht und Hals schrumpfen und Falten werfen. Gegen diese hormonalgesteuerten Interessen der Überlebenschancen der Art kommt selbst das nagende Fastenblut schwer an.

Ein weiterer Faktor in der Energiebilanzierung unseres Körpers wird gerne übersehen. Es gibt neben dem Depotfett noch energiereichere Speichersubstanzen, nämlich die Adenosinphosphate. Diese Superkraftstoffe, zu denen das ATP gehört, werden in den Muskelzellen, besonders den Zellkernen gehortet. Offenbar setzt diese zusätzliche Speicherkapazität ein erweitertes Enzympotential voraus, womit bevorzugt Pykniker ausgestattet sind (*208,213*).

Allen Fastenärzten ist die Erfahrung geläufig, daß mit der Dauer des Fastens die durchschnittliche tägliche Gewichtsabnahme in Korrelation mit dem immer sparsamer werdenden Grundumsatz ebenfalls kleiner wird. (*Tab. 4*)

Tabelle 4   Im Verlauf des Fastens absinkende Wärmeproduktion in cal/kg Körpergewicht (nach *Grafe, E.*: Ernährungs- und Stoffwechselkrankheiten und ihre Behandlung, 2. Aufl. Springer, Heidelberg/Berlin 1958)

| Fasten-Tag | 1 | 2 | 3 | 4 | 5 | 6 | 7–8 | 9–10 | 15–16 | 18–19 | 22–23 | 25 | 30–31 | 42 |
|---|---|---|---|---|---|---|---|---|---|---|---|---|---|---|
| cal/kg Körpergewicht | 30,2 | 31,5 | 30,0 | 29,0 | 28,2 | 27,2 | 25,2 | 25,7 | 23,6 | 23,2 | 20,5 | 22,3 | 19,6 | 17,0 |

Auch bei der Unterfunktion der Schilddrüse wird die Gewichtsabnahme geringer (*120*). Mit der Substitutionstherapie durch Schilddrüsenhormone sollte man äußerst zurückhaltend sein und der Anregung der Eigenfunktion durch das Fasten, eventuell unter Zugabe therapeutischer Joddosen, eine Chance geben. Schilddrüsenhormone zur Steigerung der Gewichtsabnahme werden immer wieder empfohlen und verordnet (*19*). Um Wirkung zu sehen, müßte man bis in den thyreotoxischen Bereich hinein therapieren und unangenehme Begleiterscheinungen in Kauf nehmen. Das läßt sich ärztlich nicht vertreten (*132*).

Auch mit der Zugabe von Wachstumshormonen ist die Gewichtsabnahme nicht wesentlich zu steigern oder zu beschleunigen. Dasselbe gilt für Plazenta-Extrakte. Letztere haben gegebenenfalls gute Wirkung auf das Allgemeinbefinden.

Die beste Zusatztherapie ist immer noch die individuell angemessene körperliche Bewegung durch Wandern, Sport und Spiel. Kneippsche Anwendungen und Saunen eignen sich hervorragend zur Anregung und Schulung der Wärmeregulation, können jedoch auch bei häufiger Wiederholung weder die Lipolyse noch die Gewichtsabnahme beschleunigen. Ihre Bedeutung liegt außerdem in der Anregung der Ausscheidung über Schweiß und Talgdrüsen sowie der Verbesserung der Hautdurchblutung (*196*).

Immer wieder hört man Patienten empört melden: Strenge ich mich an und bewege mich viel, bleibt mein Gewicht stehen, bleibe ich faul im Bett, nehme ich ab, was soll ich nun eigentlich tun? Solche Fälle gibt es wirklich. Die dahinterstehenden sich gleichsinnig potenzierenden Ursachen sollen kurz erläutert werden. Bei jeder Muskelarbeit treten unter Energiefreisetzung Kaliumionen aus dem Zellinnern in den Extrazellulärraum über, um vorübergehend durch Natrium- und Wasserstoffionen ersetzt zu werden nach folgender Gleichung:

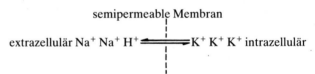

$$\text{extrazellulär } Na^+ \ Na^+ \ H^+ \rightleftharpoons K^+ \ K^+ \ K^+ \text{ intrazellulär}$$

semipermeable Membran

Da Natrium eine größere Wasserbindungskapazität hat, wird das Zellinnere wasserreicher, also schwerer. Der Rückaustausch dieser Ionen ist ein energiebedürftiger Stoffwechselprozeß. Er kann sich aus verschiedenen Gründen verzögern.

1. Vorbestehender Kaliummangel, z. B. durch Laxanzien, Diuretika, Diarrhoe
2. Verstärkte Ausschüttung von Wachstumshormonen in der zweiten Fastenhälfte mit verstärkter intrazellulärer Natriumretention
3. Der sekundäre, durch ungenügend ersetzten Flüssigkeitsverlust ausgelöste Aldosteronismus steigert die Kaliumausfuhr renal und begünstigt die Natriumretention intrazellulär
4. Östrogenbedingte Steigerung der Kaliumausfuhr renal, meist prämenstruell oder präklimakterisch
5. Semipermeable Potenzschwäche der Muskelzellwand, z. B. bei Hyalinose
6. Die allgemeine Fastenazidose erleichtert den Kaliumverlust renal, ungenügende Kaliumsubstitution
7. Ungenügende Sauerstoff- und Brennstoffversorgung der Muskelzelle verzögert den energiebedürftigen Kaliumrücktransport in die Zelle (bei Gefäßsklerose, Kapillarhyalinose, mangelhaftem Trainingszustand).

Es liegt also eine gestörte Natrium-Kaliumbilanz vor. Die Frage heißt also nicht: »körperlich aktiv sein oder ruhen?« Beides ist in angemessener Weise richtig. Wichtig ist die notwendige Kaliumsubstitution, auch wenn sie nicht sofort, von heute auf morgen, die Bilanzstörung auszugleichen vermag.

Bei allen Unterschieden des Patientengutes und der Fastenmethoden kommen wir zu folgenden Resultaten (*s. Tab. 5, 6 und 7*): Männer nehmen im Durchschnitt mehr ab als Frauen, Arbeitende mehr als Ruhende. Die Zugabe von Kohlenhydraten in Form von Obst- und Gemüsesäften bzw. -brühen sowie einer kleinen Menge Honig in der Größenordnung von ca. 200 kcal pro Tag (nach *Buchinger*) hat bei Frauen die Verringerung der Gewichtsabnahme von ca. 40 g/Tag, bei Männern von ca. 50 g pro Tag bei durchschnittlich 21 Fastentagen zur Folge. Bei den schwer arbeitenden Fastenmar-

Tabelle 5   Durchschnittliche tägliche Gewichtsabnahme im Fasten (Ft. = Fastentage)

| Autor | kcal/Tag | Frauen adipös | Männer adipös | Männer normal | Männer i. Marsch | Gesamt- durch- schnitt | Patienten- zahl |
|---|---|---|---|---|---|---|---|
| *Mark* 1955 | 250/21 | | | | | 440 g | 68 |
| *Fahrner* 1963 | 200/21 | 448 g 6 Pat. | 495 g 9 Pat. | | | 476 g | 15 15 |
| *Lützner* 1969 | 200/14 | 350 g 55 Pat. | 450 g 61 Pat. | | | 402 g | 116 |
| *Ritter* 1981 (11−51 Ft.) | 200/21 | 358 g 20 Pat. | 560 g 22 Pat. | | | 464 g | 42 |
| *Ditschuneit* (32−42 Ft.) 1970 | 0/39 | 385 g 66 Pat. | 460 g 22 Pat. | | | 403 g | 88 |
| *Laube* 1972 (11−85 Ft.) | 0/30 | 395 g 117 Pat. | 575 g 50 Pat. | | | 448 g | 167 |
| *Petzold* 1975 (11−109 Ft.) | 0/30 | 394 g 34 Pat. | 448 g 16 Pat. | | | 407 g | 50 |
| *Kling* 1978 (13−22 Ft.) | 0/20 | 471 g 20 Pat. | | | | | 20 |
| *Aly* 1954 | 0/10 | | | | 900 g | | 10 |
| *Aly* 1964 | 200/10 | | | | 690 g | | 19 |
| *Palmblad* 1976 | 0/11 | | | 582 g | | | 12 |

Tabelle 6   Im Gesamtdurchschnitt nehmen Frauen weniger ab als Männer; mit 200 kcal täglich geht die Gewichtsabnahme gegenüber einem 0-Kalorien-Fasten bei Frauen um ca. 40 g/die, bei Männern um ca. 50 g/die zurück (Ft. = Fastentage)

| Kal. | Frauen n adipös | | Ft. | Männer n adipös | | Ft. | Männer n normal | | Ft. | Männer n i. Marsch | | Ft. |
|---|---|---|---|---|---|---|---|---|---|---|---|---|
| 0 | 397 g | 237 | 24 | 522 g | 88 | 24 | 580 g | 12 | 11 | 900 g | 11 | 10 |
| 200 | 359 g | 81 | 18 | 469 g | 92 | 18 | | | | 690 g | 19 | 10 |

Tabelle 7    Mittlere tägliche Gewichtsabnahme und Fastendauer, nach *Hartmann* u. *Schmid (81–84)*, nach *Lindner (139)*

| Tage | a Gramm/Tag | N | b Gramm/Tag | N |
|---|---|---|---|---|
| 3– 7 | 850 | 7 | 600 | 3 |
| 8–14 | 570 | 32 | 360 | 11 |
| 15–21 | 580 | 18 | 400 | 35 |
| 22–28 | 500 | 7 | 340 | 30 |
| 29–35 | 435 | 2 | 320 | 6 |
| 36–42 | 470 | 2 | 330 | 3 |
| 42 | 370 | 3 | | |

schierern in Schweden reduzierte die Zugabe von 0,4 l Obstsaft pro Tag die Gewichtsabnahme um 100 g pro Tag bei insgesamt zehn Fastentagen.

Statistische Vergleiche zwischen dem Null-Kalorien-Fasten und dem kombinierten Eiweiß-Kohlenhydrat-Fett-Fasten mit ca. 240 Kalorien verringern in jeweils 28 Fastentagen die Gewichtsabnahme bei Frauen um 1,7 kg, bei Männern um 2,0 kg. Auf den Tagesdurchschnitt umgerechnet bedeutet dies eine Verringerung um 60 g pro Tag bei Frauen und um 70 g pro Tag bei Männern. Schon auf kleine Kalorienzugaben reagiert der fastende Organismus also empfindlich mit einer abgestuften Verringerung der Gewichtsabnahme. Subjektiv wird das Fasten jedoch dadurch erleichtert und die Leistungsfähigkeit und Bewegungsfreudigkeit erhöht (*21, 23, 37, 38*).

Ob dabei den Eiweißkalorien gegenüber den Kohlenhydratkalorien innerhalb dieser physiologischen Fastenzeit eine größere Bedeutung zukommt, ist offen. Beide bremsen die Glukoneogenese und schonen damit die körpereigenen Eiweißreserven. Den Vorzug verdient die Eiweißzugabe dann, wenn mit einem Hyperinsulinismus gerechnet werden muß, der auch durch kleine Glukosegaben wieder stimuliert werden kann. Die Entscheidung über die Auswahl der Fastengetränke und Kalorienzahl bleibt der vorangehenden Untersuchung und Indikationsstellung durch den Arzt überlassen.

Generell ist bei älteren und ganz jungen Menschen, bei Organgeschädigten, Infektanfälligen und seelisch Belasteten eine Eiweiß- und Kohlenhydratkombination in flüssiger Form von ca. 200 kcal dem Null-Kalorien-Fasten vorzuziehen, wobei ich der Buttermilch, den Getreideschleimen, Obst- und Gemüsesäften bzw. -Brühen gegenüber konserviertem Mischpulver den Vorzug gebe.

## Der Schlaf

Auch wer Schwierigkeiten mit dem Schlaf nicht kennt, wird bemerken, daß sich meist nicht sofort, sondern erst im Laufe des Fastens etwas ändert. Ein verzögertes Einschlafen oder früheres morgendliches Erwachen ist typisch, aber durchaus nicht jede Nacht gleich. Nach zwei oder drei kurzen und unruhigen Nächten kann ein längerer und tieferer Schlaf folgen, nach dem man wie neugeboren erwacht. Auch ein Zweierrhythmus kann sich einstellen: die eine Nacht schlechter, die andere besser.

Bei älteren Menschen ist das Erwachen nach Mitternacht für ein bis zwei Stunden an sich schon keine Seltenheit; das kann jetzt im Fasten öfter und länger auftreten. Diese Änderung des Schlafverhaltens ist stoffwechselbedingt (*126*). Der physiologische nächtliche Blutzuckerabfall stellt mit dem Anstieg saurer Elemente im Blut, der Fettsäuren, der Brenztraubensäure, der Ketosäuren und vor allen Dingen der Harnsäure die Hauptursache der Änderung des Schlafverhaltens dar. Besonders der Blutzuckerabfall und der Brenztraubensäureanstieg haben eine sympathikomimetische Allgemeinwirkung (*211*). Diese hat einen Anstieg von Noradrenalin und einen Abfall von Serotonin im Serum zur Folge. Sinkende Serotoninkonzentrationen im Serum bremsen bzw. verhindern das Absinken in tiefere trophotrope Schlafphasen, Noradrenalin regt das Traumdenken an (*168*). Dennoch leidet die Erholung nicht darunter, bedeutet doch die Umschaltung auf die innere Ernährung im Fasten an sich schon eine enorme Energieeinsparung (*Abb. 25a u. b*).

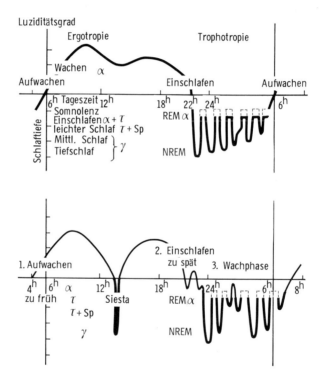

Abb. 25a Normale Tag-Nacht-Rhythmik

25b Störanfälligkeit des Schlafes im Fasten;
a früheres Erwachen,
b späteres Einschlafen,
c Wachphasen

Das Problem liegt in der psychologischen Bewältigung ungewohnter Wachphasen und lebhafter oder gar stürmischer Träume. Die meisten können aus der Not eine Tugend machen und benützen die Gelegenheit, anderen als Alltagsgedanken und ihrer Fantasie freien Lauf zu lassen. Nicht selten melden sich so aus der Verdrängung wichtige Erkenntnisse zu Wort oder tauchen ganz neue Ideen auf und bringen Problemlösungen, nach denen man vorher lange vergeblich gesucht hatte. Natürlich läßt sich eine solche Zeitspanne des Wachseins auch mit Lesen etwa heiterer Kurzgeschichten (*Wilhelm Busch, Eugen Roth, E. Kishon*) bis zum Wiedereinschlafen überbrücken.

Noch immer, und vielleicht mehr denn je, ist der Rat des *Matthias Claudius* aktuell: ». . . und wer nicht schlafen kann, der bete . . .«, ein Psalm, ein Christuswort, Verse von *Paul Gerhardt* oder *Tersteegen*, aus der Bhagawadgita und dem Koran. Jetzt ist unsere innerste seelische Instanz aufnahmebereit für alles, was uns besonders am Herzen liegt.

Auch mit einem kurzen autogenen Training von fünf bis sieben Minuten bietet sich die Möglichkeit, den Anschluß an die nächste Schlafphase schneller zu finden.

Nicht wenige aber vertragen dieses Ausgeliefertsein an eine untätige Stille, an die eigenen bohrenden Gedanken und Probleme schlecht. Ihnen strömen keine beglückenden Ideen zu, sie werden im Gegenteil immer unmutiger, gereizter und ängstlicher. Man sehnt sich geradezu nach der Bewußtlosigkeit tiefen Schlafes. Hier würde das autogene Training oder Lesen die Spannung eher erhöhen.

Also müssen andere Mittel herhalten: ein Schluck kalten Mineralwassers oder heißen Kräutertees; die kalte Waschung oder der kalte Guß der Beine vor dem Schlafengehen oder während der Nacht. Bevor man zu Medikamenten greift, sollte man ein Glas warme Magermilch oder kühle Buttermilch, ungeachtet ihrer Kalorien, verordnen, ein altes Hausmittel. Erst jetzt weiß man, daß der Tryptophangehalt der Milch für den Serotoninaufbau benötigt wird.

Nicht wenige Patienten sind an die regelmäßige Einnahme von Sedativa, Psychopharmaka und Narkotika gewöhnt, die im Laufe der Zeit zu einer regelrechten Gemütsstarre führen können. Der Nachteil der Nebenwirkungen überwiegt oft den angestrebten Nutzen bei weitem. Als besonders nachteilig wird die Unterdrückung der Traumphasen durch diese Medikamente beschrieben. Die Schwierigkeit, davon loszukommen, ist nicht gering. Doch bietet sich im Fasten immer noch die beste Gelegenheit dazu. Dann kommen wir mit den einfachen beschriebenen Schlafhilfen nicht mehr aus, und die Verordnung von Pflanzenextrakten (Valeriana, Eschscholtzia, Humulus lupulus) und Homöopathika (Coffea, Ambra, Zincum valerianicum) bietet sich als nächster Schritt an.

Macht man den Patienten klar, daß die Entwöhnung von Schlafmitteln die Stoffwechselarbeit begünstigen, so sind sie meistens genügend motiviert, darauf zu verzichten und auch anfängliche Schwierigkeiten in Kauf zu nehmen. Meist hat sich nach zwei bis drei Tagen ein ausreichender Schlafrhythmus wieder eingependelt.

Die Bedeutung allnächtlich wiederholten Träumens für die seelische Erholung während der Nachtruhe ist erst in den letzten beiden Jahrzehnten genauer erkannt worden. *Sigmund Freud* nannte den Traum den Hüter des Schlafes, *Paul Bjerre* bezeichnete ihn als den Heilungsweg der Seele.

Die beiden wichtigsten Aufgaben des allnächtlichen Träumens sind das Vergessen unbedeutender Tageseindrücke und die Auflösung emotionaler Spannungen. Unser Gedächtnis und unser Selbstbewußtsein brauchen diesen Ausgleich wie das tägliche Brot, sie werden dadurch immer wieder aufgefrischt und aufgerichtet.

Die häufigen, meist eindrucksvollen Träume im Fasten sprechen eine Sprache für sich. Wie im Leiblichen Aufräumungsarbeiten geleistet werden, so geschieht es auch im Seelisch-Geistigen. Hier eröffnet das Fasten dem Traumgedanken den Zugang zu einem erweiterten, intellektuell nicht reflektierten Bewußtsein in der tiefsten Tiefe unserer Seele. Ganz neue Kategorien von Traumgedanken aus anderen transzendenten Bereichen können einströmen und uns bewußt werden. Dieser Zugang öffnet sich nur ausnahmsweise, wie z. B. im Fasten, oder wenn wir in großer seelischer Not innerlich um Hilfe rufen, mit ganzer Kraft um die Lösung eines existentiellen oder wissenschaftlichen Problemes ringen.

Von dem deutschen Chemiker Kekule wird berichtet, daß ihm die langgesuchte Formel des Benzols im Schlaf eingefallen sei. Ihm träumte von einer Schlange, die sich in den Schwanz biß, und dabei kam ihm die Erleuchtung: die Ringstruktur des Benzols. Hier sind die Grenzen zur Hellsichtigkeit über Zeit und Raum fließend. Alle Weisheitsbücher der Menschheit, vor allem die Bibel, berichten eine Fülle prophetischer Träume. Gewiß hat jedermann die Anlage, aber die Begabung ist, wie auf allen Gebieten, unterschiedlich groß. Wie alle Anlagen läßt sie sich durch Üben steigern, und das Fasten bietet die beste Gelegenheit dazu.

All dies trägt mit zu einer gehobenen, fast euphorischen Stimmung, dem Gefühl der Leichtigkeit und des Getragenseins bei, das jedes längere Fasten begleitet. Die Distanz von den alltäglichen Pflichten und Sorgen, vom gewohnten Milieu und vor allem die Möglichkeit, ganz für sich allein zu sein, sind wichtige Voraussetzungen dafür. Ein Argument mehr, zum Fasten weg von allen Verpflichtungen in die Abgeschiedenheit zu gehen, um innere Einkehr zu halten. Was wir im Getriebe des Alltags so oft aus den Augen verlieren, die Bestimmung unseres Lebens, sie kann dem Geöffneten als beglückende Einsicht wieder zuteil werden.

Nicht jedem und nicht gleich beim ersten Mal wird sich das Fasten zu solch einem Erlebnis steigern lassen. Aber von Mal zu Mal gestaltet es sich neu und wird immer bewußter als unentbehrlicher Ordnungsprozeß für Leib und Seele erlebt. Was an Kraft und Hilfen daraus empfangen wird, wirkt sich aus und wird weitergegeben an die Umgebung, die Familie, die Mitarbeiter.

## Die somato-psychische Wirkung des Fastens

Die Forschungsergebnisse der modernen Psychopharmakologie (*Harrer*, Wien, *Kielholz u. Pöldinger*, Basel, *Selbach* u. a.) haben neue Einblicke in den Zusammenhang unserer seelischen Befindlichkeit mit neurohormonalen Steuerungsvorgängen ermöglicht. Den biogenen Aminen Adrenalin, Noradrenalin und Serotonin kommt dabei die größte Bedeutung zu. Die wichtigsten Psychopharmaka haben ihren Angriffspunkt an einem dieser biogenen Amine.

Das die akute Notfallsituation beherrschende Adrenalin bewirkt nervöse Unruhe, gespannte Erwartung bis hin zur ängstlichen Verkrampfung und aggressiven Hyperdynamik. Umgekehrt bewirkt der Abbau des Serum-Adrenalins eine allgemeine Reizabschirmung, Entspannung und Beruhigung.

Dagegen ist Noradrenalin für die Bewältigung der alltäglichen kleineren und mittleren Anforderungen zuständig. Der Noradrenalinspiegel im Serum ist nicht so großen Schwankungen unterworfen wie der des Adrenalins. Sein Anstieg im Serum hat eine zentral stimulierende stimmungsaufhellende Wirkung, der Abfall das Gegenteil.

Über die Wirkung des Serotonins ist vergleichsweise viel weniger bekannt. Die Anreicherung des Serotonins im Gehirn während der Nacht ist die Voraussetzung für die Tiefschlafphasen. Es wurde deshalb auch als Somnotonin bezeichnet. Traumphasen werden jeweils vom Noradrenalin ausgelöst.

Übertragen wir diese Erkenntnisse auf die Fastensituation, so wird doch manches klarer. Die ängstliche Erwartung, nervöse Spannung oder aggressive Unruhe bei der Anreise oder in den ersten Fastentagen hängt mit einer vermehrten Adrenalinausschüttung zusammen, die danach mehr oder weniger schnell in den unteren Bereich der Norm absinkt.

Durch den Blutzuckerabfall in den unteren Grenzbereich der Norm und den Anstieg der Brenztraubensäure und Harnsäure im Serum während des Fastens wird die Serotoninbildung und Anreicherung im Gehirn behindert. Dadurch werden die Tiefschlafphasen abgekürzt. Durch die gleichen Stoffwechselvorgänge wird nachts vermehrt Noradrenalin ausgeschieden und dadurch die Traumtätigkeit in der bekannten Weise sehr belebt. Wie schon beschrieben, kommt es im Fasten gelegentlich zu Durchschlafstörungen, wobei die Stimmung aber eher euphorisch und gehoben bleibt. Auch das ist wiederum als eine Wirkung des Noradrenalin inzwischen bekannt geworden.

Vom Fasten ist ja immer schon eine stimmungsaufhellende, allgemein entspannende, aggressions- und krampflösende, beruhigende Wirkung bekannt gewesen. Jetzt wird ersichtlich, daß die neurohormonale Umschaltung im Fasten genau an denselben Punkten ansetzt wie die moderne Psychopharmakotherapie.

So erweist sich zuletzt das Fasten auch als ein natürliches Breitbandpsychotherapeutikum, nämlich, angst- und spannungslösend und stimmungsaufhellend zugleich.

## Krisen

Schwankungen in unserem allgemeinen Befinden, z. B. tageszeitlich, jahreszeitlich, meteorologisch oder milieubedingt sind die Regel, und sie werden von den meisten gar nicht registriert. Das Fasten prononciert solche Schwankungen, wodurch sie stärker ins Bewußtsein rücken. Seelische Faktoren spielen hierbei eine nicht geringe Rolle, was bei einem zu Beginn noch unsicheren und manchmal auch ängstlichen Erstfaster eine erhöhte Selbstbeobachtung auslöst.

Davon heben sich deutlich jene Funktionsstörungen des Fastenverlaufs ab, die mit der Umstellung auf innere Ernährung und innere Verdauung zusammenhängen. Ihre Kenntnis ist notwendig, weil der Faster Aufklärung über deren Ursache erwarten darf und Zuspruch braucht.

Darüber hinaus sind kritische Ereignisse im Fastenverlauf zu unterscheiden, die auf vorbestehenden Funktionsstörungen, Organveränderungen, Alterserscheinungen oder Krankheiten beruhen.

Die Beurteilung der Symptome ist durch ihre unterschiedliche Genese und Wertigkeit erschwert. Funktionsstörungen können sich, wenn sie unbeachtet bleiben, zur Krise entwickeln; sie erfordern deshalb die sofortige korrektive Maßnahme. Jede Krise sollte Anlaß zu erneuter Überprüfung und Erweiterung der Diagnostik und etwaiger Korrektur der therapeutischen Gesamtkonzeption sein.

### Fastenstörungen

#### Kopfschmerzen

Bei etwa 30 % unserer Faster treten schon am Abend des einleitenden Obsttages, spätestens am anderen Morgen oder aber nach Einnahme des Glaubersalzes Kopfschmerzen auf, auch bei Leuten, die sonst nie solche haben. Deren Qualität und Lokalisation ist sehr variabel und meist nur ungenau definierbar. Sie klingen meist nach einigen Stunden wieder ab und brauchen dann keine Behandlung. Im Bedarfsfall helfen Medikamente wie Gelsemium D4, Spigelia D6 oder Belladonna D4 (*23, 27, 61, 62*).

*Schwindelgefühle*

Speziell in den ersten drei bis vier Tagen können durch die Umstellung der Kreislaufregulationsvorgänge auch bisher unbekannte Schwindelgefühle auftreten, besonders beim raschen Aufrichten oder beim Hinlegen. Dabei sind die Blutdruckwerte meist normal, lediglich die Geschwindigkeit der Anpassungsvorgänge ist verzögert. Hilfreich sind deshalb kalte Gesichtsgüsse und Trockenbürstungen morgens und mittags gleich nach dem Aufstehen (*23, 62, 91*).

*Hungergefühle*

Im gleichen Zeitraum der ersten drei Fastentage werden von den meisten Patienten Hungergefühle, bevorzugt nachmittags oder abends vor dem Einschlafen, angegeben. Sie halten meist nicht lange an, lassen sich durch das Trinken von Kräutertees oder Wasser überbrücken oder durch eine ablenkende Tätigkeit vergessen. Mit Abschluß der vegetativen Umschaltung und der Darmentleerung treten sie im weiteren Fastenverlauf so gut wie gar nicht mehr auf. Persistierende Hungergefühle sind verdächtig auf einen ungenügend entleerten Enddarm und daher Anlaß zu entsprechenden Reinigungsmaßnahmen (*23, 62, 148*).

*Unruhige Beine (Restless legs)*

Gleich zu Fastenbeginn oder erst am Ende der ersten Woche werden etwa 10 % der Faster durch ein lästiges Unruhegefühl in den Beinen heimgesucht, das nachts und im Liegen auftritt. Die probaten Gegenmaßnahmen sind wechselwarme oder kalte Schenkelgüsse bzw. Waschungen vor den Ruhezeiten sowie reichliche Flüssigkeitszufuhr. Auch diese Erscheinungen klingen meist nach zwei bis drei Tagen ab (*62, 143*).

*Wadenkrämpfe*

Nicht selten sind mit unruhigen Beinen Wadenkrämpfe verbunden; diese treten aber auch isoliert auf. Sie hängen mit den Mineralverschiebungen der ersten Tage zusammen und klingen meist rasch ab, doch sollten sie immer Anlaß zur Überprüfung des Mineralhaushaltes geben. Dabei äußert sich der Mangel an Natrium, Kalium, Magnesium, Calcium und Kupfer in etwa der gleichen Weise (*62, 91, 143*).

*Herzklopfen*

Am Ende der ersten und zu Beginn der zweiten Woche erwartet eine neue Überraschung etwa 20 % der Faster; sie spüren das klopfende Herz meist nachts und beim Linksliegen. Dabei ist die Frequenz in der Regel nicht beschleunigt, die Intensität jedoch stark, so daß dadurch Angstgefühle ausgelöst werden. Seltener ist gleichzeitig auch die Frequenz beschleunigt, etwa bei vegetativ-nervösen Patienten. Bei älteren Patienten können auch gelegentlich Extrasystolien dazukommen. Soweit sie sich erfassen lassen, sind sie überwiegend vom Sinus her ausgelöst. Auslösende Ursache sind die sauren Stoffwechselprodukte, die in dieser Zeit im Blut vermehrt auftreten, vor allen Dingen die Harnsäure. Im weiteren Fastenverlauf verschwinden diese Symptome dann meist spontan; sie sprechen gut auf Gaben von Crataegusextrakten und Magnesium und Kalium an (*24, 50, 58, 61, 66*).

## Schluckschmerzen und trockener Mund

Diese sind die Folgen der Flüssigkeits- und Mineralausscheidung. Die Speichelsekretion kann so stark eingeschränkt werden, daß ein sekundärer Schwellungs- und Reizzustand der Speicheldrüsen, speziell der Parotis als homöostatische Parotitis, seltener auch der Submandibularis- und Sublingualisdrüsen auftreten kann. Dafür hat *Flusser* (*66a*) eine plausible Erklärung gefunden. Der Kaliumgehalt des Mundspeichels beträgt 20 mval/l und ist damit fünfmal höher als der des Blutserums mit ca. 4 mval/l. Darin unterscheidet sich der Speichel von allen anderen Drüsensekreten und Körperflüssigkeiten; sein Kaliumgehalt kommt an jenen der Zellflüssigkeit heran. Deshalb enthalten 1.000 ml Mundspeichel, die minimale Tagesproduktion, mehr Kalium als die gesamte Plasmamenge (3.500 ml). Die Unterbrechung der Speichelproduktion kann also in 24 Stunden etwa ein Drittel der zirkulierenden Blutflüssigkeit und mehr Kalium, als im gesamten Blutplasma enthalten ist, einsparen. Im Versiegen des Speichelflusses ist daher ein Sparmechanismus nicht nur für den Wasserhaushalt, sondern ebensosehr für den Kaliumhaushalt zu sehen (*23, 62*).

## Der Schweißfriesel

Die Trockenlegung der Schleimhäute betrifft auch die Schweißdrüsen und ihre Ausführungskanäle. Die davon am meisten betroffenen Hautregionen zeigen einen roten Hof um die Schweißdrüsenausgänge durch vermehrte Kapillarfüllung. Der Hof läßt sich mit Glasspatel wegdrücken. Es entstehen dabei weder Schmerz noch Juckreiz. Die befallenen Hautregionen sind individuell sehr verschieden. Sie können die Schweißrinnen der Brust und des Rückens betreffen, aber auch die Nabelgegend, die Oberschenkel und den Rückenbereich. Sobald das Fasten unterbrochen wird, klingen die Erscheinungen wieder ab. Meistens wird zuwenig Flüssigkeit aufgenommen. Reichliche Flüssigkeitszufuhr ist sinnvoll, eine weitere Behandlung nicht erforderlich (*62*).

## Haarausfall

Verstärkter Haarausfall in seltenen Fällen zwei bis drei Wochen nach einer Fastenzeit beobachtet und betrifft bevorzugt Frauen jenseits des 40. Lebensjahres. Durch Zugabe von Calcium, Magnesium, B-Vitaminen und Cysteinkonzentraten läßt er sich abschwächen oder ganz verhindern. Die Haare wachsen nach einigen Wochen, spätestens Monaten wieder vollständig nach (*62, 76*).

## Akkommodationsschwäche der Augen

Im Verlauf der dritten Woche fällt vielen Fastern auf, daß ihre Sehleistung beim Lesen nachläßt. Nicht selten verlangen sie eine Überweisung zum Augenarzt, um sich eine neue Lesebrille verschreiben zu lassen. Das wäre allerdings ein Fehler, denn die Sehleistung bildet sich in kurzer Zeit nach dem Fasten wieder voll zurück, ja wird sogar besser, als sie vorher war. Die nachlassende Akkommodation beim Fasten hängt mit der Verringerung des Augeninnendrucks im Fasten und einer damit verbundenen Änderung des Krümmungsradius der Linse zusammen. Wahrscheinlich ist auch der Tonus des Musculus ciliaris reduziert und dadurch die Akkommodationsleistung verringert. Im Nachfasten holt der gesamte Gewebsturgor wieder auf und der Muskeltonus nimmt zu. Bessere Sehleistung spricht dafür, daß sich auch das optische System während des Fastens erholt hat (*62*).

*Ikterische Verfärbung der Skleren*

Im Fasten ist ein Anstieg des Serum-Bilirubins und damit eine mehr oder weniger deutliche ikterische Verfärbung der Skleren physiologisch. Sie hängt mit dem gesteigerten Hämoglobinumsatz zusammen und erreicht ihren Höhepunkt meistens am Ende der zweiten Woche. Gelegentlich ist damit eine gewisse allgemeine Müdigkeit, Lustlosigkeit und Antriebslosigkeit verbunden, die in zwei bis drei Tagen wieder abgeklungen ist. Eine besondere Behandlung ist nicht erforderlich (*62, 130, 145, 146*).

*Schlafstörungen*

Während des ganzen Fastenverlaufes können in individueller Weise Einschlaf- oder Durchschlafstörungen auftreten. Sie sind in dem Abschnitt »Der Schlaf« eingehend beschrieben worden (*23, 62, 143*).

**Fastenkrisen**

*Der Migräneanfall*

Mit an Sicherheit grenzender Wahrscheinlichkeit tritt beim Migränepatienten entweder schon am einleitenden Obsttag oder spätestens nach ein bis zwei Fastentagen der Migranekopfschmerz auf. Wir zögern deshalb nicht, so früh wie möglich die von dem Patienten als wirksam erlebten Medikamente noch einmal einzusetzen, um die Schmerzen zu mildern und abzukürzen. Das kann dann für Wochen und Monate oder länger auch der letzte Anfall gewesen sein, oder aber die wiederkehrenden Attacken werden immer seltener und schwächer. Ganz ähnlich verhalten sich Patienten mit chronischer, nicht vasomotorisch ausgelöster Zephalgie (*23, 62, 91*).

*Die Trigeminusneuralgie*

Diese hat ihre Eigengesetzlichkeit und wird durch das Fasten weder ausgelöst noch wesentlich beeinflußt. Hier bringt die Neuraltherapie langfristig gute Resultate (*62*).

*Vertebragene Neuralgien und Myalgien*

Bei den meist älteren Patienten haben sich diese Schmerzsymptome im Laufe von Jahren zu einer gewissen Chronizität entwickelt. Ihre Ursachen sind, vielschichtig und lebensgeschichtlich bedingt, berufliche Haltungsschäden und Überlastungen, Unfallfolgen, degenerative Veränderungen, statische Überlastungen bei Übergewicht. Eine große Rolle spielt die Übertragung seelischer Spannungen auf die gesamte Rückenmuskulatur, die zu schmerzhaften Gelosen, Myotendinosen und Kompressionserscheinungen an den kleinen Gelenken wie den Bandscheiben führen. Die damit vielfältig kombinierten Okzipital-, Zervikal- und Thorakalneuralgien bessern sich oft allein schon durch die Entspannung im Fasten oder die zusätzliche physikalische Lokaltherapie. Kritische Reaktionen in diesem Bereich treten eigentlich nur auf, wenn das System durch ungewohnt gymnastische oder sportliche Belastung überfordert wird.

Anders verhält es sich mit den Lumbalgien und Ischialgien. Zwar haben auch sie meist eine lange Vorgeschichte, jedoch werden sie im Fasten nicht nur durch ungewohnte Belastung, falsche Bewegungen und Unterkühlung ausgelöst. Hauptursache ist hier die venös-lymphatische Entstauung und Entquellung, die sich den hydrostatischen Gesetzen entsprechend besonders in der unteren Körperhälfte auswirkt. Die statisch am meisten belastete und fehlgestellte Lendenwirbelsäule mit Hüft-Kreuzbein-Fugen ist am stärksten und häufigsten betroffen. Seltener kann es auch im Bereich der oberen LWS und unteren BWS zu solchen akut auftretenden Schmerzattacken kommen. Immer sind zugleich die Halteelemente der Umgebung betroffen, und es finden sich flächenhafte Schmerzzonen an den Beckenkämmen, den Querfortsätzen der LWS und der 12. Rippe, am Trochanter major und minor, am Sitzbein und am femoralen Teil des Schambeins.

Ausgeprägte neuralgiforme Ausstrahlungsschmerzen als Wurzelreizsymptome im Bereich der Nervi ischiadici, femorales und sacrales kommen vor. Der Volumenverlust der Plexus venosi vertebrales interni ist wohl die Hauptursache. Degenerative Veränderungen mit Sekundärentzündung und rheumatische Entzündungsherde werden dadurch aktualisiert (62).

### Asthma bronchiale

Wenn bei Asthmatikern im Fasten Krisen auftreten, dann meistens gleich in den ersten Fastentagen. Die Trockenlegung der Schleimhäute der oberen Luftwege, gerade zu Fastenbeginn, dürfte der auslösende Faktor sein. Mit anfeuchtenden Inhalationen, z. B.. Meersalz, schon bei den frühesten Symptomen, lassen sie sich verhindern (61).

### Hypotone Kreislaufregulationsstörung

Der Blutdruckabfall in der ersten Fastenwoche kann bei älteren vasolabilen und labil hypertonen Patienten gelegentlich länger anhaltende Schwindelerscheinungen und Gleichgewichtsstörungen auslösen, die sich in der horizontalen Ruhelage rasch bessern. Bei vorbelasteten Patienten sollte der Einstieg in das Fasten deshalb stufenweise über eine kalorisch absteigende Diät erfolgen, um dem Kreislauf die Anpassung zu erleichtern. Liegen Zeichen der zerebrovaskulären Insuffizienz vor, so darf ein bestimmter individueller Erfordernisdruck nicht unterschritten werden (24, 43, 111).

### Kritische Nüchternreaktionen des Magen-Duodenal-Bereichs

Bei 60 % aller Patienten mit Gastritis-, Ulcus duodeni- oder ventriculi-Anamnese ist der Nüchternzustand oft schon nach ein bis zwei Tagen Anlaß zu Übelkeit, Brechreiz, Erbrechen und typischen im Oberbauch lokalisierten Schmerzen. Zusätzliche auslösende Wirkung haben auch süße Säfte und gesüßte Tees, die außerdem zu heftigem Sodbrennen führen können. Meist sind diese Beschwerden nur kurzdauernd und werden von den Patienten überspielt. In der zweiten Fastenwoche steigern sie sich dann zu kritischen Krampfzuständen. Manchmal kommt es auch zu einem unstillbaren Erbrechen, das jede Flüssigkeitszufuhr verhindert. Auch wenn diese Beschwerden nur bland und passager sind, sollten sie keinesfalls übersehen werden, sondern erfordern sofortige Variation der Fastengetränke, bei Erbrechen den Flüssigkeitsersatz durch Infusion. Die Perforation einer alten Ulkusnarbe aus heiterem Himmel droht sonst als böse Überraschung. Weniger gravierend sind ähnliche Reaktionen der Magenschleimhaut bei Patienten mit chronischem Alkohol-, Nikotin- bzw. Koffeinmißbrauch (53, 62).

## Gallenkolik

Bei chronischen Choledyskinesien, Gallenstauungen und Steingallenblasen bringt die initiale Glaubersalzgabe zumeist mit gewaltigen Stuhl- und Schleimentleerungen eine sofortige Entlastung, die mit leichteren, rasch vorübergehenden Krampfbeschwerden verbunden sein kann. Sind aber ruhende Gallensteine in Bewegung gebracht worden, so ist eine richtige Gallenkolik die Folge. Nicht selten bringt sie einen erlösenden Steinabgang, ebenso oft aber gelingt es nicht mehr, die Steine loszuwerden, so daß medikamentöse Hilfe vonnöten ist. Bei solchen Gallenkranken kann sich auch einmal das Erbrechen nach dem Glaubersalz so steigern, daß der Flüssigkeitsersatz per Infusion erforderlich wird. Es erfordert also Fingerspitzengefühl, beim Einstieg in das Fasten die Mittel der Darmreinigung richtig zu wählen und zu dosieren. Auch krampfartige Spätreaktionen im Leber-Gallen-Bereich nach unauffälligem Beginn, d. h. erst in der zweiten oder dritten Fastenwoche, kommen vor. Kommt anfänglich die dunkle Blasengalle mit dem Stuhl zum Vorschein, so wird später die aufgestaute hellere Lebergalle mit dem Stuhl und nach Einläufen entleert. Je nachdem ist die weitere Anregung der Cholerese durch entsprechende Kräutertees sinnvoll (*23, 62, 145, 146*).

## Nierenkolik

Nierenkoliken sind mit die schmerzhaftesten. Sie kommen im Fasten glücklicherweise sehr selten vor. Bei meinen Patienten wurden sie immer durch Nierensteine ausgelöst, die auch, bis auf einen einzigen Fall, alle spontan abgingen. Es sind zumeist Oxalate und Urate oder deren Mischung. Nur wenige Patienten hatten von dem Vorhandensein der Steine eine Ahnung. Auch Nierengrieß kann unter weniger dramatischen Schmerzen zur Ausscheidung gebracht werden. Reichliche Flüssigkeitszufuhr und medikamentöse Hilfen sind hier unentbehrlich (*23, 62, 142, 146, 200*).

## Darmkolik

Daß die Entleerung alter Kotreste im Fasten manchmal wehenartige, rasch vergehende Beschwerden auslöst, ist nicht ungewöhnlich. Richtige Darmkoliken, vor allen nach Einläufen, haben einen ernsteren Hintergrund. Meist ist eine nach chronisch-entzündlichen Prozessen in großen Fetzen sich ablösende Schleimhaut die auslösende Ursache. Auch kann einmal eine entzündliche Divertikulitis dahinterstecken, die sich dann im weiteren Fasten schnell beruhigt.

Krampfschmerzen am Enddarm hängen so gut wie immer mit Hämorrhoiden zusammen.

Alle kolikartigen Beschwerden im Abdomen müssen natürlich immer differentialdiagnostisch abgeklärt werden (*23, 62*).

## Erhöhte Blutungsneigung

Im Verlauf eines längeren Fastens kommt es nicht selten zu Zahnfleischbluten, seltener zu Nasenbluten, zu blutenden Hämorrhoiden, zu verstärkter Menstrualblutung. So gut wie immer fehlt dabei einer oder mehrere der essentiellen Gerinnungsfaktoren, vor allem Vitamin C, Vitamin K, Calcium. Durch entsprechende Substitution läßt sich die Blutung meist schon nach ein bis zwei Tagen beheben. Bei Blutungen am Zahnfleisch ist immer eine Parodontose mitbeteiligt. Blutungen aus dem Hämorrhoidalbereich gehen nicht selten mit dem angenehmen Gefühl der Entlastung von einer venösen Hypostase im Kleinbeckenbereich einher. Hormonale Schwankungen spielen bei Verstärkung der Regelblutung natürlich auch mit, vor allem in der Progesteronphase. In jedem Verdachtsfall muß die gynäkologische Routineuntersuchung erfolgen (*39, 62*).

## Rheumatische Schübe

Rheumatische Arthritiden reagieren wochenlang immer wieder mit schmerzhaften entzündlichen Schüben, Gelenkschwellungen und Fieber, die erst nach längerem Fasten abflauen, dann allerdings längerfristig zur Ruhe kommen können (*23, 26, 45, 62, 147*).

## Phlebitische Reizung an thrombosierten Varizen

Narben nach Entzündungen und Thrombosen der Beinvenen zeigen ganz selten einmal umschriebene Entzündungsherde, die sehr berührungsempfindlich sind, aber auf Ruhigstellung, kalte Umschläge und notfalls Anlegen von Blutegeln sich rasch wieder beruhigen (*62*).

## Akute Exazerbation bei endogenem Ekzem

Im Normalfall beruhigt sich das endogene Ekzem im Fasten schrittweise, je länger das Fasten dauert, desto mehr. Nur der Juckreiz kann gelegentlich ein kritisches Ausmaß erreichen. Nur einmal habe ich bei einer Patientin am siebten Fastentag einen entzündlichen Schub mit generalisierten perikapillaren Extravasaten an beiden Beinen gesehen, der die allgemeine Besserung des Ekzems und Linderung des Juckreizes einleitete; bis zur völligen Abheilung dauerte es dann allerdings 14 Tage (*62*).

## Spastische Krise bei Porphyrie

Von einer intermittierenden akuten Porphyrinurie mit Auftreten abdomineller Spasmen nach achttägigem Null-Kalorien-Fasten bei einem 18jährigen übergewichtigen Farbigen berichtet *Knudsen* (*119*). Er vertritt die Meinung, daß bei Kohlenhydratmangel, wie im Fasten, eine latente Porphyrinurie aktualisiert werden könne.

Wir haben die Beobachtung gemacht, daß bei ethylinduzierter Porphyrie mit typischen Hautschäden das Fasten ohne Krisen erhebliche Besserung brachte.

## Akute Narbenbeschwerden

Überraschenderweise werden nach zwei- bis dreiwöchigem Fasten immer wieder kurzdauernde, aber intensive Schmerzen in Narbenbereichen nach Operationen und Unfällen angegeben. Wie aktuell und kritisch das zugehen kann, soll folgendes Fallbeispiel erläutern.

Ein ca. 50jähriger Patient, der zum ersten Mal wegen Übergewicht zum Fasten gekommen war, wurde nach zehn Fastentagen um Mitternacht plötzlich von einem heftigen Schmerz im rechten Auge aus dem Schlaf gerissen. Als ich nach wenigen Minuten das Auge besichtigte, war äußerlich nichts zu sehen, keine entzündlichen Reaktionen erkennbar. Es war lediglich bei geschlossenem Auge der Bulbus leicht druck- und berührungsempfindlich; feucht-kühle Umschläge mit Kamille waren angenehm und brachten in kurzer Zeit Linderung. Weder durch äußere Einwirkung noch durch innere Vorgänge war diese Reaktion zu erklären. Erst jetzt erinnerte er sich wieder daran, daß er in seiner Jugend einmal eine perforierende Stichverletzung an der Außenseite des rechten Auges erlitten hatte. Der Schmerz, den er jetzt im Fasten gespürt hatte, war genauso wie damals bei der Verletzung.

Weil das Fasten das gesamte Zellgefüge bis in die Molekularstruktur erreicht, werden alle individuell krankengeschichtlichen Veränderungen, Defekte, Ablagerungen und Immunisierungen in den betroffenen Organen, Zellstrukturen und bindegeweblichen Grundelementen angesprochen. Die jüngsten Veränderungen sind am leichtesten und schnellsten erreichbar, die ältesten am langwierigsten und schwierigsten. Erst mit der zeitlichen Ausdehnung des Fastens kommen wir in die immer älteren Schichten unserer leiblichen Vergangenheit. Der ausgesprochen wechselhafte Fastenverlauf demonstriert geradezu die einmal gesunden, harmonischen Lebensabschnitte wie andererseits die gestörten, krankhaften: Der Faster rekapituliert seine eigene Krankengeschichte (*Otto Buchinger sen., 62*).

### Unterschreiten des Erfordernisblutdrucks

Bei älteren Menschen kann im Verlauf der ersten Fastenwoche der für die Sauerstoffversorgung speziell des Herzens und des Gehirns notwendige Perfusionsdruck akzidentell unterschritten werden. Das ist besonders bei Hypertonikern der Fall, wenn die Blutdruckwerte deutlich unter den Grenzbereich zwischen 140 und 160/90 mm Hg abfallen. Die im Fasten sonst so günstigen Verbesserungen der Versorgungslage, gerade für Herz und Hirn, durch Ökonomisierung der Stoffwechselvorgänge, reicht dann nicht mehr aus, um eine fortgeschrittene Gefäßwandstarre oder gar Einengung der Gefäßlumina zu kompensieren. Pektanginöse Symptome und zerebrovaskuläre Schwindelerscheinungen treten so gut wie nie in Ruhe, sondern immer während einer forcierten körperlichen Belastung auf. Die dringende Sofortmaßnahme ist die Horizontale mit Beinhochlagerung. Im Zweifelsfall wird sofortige Sauerstoffbeatmung und intensive Herz-Kreislauf-Behandlung vorgenommen.

Der bedrohte Personenkreis muß deshalb besonders eindringlich vorinformiert und überwacht werden (*42, 58, 61, 62, 64*).

### Durchfälle

Reichliche, eher dünnflüssige Stuhlentleerungen bis in die dritte Woche hinein sind keineswegs selten und im Hinblick auf die überfüllten Gaskotbäuche durchaus verständlich. Beunruhigt ist meist nur der Patient, der es nicht für möglich hält, daß nach einem so langen Fasten noch reichliche Stühle auftreten können. Er läßt sich leicht beruhigen, wenn ihm glaubhaft erklärt wird, daß diese Ausscheidungen seiner Gesundheit nur zuträglich seien.

Gelegentlich dabei auftretende Darmspasmen bessern sich auf warme Umschläge oder Gaben von Belladonna D2, stündlich fünf Tropfen.

Blutige Beimengungen dürfen nicht übersehen werden und fordern die Abklärung der Ursache heraus. Kritisch kann allenfalls ein allzu großer Flüssigkeitsverlust werden. Bei Leuten, die Mühe haben, die entsprechenden Trinkmengen unterzubringen, muß in diesem Fall eine ausreichende Infusionsbehandlung stattfinden (*62, 145, 148*).

# II. Fasten als Therapie – Indikationen und Verläufe

Über das Fasten gibt es die widersprüchlichsten Auffassungen. Für den einen ist es das Einfachste und Selbstverständlichste, für den anderen das Schwierigste und Unnatürlichste auf der Welt. Deshalb muß eines mit aller Deutlichkeit gesagt werden: Fasten als Therapie setzt die eingehende Anamnese und Untersuchung unter Einschluß aller notwendigen technischen und labormäßigen Untersuchungen voraus wie bei jeder anderen Therapie auch. Dennoch bleibt das Fasten wohl die natürlichste aller Heilmethoden überhaupt. Schon deshalb kann das hier Gesagte keinen Anspruch auf Vollständigkeit erheben, aber es beruht auf fundierter Beobachtung und Erfahrung.

Das Fasten wurde nicht zu Unrecht als eine Operation ohne Messer bezeichnet (*163*). Eine Operation aber hat ihre Risiken, die einkalkuliert werden müssen. Der wesentliche Unterschied zwischen Operation und Fasten liegt darin, daß die eine blutige Wunden setzt und Narben zurückläßt und die andere den Körper unversehrt läßt und Narben eher abbaut. Eine Operation ist kurz, dauert Sekunden, Minuten und höchstens Stunden. Ihr Erfolg steht auf des Messers Schneide und hängt von der Qualität des Chirurgen ab. Die andere braucht Zeit, Tage, Wochen, ja Monate. So findet eine zeitliche Verteilung der Risiken und Chancen statt, die dem Faster und seinem inneren Arzt, dem Archäus, erlauben, selbst das Wesentliche zum Gelingen beizutragen (*23, 62, 91, 123, 148*).

Interessant sind in diesem Zusammenhang die Untersuchungsergebnisse, die *Hartmann u. Schmid* (*81*) an 45 Patienten in einem 16tägigen Null-Kalorien-Fasten gefunden haben. Danach entspricht der gesamte Proteinverlust dieser Faster in 16 Fastentagen im Durchschnitt 560 Gramm, d. h., etwa ebensoviel wie bei einem mittelschweren chirurgischen Eingriff, aber auf einen längeren Zeitraum verteilt.

## Hypertonie

20 Jahre nach Veröffentlichung meiner ersten Erfahrungen mit dem Fasten bei Hypertonie hat die Häufigkeit dieser Erkrankung erheblich zugenommen. Auch die Entwicklung einer Reihe neuer Medikamente (Diuretika, Beta-Blocker, Calciumantagonisten) hat dies nicht verhindern können. Der Bluthochdruck wird heute allgemein als der Hauptrisikofaktor für alle vorzeitigen Erkrankungen und Todesfälle, als das größte medizinische Problem der zivilisierten Welt aufgefaßt.

Es wird immer noch eine renale, eine hormonelle, eine neurogene und die kardiovaskuläre Auslösung unterschieden (*Betke, Hauss*). Die Ursache der häufigsten Form, der essentiellen Hypertonie, liegt im dunkeln. Erst Langzeitstudien an ganzen Populationen werden beweisen können, daß Lebensgewohnheiten, Arbeitsbedingungen, Fehlverhalten und genetische Faktoren als vielschichtig verwobener Ursachenkomplex gemeinsam zu hohem Blutdruck führen (*50, 66, 133, 140, 155*).

In einer breit angelegten Studie an 2965 Männern und 395 Frauen bei körperlicher Schwerarbeit, Akkordarbeit, Schichtarbeit und Lärmbelastung am Arbeitsplatz konnten *Kornhuber u. Lißt* (*122*) überraschenderweise keine Steigerung des Blutdrucks feststellen. Entscheidende Faktoren aber sind Übergewicht, Überangebot an Kochsalz und Alkohol, intellektuell konzentrative Überforderung und emotionale Spannung.

Auf eine kurze Formel gebracht heißt dies: viel Gepökeltes, viel Wein und Bier, viel Großstadtverkehr oder Fernfahrten mit dem Auto, viel Angst, Ärger und Frust.

Damit ist pathogenetisch das ganze Spektrum der Hypertonieformen und der Dominanz der Vasokonstriktion einerseits bis zum Überwiegen der Hypervolämie andererseits erklärt. Wenn die renale Kapillarhyalinose durch Eiweißüberangebot eine gewisse Grenze überschreitet und der Kochsalzüberfluß von der Niere nicht mehr bewältigt werden kann, kommt automatisch der Renin-Angiotensin-Aldosteron-Mechanismus in Gang (*13, 117, 158, 222*).

Nach *Laragh* kommt der vasokonstriktorische Angiotensin-Effekt nicht nur bei den 15 % der Fälle mit erhöhtem Serum-Renin-Tagesprofil in Gang, sondern auch, wenn auch weniger ausgeprägt, bei den 55 % mit normalen Mittelwerten, insgesamt also 70 % der Fälle (*133*). Dabei darf natürlich die Mitwirkung der Achse Sympathikus-Adrenalin-ACTH-Cortison nicht vergessen werden (*101, 205*). 30 % der essentiellen Hypertoniker zeigen ein erniedrigtes Serum-Renin-Tagesprofil und sind mehr dem Typ der exzessiven Volumenerhöhung zuzuordnen (*133*).

Wird die Niere mit der Natriumausscheidung nicht mehr fertig, so kommt es zum intrazellulären Natriumrückstau; Kalium dagegen wird vermehrt ausgeschieden, d. h., daß die Natrium-Kalium-Pumpe der Zellwand gegen den sich vor den Nieren auftürmenden Ionenstau nicht mehr ankommt. Anstelle der Rückkehr von Kalium strömt vermehrt Calcium in die Muskelzellen der Arteriolen ein. Beide, Natrium- und Calciumionen, erhöhen den Muskeltonus, verengen das Gefäßlumen und erhöhen den peripheren Gefäßwiderstand. Gleichzeitig nimmt durch die Verschiebung der Osmolarität der Wassergehalt der Zellen zu. Läßt die Stoffwechselüberflutung nach, erfolgt ein rückläufiger Ionenaustausch, um das normale Gleichgewicht wiederherzustellen. Der Dauerzustand aber führt zum manifesten Hypertonus, der auf die Dauer immer schwerer zu beeinflussen ist.

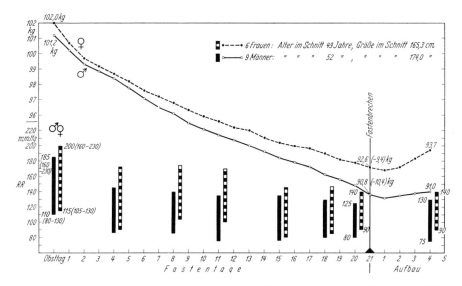

Abb. 26   Normalisierung der Blutdruckwerte mit der Gewichtsabnahme im Fasten (aus: *Fahrner, H.*: Hippokrates 14 [1963] 557–566)

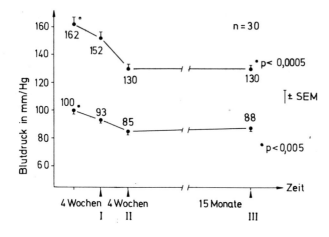

Abb. 27  Blutdruckverhalten bei 30 erfolgreichen Patienten mit Übergewicht nach Behandlung mit Reduktionsdiät (I), Nulldiät (II) und zum Zeitpunkt der Nachuntersuchung (III) 15 Monate nach Abschluß der Behandlung (aus: *Ditschuneit, H.* u. Mitarb.: Internist 20 [1979] 151–158)

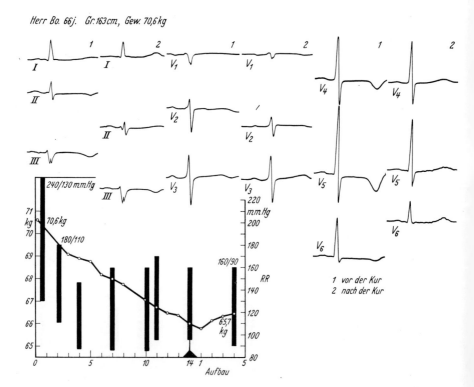

Abb. 28  Besserung einer typischen Hypertrophieschädigung bei Hypertonie nach 14 Fastentagen (aus: *Fahrner, H.*: Hippokrates 14 [1963] 557–566)

So ist in der Hochdruckbehandlung die strenge salzarme Kost *die* Methode der Wahl, schreibt *Bock (13)*, aber Saftfasten ist dieser noch überlegen. Das ist nach dem bisher Gesagten nur allzu verständlich, zumal die Hypertonie in hohem Maße mit Adipositas, Diabetes mellitus II und mit Hyperlipidämie korreliert (*34, 42, 59, 117, 143, 156, 157, 194, 203*).

».... die goldenen Tage sind vorbei, da man Hypertoniker noch unbefangen mit Antihypertensiva behandelt hatte ...«, proklamierte *Borenstein* auf der 50. Scientific Session of American Heart Association in St. Louis schon 1977. Von der Fastentherapie hat er leider nichts gesagt, obwohl darüber jetzt schon über mehr als ein halbes Jahrhundert positive Erfahrungen vorliegen.

Die Fastenwirkung berührt alle ursächlichen Wirkungen der Hypertonie: 1. Verringerung des Sympathikotonus, 2. Verringerung der Adrenalinausschüttung, 3. Ausscheidung des überflüssigen Kochsalzes, 4. Verringerung des zirkulierenden Volumens, 5. Abbau der Serum-Lipide, 6. Abbau der Kapillarhyalinose, 7. Verringerung des peripheren Gefäßtonus, 8. Abbau der emotionalen Spannung.

In der Mehrzahl der Fälle läßt sich mit einem dreiwöchigen Fasten Normotonie erreichen, auch wenn das Übergewicht bis zum Fastenende noch nicht vollständig abgebaut werden konnte (*Abb. 26*). Die Fortführung einer kalorisch ausgewogenen, streng salzarmen Vollwerternährung zu Hause ist die Voraussetzung für den anhaltenden Er-

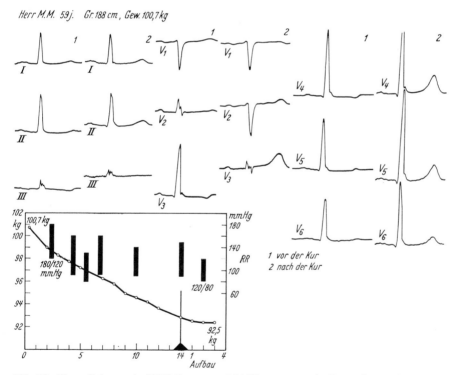

Abb. 29  Normalisierung der EKG-Erregungsrückbildungsstörung im Fasten (aus: *Fahrner, H.*: Hippokrates 14 [1963] 557–566)

folg. Dazu bedarf es einer eingehenden individuellen Beratung und Motivation noch während des Fastens (*4, 148*). Dies ist den Fallbeispielen von *Ditschuneit*, auch bei Nachkontrolle nach 15 Monaten, sehr gut gelungen (*Abb. 27*).

Die bei länger bestehender Hypertonie auftretende Einengung der koronaren Reserve, besonders älterer Menschen, läßt sich mit Fasten erfreulich bessern. Im EKG-Verlauf läßt sich dies an zwei Beispielen gut erkennen (*Abb. 28 u. 29*). Gelegentlich normalisiert sich im Fasten sogar eine absolute Arrhythmie, die in diesem Fall schon jahrelang bestanden hatte (*Abb. 30*).

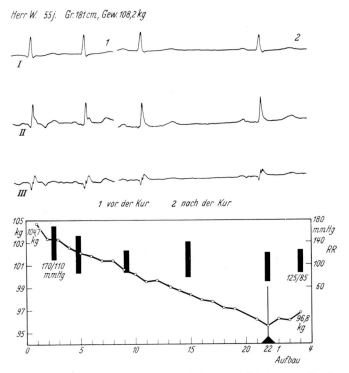

Abb. 30   Rückkehr zur Normokardie bei einem 66jährigen, mäßig übergewichtigen Pykniker mit Hypertonie und absoluter Arrhythmie durch Vorhofflimmern im Verlauf einer 21tägigen Fastenkur (aus: *Fahrner, H.*: Hippokrates 14 [1963] 557–566)

## Herzinsuffizienz, Koronarinsuffizienz, Herzrhythmus- und Überleitungsstörungen

Das breite Spektrum der zu nachlassender Herzleistung, Gefäßsklerose, Infarkt und Rhythmusstörungen disponierenden Faktoren wird vom Fasten ganzheitlich erfaßt, sowohl im präventiven sowie im therapeutisch-regenerativen Sinn. Je früher und vorbeugender das Fasten begonnen wird, desto härter (Wasser, Tee), länger und belastender (angemessene Körperschulung, Konditionstraining, Wandern, Schwimmen) wird es mit optimalem Erfolg durchgeführt werden können (*58*). Je weiter fortgeschritten aber organpathologische und besonders gefäßsklerosierende Veränderungen sind, desto leichter (Zugabe von Gemüsebrühen, Obstsäften, Honig, Getreideschleimen, Buttermilch), kürzer und schonender (ansteigende Teilbäder, isometrische bzw. Dehnübungen, kleine ebene Spaziergänge) wird das Fasten sein müssen, um die gewohnte erfreuliche Wirkung zu entfalten und unangenehme oder schädliche Zwischenfälle zu vermeiden.

Strenges Null-Kalorien-Fasten verbietet sich bei manifester Koronarsklerose und -insuffizienz um so mehr, je enger beim Patienten die Grenzen der Anpassungsfähigkeit an Änderungen der Umwelt, des Stoffwechsels und der Belastbarkeit aneinandergerückt sind. Das betrifft durchaus nicht nur die höheren Altersklassen. Einer fundierten psychologischen Betreuung und Führung kommt neben der Diätetik, gerade beim Herz-Kreislauf-Geschädigten, tragende Bedeutung zu. Nur so kann er von einer leichtsinnigen Überforderung ebenso bewahrt werden wie vor einer allzu ängstlichen Inaktivität. Als sinnvoll hat sich auch hier das Einüben entspannender Maßnahmen wie z. B. das autogene Training bewährt. Der Wegfall der spezifisch-dynamischen Nahrungswirkung entlastet das Herz unmittelbar, die Senkung des Grundumsatzes schont die Glykogenreserven des Herzens (*173*).

Ist die muskuläre Herzinsuffizienz Folge erhöhter Streßbelastung, einer Adipositas, einer essentiellen Hypertonie – oder etwaiger Kombinationen dieser drei – ohne organische Schädigung, so führt das Fasten über die allgemeine Kreislaufentlastung mit verbesserten Mikrozirkulations- und Diffusionsbedingungen zu einer unmittelbaren Steigerung der Herzleistung (*Tab. 8*). Bei dem hohen Anteil solcher Patienten in unserer Klinik gehört diese Fastenwirkung mit zu den alltäglichen und dankbarsten. Sie wurde immer wieder als digitalis- bzw. strophantinähnlicher Effekt (*74, 115*) des Fasten beschrieben.

Tabelle 8  Verringerung des Plasmavolumens im Fasten (aus: Blümel, P. M., A. Jungmann: Med Welt 37 [1969] 3–16)

| Autor | Anzahl d. Vp. | Dauer (Tage) | Abnahme ml | Abnahme % |
|---|---|---|---|---|
| Rapoport u. Mitarb. (1965) | 5 | 7 | − 400 | − 10 |
| | 5 | 14 | − 440 | − 11 |
| | 5 | 21 | − 435 | − 11 |
| Bloom u. Mitarb. (1966) | 7 | 5 | − 498 ± 15,8 | |
| Consolazio u. Mitarb. | 6 | 5 | − 789 | − 20,5 |
| | 6 | 10 | − 1544 | − 40 |
| Maagoe (1967) | 7 | 10 | | − 14 |
| Schaffert (1969) unveröff. | 23 | 8−15 | − 460 | − 14,5 |

Ebenso günstig reagieren jene Durchblutungsstörungen am Herzen, die auf streßbedingten Tonusschwankungen an den Koronarien beruhen. Sie klingen im Abstand von zu Hause mit dem Fasten in zwei bis drei Wochen mit schöner Regelmäßigkeit ab (*Abb. 28 u. 29*). Bei dem hohen Durchschnittsalter unserer Patienten (*Tab. 9*) muß aber immer mit mehr oder weniger deutlichen sklerotischen bzw. myodegenerativen Veränderungen am Herzen gerechnet werden, welche die Anpassungsfähigkeit an die Umschaltung auf innere Ernährung (s. S. 21) im Fasten einschränken. Dem läßt sich durch Zugabe mineral- und vitaminreicher Fastengetränke, wie beschrieben, stufenweise begegnen. Der gefährdete Personenkreis darf nicht mit null Kalorien fasten. Er braucht das Buchinger-Fasten mit Gemüsebrühen, Obstsäften und Honig, eventuell noch die Zugabe von zweimal 1/8 bzw. zweimal 1/4 l Buttermilch über den Tag verteilt. Damit lassen sich selbst in digitalis- bzw. strophantinrefraktären Fällen noch beachtliche Erfolge erreichen (*156, 227*). In *Abbildung 31* hat *Zimmermann* einen solchen Fall dokumentiert.

Tabelle 9    Durchschnittsalter und Symptomverteilung bei 100 Fastenpatienten aus: Fahrner, H. (58) Therapiewoche 6/20 (1970) S. 240

| 100 Patienten Alter i. D. | ♂ 55,6 J. | ♀ 51,3 J. | |
|---|---|---|---|
| Adipositas | 35 | 37 | 72 % |
| Hypertonie | 11 | 12 | 23 % |
| Hypercholesterinämie | 15 | 21 | 36 % |
| EKG-Veränderung | 14 | 17 | 31 % |
| Herzinfarkt | 6 | 3 | 9 % |
| Pektang. Syndrom | 11 | 13 | 24 % |
| Nichtraucher | 13 | 38 | 51 % |
| Kleine Herzsyndrome | 15 | 28 | 43 % |

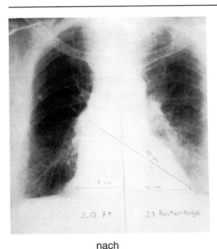
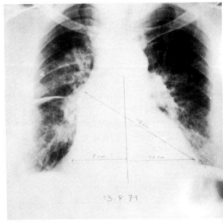

nach                                          vor

Abb. 31    Rückbildung eines Lungenödems bei kreislaufdekompensierter digitalisrefraktärer Herzinsuffizienz nach Fasten (nach *Zimmermann*)

Eine hochgradige Koronarsklerose verbietet den sofortigen Einstieg in das Fasten und verlangt eine kalorisch reduzierte, kochsalzarme, ansonsten vitamin- und mineralreiche (K, Mg) Vollwertdiät. Damit läßt sich meist schon nach einer Woche wieder die Fastenreife erreichen. Ein zu plötzlicher Einstieg aber kann prekäre Folgen haben und ist deshalb kontraindiziert (*196*).

Herzrhythmus- und Überleitungsstörungen verdienen besondere Beachtung, speziell wenn sie pathognomonisch für gravierende Organschäden sind: gehäufte ventrikuläre, polytope Extrasystolen, AV-Block II. und III. Grades. Auch sie stellen eine relative Gegenindikation für die Fastentherapie dar. Auch hier ist allenfalls ein stufenweiser Einstieg über die oben beschriebene Diät noch hilfreich. Dagegen ist eine normokarde, kreislaufstabile absolute Arrhythmie durch Vorhofflimmern kein Grund, nicht nach *Buchinger* zu fasten, wenn etwa gleichzeitig ein Übergewicht, eine Hypertonie, eine Hyperlipidämie bestehen. Die leichteren Formen der Rhythmusstörungen bessern sich meist schon in den ersten Fastentagen. Dem Ansteigen des Glukagons im Serum wird dabei eine besonders günstige Wirkung zugeschrieben (s. S. 32).

Doch kommt es auch einmal in den ersten sieben bis zehn Fastentagen, während der Phase des verstärkten Herzklopfens, zu vorübergehend gehäuften Rhythmusstörungen. Mit der prophylaktischen Zugabe wirksamer Dosen von Kalium und Magnesium, am besten auf der koronar wirksamen Crataegusschiene, läßt sich dies stark reduzieren oder ganz vermeiden. Auch ansteigende Arm- und Fußbäder entfalten hier eine günstige Wirkung.

Ein AV-Block I. Grades bildet sich selbst bei älteren Menschen nach einem angemessenen Fasten häufig wieder zurück.

## Infarktrisiko

Die Risikofaktoren des Herzinfarkts in der Reihenfolge ihrer Bedeutung sind: Nikotinabusus, Hypercholesterinämie, Hypertonie, Diabetes mellitus, Vererbung, Übergewicht, Bewegungsmangel (*Tab. 10 u. 11*).

Die Bedeutung des Fastens für die Prophylaxe des Herzinfarktes wird aus dieser Übersicht ohne weiteres verständlich, lassen sich doch durch das Fasten alle Risikofaktoren, mit Ausnahme der Vererbung, aufheben oder positiv beeinflussen.

Es gelingt im Fasten sehr viel leichter, sich das Rauchen abzugewöhnen. Die Blutfettwerte lassen sich schon nach einem zehntägigen Fasten normalisieren und anschließend durch eine vernünftige Ernährung im Normbereich halten. Auch die Blutdruckwerte sind meist schon in der ersten Fastenwoche normal. Auch hier spielen Ernährungsgewohnheiten eine Rolle, die umgeschult werden müssen, was im Fasten immer noch am besten gelingt. Entscheidend beeinflussen läßt sich durch das Fasten auch die diabetische Stoffwechsellage, sofern es sich um den Typ II handelt. Am eindruckvollsten ist natürlich die Gewichtsabnahme, die von der Dauer und Intensität des Fastens abhängt. Alle diese Faktoren sind im einzelnen beschrieben und dort nachzulesen.

Erfahrungsgemäß steigt im Fasten auch die Bewegungsfreude. Ganz wesentlich ist aber die Änderung der seelischen Einstellung zu Arbeit, Leistung, Genuß und Vergnügen. Am ehesten läßt sich noch im Fasten eine Harmonisierung des seelischen Gleichgewichtes erreichen. Nur das dadurch gewonnene neue Selbstverständnis ermöglicht es uns, die Lebensgewohnheiten so zu ändern, daß keine Risikofaktoren mehr entstehen.

Tabelle 10    Risikofaktoren des Herzinfarkts aus: *Schettler, G.*: Der Mensch ist so jung wie seine Gefäße. (R. Piper + Co., München 1982)

| | | | | | | |
|---|---|---|---|---|---|---|
| **Raucher** | Nie-Raucher | 0 | Ex-Raucher oder Zigarre oder Pfeife (nicht inhalieren) | 1 | weniger als 10 Zigaretten | 2 |
| **Blutcholesterin (mg %)** | unter 180 | 0 | 181–200 | 1 | 201–220 | 2 |
| **Oberer Blutdruckwert (mmHg)** | 110–119 | 0 | 120–130 | 1 | 131–140 | 2 |
| **Blutzucker (mm %)** | nüchtern unter 80 | 0 | Zuckerkranke in der Familie | 1 | nüchtern 100, 1 Std. nach Mahlzeit 130 | 2 |
| **Vererbung** | keine atheroskler. Herzkrankheiten in der Familie | 0 | ein Elternteil über 60 mit atheroskler. Herzkrankheit | 1 | beide Eltern über 60 mit atheroskler. Herzkrankheit | 2 |
| **Körpergewicht** | mehr als 5 kg unter Normalgewicht | 0 | – 5 kg Normalgewicht | 1 | 6–10 kg Übergewicht | 2 |
| **Körperliches Training** | intensive berufliche u. sportliche Bewegung | 0 | mäßige berufliche u. sportliche Bewegung | 1 | sitzende Arbeitsweise u. intensiver Sport | 2 |
| **Geschlecht und Alter** | weiblich unter 50 | 0 | weiblich nach den Wechseljahren | 2 | jüngere Frauen mit entfernten Eierstöcken | 3 |
| | männlich und weiblich 20–30 | 0 | männlich 31–40 | 1 | männlich 41–50 | 2 |

Wenn Sie die für Sie zutreffenden Kästchen markiert haben, zählen Sie die Punktzahlen zusammen. Eine annähernde Gewichtung der Risiken ergibt:

 1–18 Punkte:   kein erhöhtes Risiko

19–40 Punkte:   mäßig erhöhtes Risiko, Kontrolle in jährlichen Abständen

41–59 Punkte:   Gefahrenzone, suchen Sie Ihren Arzt auf

60–75 Punkte:   stark erhöhtes Risiko

76 und mehr:    maximale Gefährdung. Infarkt innerhalb der nächsten 2–3 Jahre wahrscheinlich.

| | Nie-Raucher 20 Zigaretten | 8 | Ex-Raucher oder 30 Zigaretten | 9 | weniger als 40 Zigaretten und mehr | 10 |
|---|---|---|---|---|---|---|
| **Raucher** | | | | | | |
| **Blutcholesterin (mg %)** | 221–249 | 7 | 250–280 | 9 | 281–300 | 10 |
| **Oberer Blutdruckwert (mmHg)** | 141–160 | 6 | 161–180 | 9 | 180 und mehr | 10 |
| **Blutzucker (mm %)** | nüchtern 120, 1 Std. nach Mahlzeit 160 | 5 | behandlungs- bedürftige Zuckerkrankheit | 6 | schlecht eingestellte Zuckerkrankheit | 10 |
| **Vererbung** | ein Elternteil unter 60 mit atheroskler. Herzkrankheit | 3 | beide Eltern unter 60 mit atheroskler. Herzkrankheit | 7 | Eltern u. deren Geschwister unter 60 m. atheroskler. Herzkrankheit | 8 |
| **Körper- gewicht** | 11–19 kg Übergewicht | 3 | 20–25 kg Übergewicht | 7 | 26 kg u. mehr Übergewicht | 8 |
| **Körperliches Training** | sitzende Arbeits- weise u. mäßiger Sport | 3 | sitzende Arbeits- weise u. wenig Sport | 4 | körperliche Inaktivität | 6 |
| **Geschlecht und Alter** | Geschwister mit Herzinfarkt | 5 | Frauen mit Zuckerkrank- heit | 6 | Frauen m. Antikon- zeptiva, Rauchen, hohem Blutchole- sterin u. Hochdruck | 10 |
| | männlich 46–50 | 3 | männlich 51–60 | 3 | männlich 61 und darüber | 3 |

Natürlich ist dies kein abslout sicheres System. Man kann unter Umständen einen Infarkt auch in der Null-Risiko-Gruppe erleiden. Aber dies ist extrem selten. Die Tabelle soll darauf hinweisen, daß Risikokonstellationen abgebaut werden müssen. Das gilt für alle arterio- sklerotischen Verschlußkrankheiten.

Dasselbe gilt für die Erkrankungsbereitschaft an Apoplexie und peripheren arteriel- len Durchblutungsstörungen (*194, 195*).

Tabelle 11    Rangordnung der Risikofaktoren (aus: *Schettler, G.*: Der Mensch ist so jung wie seine Gefäße. (R. Piper + Co., München 1982)

| | |
|---|---|
| 1. für den Herzinfarkt | 1. Fettstoffwechselstörungen |
| | 2. Zigarettenrauchen |
| | 3. Bluthochdruck |
| | 4. Zuckerkrankheit |
| | 5. Gicht |
| | 6. (indirekt) Fettsucht |
| 2. für den Schlaganfall | 1. Bluthochdruck |
| | 2. bereits feststehende koronare Herzkrankheit (Herzinfarkt) |
| | 3. Zuckerkrankheit |
| | 4. Fettsucht |
| 3. für Verschlüsse der Gliedmaßenarterien | 1. Zigarettenrauchen |
| | 2. Fettstoffwechselstörungen |
| | 3. Zuckerkrankheit |

## Periphere Durchblutungsstörungen

### Arteriell

Zumeist sind Männer davon betroffen, die jahre- und jahrzehntelang sehr viel geraucht haben. Die therapeutische Beeinflußbarkeit hängt vom Grad und der Ausdehnung der mehr oder weniger organisierten Gefäßverschlüsse ab. Begleitende Spasmen oder ödematöse Verquellungen der Gefäßwand lassen sich wieder rückgängig machen, nicht aber die narbig organisierten Verschlüsse. Nicht wenige der Betroffenen können sich, trotz der zunehmenden Gehbehinderung, das Rauchen nicht abgewöhnen. Damit bleiben alle Behandlungsversuche erfolglos und als letzte Möglichkeit nur noch schwere operative Eingriffe mit Implantation von Prothesen bei hohem Operationsrisiko.

Patienten, die sich in solch einer Situation zum Fasten entschließen, haben die große Chance, dauerhaft vom Rauchen wegzukommen. Schon dadurch lösen sich Begleitspasmus und Ödematose, und das Gehvermögen nimmt in oft überraschendem Umfang zu. Auch eine Zusatzbehandlung wie $O_2$ bzw. Ozoninsufflation oder die Injektion gefäßerweiternder Mittel werden wieder wirksam.

Bei älteren Menschen sind neben dem Nikotinabusus gefäßsklerotische Veränderungen durch chronische Hyperlipidämie und/oder einen Diabetes mellitus Typ II die wesentlichen Mitursachen. Auch bei solchen Patienten greift das Fasten kausal in das pathogenetische Geschehen ein. Sie werden wieder übungsfähig und ein mehr oder weniger vorhandener Umgehungskreislauf kann sich weiter entwickeln. Nicht selten konnte durch Fasten und Zusatzbehandlung die schon programmierte Operation vermieden und in einigen Fällen sogar die Arbeitsfähigkeit wiederhergestellt werden.

Das war bei dem 56jährigen Herrn E.M. der Fall, dem es auf Anhieb gelang, von seinen täglichen 70 Zigaretten wegzukommen. In 27 Fastentagen und elf Nachfastentagen wurde mit dem Übergewicht eine Hyperlipidämie abgebaut und ein Diabetes mellitus Typ II normalisiert. Schon in der ersten Woche verschwanden die pektanginösen Beschwerden, und dem Patienten machte das Gehen wieder Freude. Konnte der Patient zu Anfang allenfalls 50 Meter in einem Stück gehen, so waren es zuletzt mehr als eine halbe Stunde. Die arterielle Zirkulation hatte sich insgesamt wesentlich verbessert. Daraufhin wurde nach der Rückkehr des Patienten von seinen behandelnden Ärzten auf die vorgesehene Beinamputation verzichtet.

**Venös**

Bei fast einem Drittel der erwachsenen Menschen, vorwiegend Frauen, kommt es im Lauf des Lebens zur Überdehnung der Beinvenen mit Krampfaderbildung, rezidivierenden Thrombophlebitiden und auch noch heute gar nicht so selten zum Ulcus cruris. Bei Frauen spielen ursächlich die Schwangerschaft, insgesamt stehende Beschäftigung, Übergewicht und Mangel an körperlicher Bewegung die Hauptrolle.

Deshalb hat sich das Fasten seit langem in der Behandlung dieser Leiden bestens bewährt. Durch den Abbau des Übergewichtes und die Verringerung des zirkulierenden Blut- und Lymphvolumens sowie der extrazellulären Flüssigkeit wird durch das Fasten der auf den Beinvenen ruhende hydrostatische Druck erheblich reduziert. Zwar bilden sich einmal entstandene Krampfadern dadurch nicht wieder zurück, doch erholen sich die elastischen Elemente oft so deutlich, daß der Stauungsschmerz verschwindet und die Geschwüre abheilen. Das erfordert meist ein langes Fasten über die dritte Woche hinaus. Daneben ist eine systematische Zusatzbehandlung nicht entbehrlich: stundenlange Beinhochlagerung, feuchte Umschläge, Anlegen von Blutegeln, später Lymphdrainage nach *Vodder* u. a.

In schweren Fällen läßt sich so die bestmögliche Ausgangslage für eine oft unumgängliche perkutane Exhairese der varikösen Venenplexus im Bereich beider Venae saphenae erreichen.

Frau C., eine jetzt 76jährige sehr rüstige Dame, kam wegen eines über fünfmarkstückgroßen Ulcus cruris im unteren medialen Knöchelabschnitt des linken Beines zur Aufnahme, das seit zwei Jahren rezidivierte und zuletzt gar nicht mehr heilen wollte. Daneben bestand eine mittelgradige essentielle Hypertonie, eine Gonarthrose beiderseits und beginnende Coxarthrose links sowie eine ausgedehnte Varicosis cruris beiderseits mit flächenhaften pigmentierten Narbenbildungen. Bei halbtägiger Bettruhe mit Beinhochlagerung fastete die Patientin 20 Tage lang nach *Buchinger* und bekam regelmäßig feuchte Umschläge mit Kamillen- bzw. Arnika-Tinktur oder verdünntem Magerquark. Außerdem wurde das gesamte Ulkusgebiet zweimal wöchentlich mit $^1/_2$%iger Procainlösung unterspritzt. Leichte isometrische und Dehnübungen kamen dazu. Bald füllte sich der tiefe Geschwürskrater mit frischen Granulationen, und am Ende der dritten Fastenwoche war der Defekt voll epithelisiert. Im nachfolgenden Diätaufbau konnte die Patientin mit elastischen Strümpfen wieder größere Spaziergänge machen, zumal sich auch die arthrotischen Beschwerden wesentlich gebessert hatten und der Blutdruck normal geworden war. Als sie jetzt nach drei Jahren wiederkam, war die Narbe fest und schmerzfrei geblieben.

# Diabetes mellitus

Es ist eine bekannte Tatsache, daß in Zeiten knapper Ernährung, wie während und nach den beiden letzten Weltkriegen, die Erkrankungshäufigkeit an Diabetes mellitus ganz auffällig zurückging, um in den Wirtschaftswunderjahren der fünfziger Jahre wieder sprunghaft anzusteigen. Heute leiden rund 3 % der bundesdeutschen Bevölkerung an einem manifesten Diabetes mellitus, ca. 10 % befinden sich in einem Vorstadium, d. h., daß heute ca. 2 Millionen Menschen zuckerkrank sind und mehr als 6 Millionen es werden, wenn sie nicht die drohenden Vorzeichen beachten (*59, 72, 101, 177, 178*). Wir unterscheiden zwischen dem relativ seltenen jugendlichen Diabetes (Typ I weniger als 5 %) und dem häufigen Erwachsenendiabetes (Typ II, mehr als 95 %).

Heute wird angenommen, daß Typ I als Folge betazytotroper Virusinfektionen und begleitender Autoimmunreaktionen entsteht, der Typ II als Folge permanenter Überernährung bei Bewegungsmangel (*100*). Für die allermeisten Diabetiker liegt damit die therapeutische Konsequenz auf der Hand: weniger essen und mehr bewegen! Die Schwierigkeit liegt nicht nur darin, den Betroffenen diesen Zusammenhang klar zu machen, sondern sie darüber hinaus auch zu einer Änderung ihrer Lebensweise zu veranlassen. Dabei sind die meisten heutzutage darüber informiert, daß sie nicht nur durch ihr Übergewicht und das Zuckerleiden belastet, sondern außerdem durch einen sehr

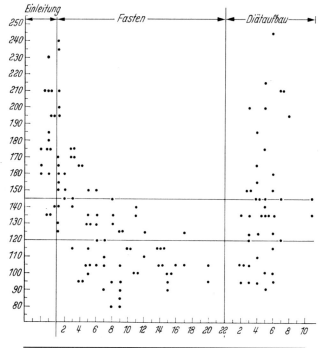

| Blutzucker | Kurbeginn | Fasten | Diätaufbau |
|---|---|---|---|
| über 145 mg % | 25 (80 %) | 10 (15,5 %) | 15 (33 %) |
| bis 145 mg % | 6 (20 %) | 16 (25 %) | 16 (36 %) |
| bis 120 mg % | 0 | 38 (59,5) % | 14 (31 %) |

Abb. 32  Blutzuckerwerte vor, während und nach dem Fasten, n = 20 (aus: *Fahrner, H.*: Hippokrates 6 [1965] 223–227)

hohen Butdruck, eine Hyperurikämie, eine Hyperlipidämie, eine Fettleber bedroht sind und damit vorzeitige Alterung, den Infarkt, die Apoplexie, die periphere Durchblutungsstörung riskieren (*34, 52, 59, 62, 145*).

Offenbar ist es den meisten Betroffenen nicht möglich, unter häuslichen Arbeits- und Lebensbedingungen die notwendigen Änderungen hart und konsequent durchzusetzen. Alle auch noch so gut gemeinten Ratschläge können deshalb gar nicht erst zur Durchführung gelangen.

Einige wenige wie *Grote, Gutzeit, Brauchle* und *Buchinger* konnten die Erfahrung machen, daß die strengste aller Kostbeschränkungen, das Fasten, von den meisten am besten angenommen werden kann. Entscheidend wichtig ist, daß dieses Fasten im Abstand von der alltäglichen Arbeitsbelastung und Versuchssituation in einem dafür geeigneten Mileu stattfindet, wobei genügend Spielraum für sportliche und musische Betätigung bleibt. Die Gesamtumschaltung im Fasten ergreift sowohl den seelischen wie den körperlichen Bereich, fördert durch den sichtbaren Erfolg unmittelbar die Motivation zur Änderung pathogener Lebensweisen.

Überwunden sind inzwischen auch jene Vorbehalte, die lange Zeit wegen eines unverantwortlichen Verlustes an Körpereiweiß einerseits und der Provokation einer bedrohlichen Azidose andererseits gemacht worden sind.

Die Mehrzahl der Patienten einer Fastenklinik ist übergewichtig, entsprechend ist der Anteil an manifesten und latenten Diabetikern hoch, er beträgt bei uns ca. 10 %. Relativ selten sind insulinpflichtige Diabetiker vom Typ I.

Durch das Fasten vollzieht sich auch beim Diabetiker die Umschaltung auf innere Ernährung mit Absinken des Blutzuckers und der Insulinproduktion, wenn auch etwas langsamer. Jedoch erreichen die meisten spätestens im Verlauf der zweiten Fastenwoche den normalen Blutzuckerbereich. Der Grad der Besserung hängt davon ab, wieviel von dem Übergewicht abgebaut werden konnte und wie sehr sich das Beta-Zellsystem erholt hat. Das Blutzuckerverhalten im nachfolgenden Diätaufbau demonstriert die durch das Fasten erreichte neue Situation (*s. Abb. 32*). Daraus ergibt sich, daß zwei Drittel der fastenden Diabetiker sich mit einer nomalen, vernünftig kombinierten Auf-

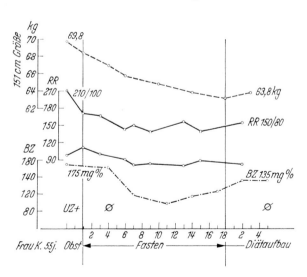

Abb. 33 57jährige Patientin, Normalisierung des KH-Stoffwechsels, der Blutdrucklage und des Körpergewichtes durch Heilfasten (aus: *Fahrner, H.*: Hippokrates 6 [1965] 223–227)

baukost im Toleranzbereich halten können. Das restliche Drittel ist meist mit angemessener Kohlenhydratbeschränkung und Zugabe oraler Antidiabetika gut einstellbar. Auch bei unseren Diabetespatienten beeindruckt immer wieder, wie sich mit der Gewichtsabnahme auch die gesamte Stoffwechsellage bessert bzw. normalisiert.

Repräsentativ für viele ist die Patientin Frau K., die wegen eines Übergewichts von ca. 40 % und Hypertonie zu uns kam. Bei ihr fand sich außerdem ein bisher unbekannter Diabetes mellitus Typ II, der ihr komplexes Beschwerdebild besser erklären konnte. Nach 18 krisenfreien Fastentagen verschwanden parallel zur Gewichtsabnahme die Glukosurie, die Hyperglykämie sowie die begleitenden Symptome. Auch der Blutdruck hatte sich im oberen Grenzbereich der Norm eingependelt. Obwohl sie sich auch zuletzt mit ihrem Gewicht bei plus 20 % über der Norm befand, war sie jetzt symptom- und beschwerdefrei und damit innerhalb ihres persönlichen Toleranzbereichs (*Abb. 33*).

Der 60jährige Herr E. K. bot bei einem Übergewicht von plus 30 % eine grenzwertige Hypertonie, Hypercholesterinämie und Hyperlipidämie. Bisher unbekannt war eine Hyperglykämie ohne Glukosurie gewesen. Nach 15 Fastentagen lag sein Gewicht noch etwas mehr als 15 % über Broca, doch hatten sich Blutdruck und Laborparameter völlig normalisiert. Dementsprechend hatten sich auch das Leistungsvermögen im Konditionstraining und sein Wohlbefinden gesteigert (*Abb. 34*). Auch im nachfolgenden Diätaufbau waren die Blutzuckerwerte normal geblieben.

Die jetzt 60jährige Frau M. O. war in jahrelangem Ringen mit ihrem Übergewicht immer wieder unterlegen und hatte deshalb eine essentielle Hypertonie und einen Diabetes Typ II entwickelt. Die Blutfett- und Harnsäurewerte waren bei ihr erstaunlicherweise immer normal geblieben. Durch ihr letztes 21tägiges Fasten konnte sie das Übergewicht von 90 % auf ca. 60 % verringern, dabei gingen sowohl der Blutzucker wie die Blutdruckwerte in den Normbereich zurück, und ihre Beschwerden besserten sich erheblich.

Dennoch war sie noch vor der Hälfte des Weges zur erreichbaren völligen Restauration stehen geblieben. Das Absinken des leicht erhöhten Nüchternblutzuckers von 113 mg % auf 81 mg % postprandial deckte den noch immer bestehenden Hyperinsulinismus am Ende der Fastenperiode auf. Im nachfolgenden Diätaufbau mußten erneut

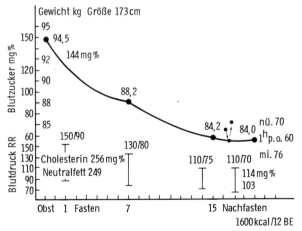

Abb. 34   60jähriger Patient, Diabetes mellitus II, Hyperlipidämie

orale Antidiabetika eingesetzt werden. Mit einer weiteren Gewichtsabnahme von 10 bis 15 kg in insgesamt 40 bis 50 Fastentagen hätte Frau M. O. den Anschluß an den oberen Grenzbereich der Norm erreichen und damit das Risiko der sich schon deutlich anzeigenden sekundären Gefäßschäden herabsetzen können (*Abb. 35*).

Wie sehr ein länger bestehender Hyperinsulinismus die Insulinempfindlichkeit der peripheren Zellen herabsetzen und damit den Blutzucker trotz steigender Insulindosen steigern kann, sei an den Verlaufsbeobachtungen bei Herrn H. gezeigt (*s. Abb. 36*). Bei einem Übergewicht von fast 90 % waren die Nüchternblutzuckerwerte auf über 360 mg % angestiegen. Der HbA 1-Wert über 15,6 % bewies, daß diese Hyperglykämie schon wochenlang vorbestanden haben mußte (6). Von den insgesamt vier Fastenzeiten innerhalb von zehn Jahren brachte die zweite mit 30 Tagen den besten Erfolg. Schon nach zehn Tagen wurde die Insulininjektion überflüssig, und im Diätaufbau konnte der Blutzuckerpegel allein mit Diät und 2 × 1 Tablette Silubin retard im oberen Grenzbereich der Norm gehalten werden. Die von Mal zu Mal erhöhte Insulindosis hatte eine zusätzliche Mastfettsucht ausgelöst, welche mit 13 bzw. 17 Fastentagen nicht mehr ausreichend abzubauen war.

Auch hier müßten 50 bis 60 Tage in einem Stück oder zweimal 40 Tage in relativ kurzem Abstand gefastet werden, um mit einem entsprechenden Gewichtsverlust die Kohlenhydratstoffwechsellage ausreichend und anhaltend zu stabilisieren.

Bei dem 54jährigen Herrn L. war der Diabetes mellitus seit 1973 bekannt. Die Stoffwechsellage war immer schon schwer einstellbar gewesen. Seit einem Jahr hatte man ihn deshalb auf Insulin eingestellt und zuletzt 30 + 14 E. Depot Insulin Mixtard/Tag

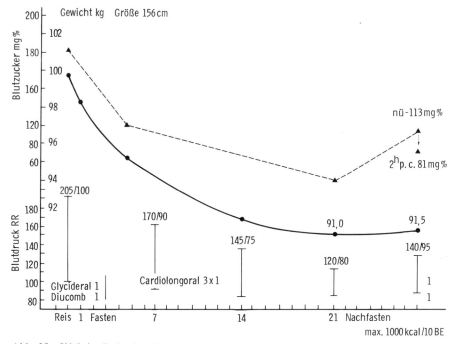

Abb. 35   59jährige Patientin, Diabetes mellitus seit zehn Jahren

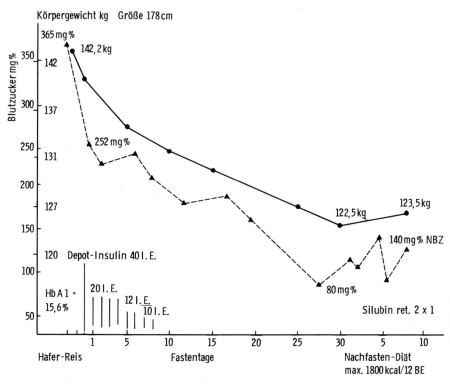

Abb. 36    46jähriger Patient, Diabetes mellitus II (B), extreme Adipositas

verabfolgt. Dennoch lagen die Blutzuckerwerte zwischen 160 mg % und 230 mg % entschieden zu hoch. Möglicherweise hatte der hohe Nikotinabusus von 60 Zigaretten/Tag einen nachteiligen Einfluß auf die gesamte Stoffwechsellage. Da der Patient mit 80 kg Körpergewicht bei 171 cm Körpergröße auch im Hinblick auf seinen leptosomen Habitus entschieden zu schwer war, ließ er sich am ehesten noch als Zwischentyp B in das Schema von *Pfeiffer* (*Tab. 12*) einordnen. Mit einer vegetarischen Übergangsdiät von 600 kcal bei 6 BE fielen die Blutzuckerwerte, trotz Reduzierung der Insulindosis, in fünf Tagen stufenweise ab, so daß mit einem Hafertag das Insulin völlig abgesetzt und das Fasten begonnen werden konnte. Anstelle der üblichen Obstsäfte gaben wir zweimal täglich ein Bioghurt und Haferschleim. Damit verliefen 16 Fastentage krisenfrei mit völliger Normalisierung der Blutzuckerwerte und Rückgang des Gewichtes auf 70 kg in den Normbereich. Bei stufenweisem Aufbau des Nachfastens bis auf 2.000 kcal und 15 BE zeigte der Blutzucker trotz Zugabe von 2 × 1 Tablette Euglucon stark schwankende Tendenzen nach oben. Erst der Zusatz von Glucophage 1 × 1 Tablette pro Tag stabilisierte den Blutzuckerwert. Wesentlich war, daß der Patient vom ersten Tag an auf das Rauchen verzichten konnte (*Abb. 37*).

Die typischen Verhältnisse für einen juvenilen Hyperinsulinismus fanden wir bei unserer 20jährigen Patientin Frl. D. A. Sie kam mit einem erheblichen Übergewicht (80 kg/168 cm) und dem Verdacht auf eine Schilddrüsenunterfunktion. Dieser ließ sich

Tabelle 12    Diabetes mellitus (Einteilung nach *Pfeiffer*)

| Nomenklatur | Ätiologie | Therapie |
| --- | --- | --- |
| Typ I (1–5 %)<br>Jugendlicher D.<br>(Juvenile Onset<br>Diabetes-IOD) | Komplette Zerstörung der ß-Zellen<br>a) durch ß-zytotrope Viren<br>b) durch Antikörperbildung<br> gegen Inselgewebe<br>Sekretionsstarre; rascher, totaler<br>Insulinmangel, irreversibel | Diät-dynam.<br>Insulineinstellung |
| Zwischentyp A<br>(Juvenile Onset<br>Diabetes among<br>Adults - IODA) | Inkomplette Zerstörung<br>der ß-Zellen durch<br>a) oder b), rezidivierend | |
| Zwischentyp B<br>(Maturity Onset<br>Diabetes in the<br>Young - MODY) | Keine oder geringe<br>Zerstörung von ß-Zellen<br><br>Primärer Hyperinsulinismus,<br>reversibel | |
| Typ II (95–99 %)<br>Erwachsenen-D.<br>(Maturity Onset<br>Diabetes-MOD) | Keine Zerstörung von<br>ß-Zellen, Überernährung<br>Inaktivität, Konstitution,<br>Disposition | Fasten,<br>Diät, Sport,<br>orale Antidiabetika |

nicht bestätigen, dagegen fanden sich auffallend niedrige Nüchternblutzuckerwerte, die auf eine Traubenzuckerbelastung mit 100 Gramm nur auf knapp 90 mg % anstiegen. Der am 21. Fastentag durchgeführte Tolbutamidtest mit 1 g i.v. ließ den Blutzucker von 55 mg % nüchtern auf 20 mg % abfallen und im Verlauf des Tages auf maximal 40 mg % wieder ansteigen. Ausgesprochen hypoglykämische Zeichen fanden sich nicht. Nach 39 Fastentagen war das Gewicht auf 64,1 kg in den Normbereich zurückgegangen. Am dritten Aufbautag fand sich ein Nüchternblutzucker von nur 40 mg %, der postprandial noch abfiel und erst gegen Abend einen leichten Anstieg zeigte (*s. Abb. 38*). Trotz der Gewichtsabnahme war die Situation des Hyperinsulinismus noch nicht überwunden. Die Patientin wurde mit einer entsprechenden diätetischen Einstellung und Gymnastikprogramm nach Hause entlassen.

Fasten, Diätetik und systematisches Körpertraining sind für den Diabetes mellitus Typ II, den Zwischentyp B und die mit Hyperinsulinismus einhergehende Adipositas die kausale Therapie (*151*). Mit der Gewichtsabnahme nimmt die Insulinempfindlichkeit der Peripherie zu. Gleichsinnig bessert sich die Kohlenhydrattoleranz, deren Grenzen sich dabei exakt ermitteln lassen. Gleichzeitig kann überflüssiges Insulin abgebaut und bei richtiger diätischer Einstellung auch exakt der Bedarf an oralen Antidiabetika definiert werden.

Das Fasten ist nicht nur für den Diabetes mellitus Typ II die kausale Therapie, sondern wirkt gleichzeitig auf die oben erwähnten begleitenden Risikofaktoren ein; darauf wird in den betreffenden Kapiteln näher eingegangen.

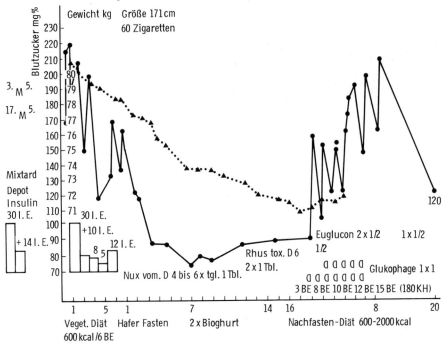

Abb. 37    54jähriger Patient, Diabetes mellitus seit zehn Jahren

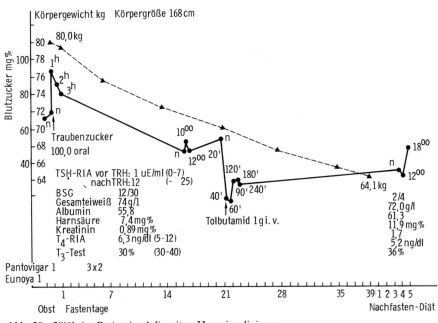

Abb. 38    20jährige Patientin, Adipositas, Hyperinsulinismus

Beim Diabetes mellitus Typ I ist auch durch Fasten keine Heilung mehr zu erwarten (*215*). Allerdings läßt sich auch hier durch ein kurzes Fasten der Kohlenhydrat-Toleranzbereich noch erweitern.

Als in den Jahren nach dem Zweiten Weltkrieg kein Insulin mehr zur Verfügung stand, war das Fasten für viele noch die einzige Chance zusammen mit strenger laktovegetarischer Ernährung (*77*).

## Hyperlipidämie, Amyloidose, Atheromatose

Die Einteilung der Lipämien kann sowohl nach *Frederikson* wie nach den elektrophoretisch gewonnenen Lipoproteinfraktionen geschehen (*Tab. 13*). Sie werden weniger durch Krankheiten oder Erbfaktoren (ca. 20 %) als vielmehr durch eigenes Fehlverhalten wie Überernährung und Bewegungsmangel (80 %) ausgelöst. Pathogenetisch gehören diese Patienten in die gleiche Gruppe wie die Adipösen, die Diabetiker Typ II, die Hypertoniker und Gichtiker. Hohe Harnsäure-, Zucker-, Cholesterin-, Neutralfett- und Insulinwerte im Serum sind deshalb bei diesen in wechselnder Kombination zu finden. Am häufigsten sind die Hyperlipidämien Typ II A, II B und IV, zusammen über 90 % (*152–154*).

Tabelle 13   Einteilung der Hyperlipidämien

| Typ I      Typ V<br>0,5–1‰   8 % | Typ III<br>1–2 % | Typ IV<br>60 % | Typ IIa    IIb<br>20 %    10 % | |
| --- | --- | --- | --- | --- |
| Chylomikronen<br>99,5 % Fett<br>0,5 % Prot.<br>Triglyceride<br>über 1000 mg%<br><br>Hepatomegalie<br><br>Transport exog.<br>Triglyceride | $\beta$VLDL<br>88 % Fett<br>12 % Prot.<br>Triglyceride<br>Über 1000 mg%<br>Cholesterin<br>über 250 mg%<br>Xanthelasmen<br>Xanthome<br><br>Transport endogener Triglyceride | VLDL<br>=<br><br>Triglyceride<br>3–400 mg%<br>Cholesterin<br>250–300 mg%<br><br>Xanthome<br>Hepatomegalie | LDL      LDL<br>75 % Fett<br>25 % Prot.<br>Cholesterin<br>300      300 mg%<br>Triglyceride<br>normal   200 mg%<br>Xanthelasmen<br>Xanthome<br>Cornealring<br>Transport von<br>Cholesterin und<br>Phospholidpiden<br>zu periph. Zellen | HDL<br>50 % Fett<br>50 % Prot.<br><br><br><br><br><br><br><br>Transport von<br>Cholesterin<br>von periph.<br>Zellen zur Leber |

Seit einigen Jahren wird dem Verhältnis zwischen den Very low density lipoproteins bzw. Low density lipoproteins zu den High density lipoproteins die entscheidende Bedeutung in der Arterioskleroseentstehung beigemessen. Hohe LDL- und VLDL-Fraktion bedeuten vermehrte subendotheliale Fett- und Cholesterinablagerung. Eine hohe HDL-Franktion erleichtert den Rücktransport des Cholesterins zur Leber und vermag die Ablagerung in der Gefäßwand abzubremsen. HDL hat also eine gewisse Schutzfunktion (*194*). Die zu niedrigen HDL-Werte im Blut zeigen an, daß zum Teil durch Makrophagen vermehrt Cholesterin in die Gefäßwände eingelagert wird und dort zur Atheromatose führt. Um das zu verhindern, sollte das LDL-Cholesterin möglichst unter 190 mg/dl liegen, das HDL über 55 mg/dl. Nach *Assmann* liegen 20 % unserer erwachsenen männlichen Bevölkerung darüber, d. h. im Risikobereich. Cholesterinwerte über 300 mg zeigen so gut wie sicher die Cholesterinablagerung in den Arterienwänden an, Spiegel unter 150 mg/dl machen eine solche äußerst unwahrscheinlich. Der Zwischenbereich erlaubt keine verbindlichen Aussagen.

Wird, wie im Fasten, keine Nahrung und vor allem kein Alkohol mehr aufgenommen, so normalisieren sich die Blutfettwerte automatisch. Analog dem Kohlenhydratstoffwechsel erfolgt auch hier die von Angebot und Nachfrage gesteuerte neurohormonale Umschaltung auf innere Ernährung und Verdauung. Mit dem Sekretionsstopp von Insulin und der Mobilisierung der Depotfette durch Katecholamine, Glukagon und

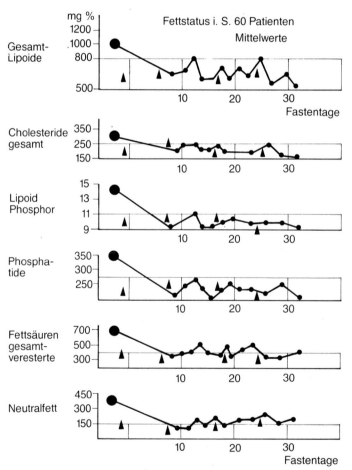

Abb. 39   Normalisierungstendenz erhöhter Serum-Fettwerte im Fasten. Normwerte bleiben normal (Δ) (aus: *Lützner, H.*: Phys. Med. Rehabil. 12 [1971] S. 284–288)

Wuchshormon ist meist schon nach zehn Fastentagen die Hauptarbeit geleistet und der Blutfettgehalt normal (*Abb. 39*). Hereditär Belastete, in unserem Krankengut sehr selten, brauchen dafür wesentlich länger oder erreichen selbst im Fasten den Normbereich nicht.

Wie an den Blutgefäßen des Augenhintergrundes beobachtet werden konnte, sind auch atheromatöse Ablagerungen in den Gefäßwänden dem Rücktransport ins Blut zugänglich, allerdings nur durch sehr langes Fasten und strengste Einhaltung einer konsequenten Diät im Anschluß daran (*62, 112, 124, 218*).

Die Amyloidose als exogene Stoffwechselstörung ist im Zunehmen begriffen. Beobachtungen über Fastenwirkungen dabei liegen bis jetzt nicht vor. In Analogie zu Gewebsablagerungen aus dem Fett- und üblichen Eiweißstoffwechsel ist die Annahme berechtigt, daß durch Fasten auch amyloide Ablagerungen wieder rückbildungsfähig werden (*17, 18, 162, 186*).

## Hyperurikämie, Gicht

Hyperurikämie und Gicht sind die Folgen einer Harnsäurevergiftung und deren Organmanifestation, speziell in den Nieren und den bradytrophen Geweben. Beide sind zumeist Folgen der Fehl- und Überernährung, denn echte Vererbung ist selten (Morbus Lech-Nyhann, rezessiver Erbgang).

Bei überwiegend vegetarisch lebenden Völkern, aber auch bei uns in den Notzeiten der beiden letzten Weltkriege, war die Gicht nahezu unbekannt. Deshalb findet sie in der deutschen medizinischen Literatur zwischen 1913 und 1951 keine Erwähnung (*63*). Erst in den fünfziger Jahren tauchte die Gicht wieder auf und wurde lange Zeit mißdeutet. Der enge Kausalnexus mit speziell Fisch- und Fleischüberernährung wurde erst später evident. Als weitere Faktoren kamen dann noch zunehmender Alkoholkonsum und die Verarmung an Bewegung hinzu. Die Tatsache, daß der Organismus des Menschen wie der aller Primaten nicht imstande ist, die Harnsäure weiter zu Allantoin, Allantoinsäure und letztlich dem viel leichter nierengängigen Harnstoff abzubauen, läßt sich auf zweierlei Weise deuten. Entweder sind Menschen und Primaten a priori von Natur aus nicht als Fleischesser geplant und deshalb auch nicht mit den entsprechenden Enzymen (Urikase, Allantoinase, Alloikase) ausgestattet (*16*) oder aber es handelt sich dabei – wie die Wissenschaft annimmt – um einen erworbenen Enzymdefekt, der kompensiert werden kann (*Tab. 14*).

Jedenfalls hat die menschliche Niere wesentlich mehr Mühe, die Harnsäure auszuscheiden, als z. B. den Harnstoff. Besser gelingt die Ausscheidung mit den Vorstufen der Harnsäure, dem Xanthin und Hypoxanthin. Das Trimethylxanthin, Coffein, wird nicht in Harnsäure verwandelt, sondern größtenteils unzersetzt mit dem Harn ausgeschieden. Es spielt deshalb für die Entstehung einer Hyperurikämie keine Rolle. In der Pathogenese der Urikopathie dominieren die äußeren Faktoren der Lebensführung, wie dies auch bei den anderen aktuellen Stoffwechselerkrankungen der Fall ist (Hyperlipidämie, Diabetes mellitus II, Adipositas, sekundäre Porphyrie, Amyloidose und im weiteren Hypoporopathie und Atheromatose) (*61*).

Daß die Hyperurikämie in wachsendem Umfang auch bei jungen Leuten anzutreffen ist (die davon gar nichts wissen), zeigt der folgende Fall:

Der Student Andreas G., geb. 1962, kam jetzt zur stationären Fastenbehandlung wegen seines Übergewichtes. Er fühlte sich dadurch in seiner Beweglichkeit behindert,

Tabelle 14　Abbaustufen im Purinstoffwechsel

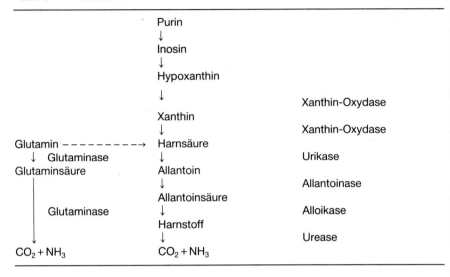

hatte aber keine Beschwerden zu klagen. Er kam aus München und trank zu der dort üblichen Kost täglich einen halben Liter Bier. Laboranalytisch fand sich zu Beginn eine Erhöhung der Serum-Harnsäure auf 8,6 mg % und des Serum-Neutralfetts auf 237 mg %, wobei der HDL-Wert mit 34 etwas unter dem Grenzbereich lag. Die übrigen Parameter waren im Bereich der Norm. Am siebten Fastentag war die Harnsäure auf 13,9 mg % angestiegen ohne irgendwelche Symptome auszulösen. Dennoch wurden zur Entlastung der Nieren 300 mg Allopurinol/Tag bei vermehrter Flüssigkeitszufuhr eingesetzt. Eine am gleichen Tag beim Aufstehen eingetretene leichte hypotone Kreislaufregulationsstörung hat jedoch damit keinen Zusammenhang. Nach der zweiten Fastenwoche war der Serum-Harnsäurewert auf 9,6 mg % zurückgegangen, das Neutralfett auf 130 mg %. Bei dem an sich schon purinarmen vegetarischen Nachfasten blieb das Gewicht auf dem erreichten Stand und die Harnsäure fiel auf 8,3 mg % noch etwas ab (*Abb. 40*).

Harnsäurewerte in dieser Größenordnung sprechen mit großer Wahrscheinlichkeit dafür, daß sie nicht nur aus dem Fastenstoffwechsel, sondern aus Ablagerungen im Depotgewebe stammen. Zwar konnte durch die Zugabe von Allopurinol die Ausscheidung beschleunigt werden, doch zeigt der Verlauf, daß die Fastenzeit zu kurz war, um eine Normalisierung des Gewichtes sowie des Harnsäurestoffwechsels zu erreichen.

Wenn die diätetischen und gymnastischen Richtlinien zu Hause befolgt werden, so kann diese Normalisierung auch auf diesem Wege, wenn auch langsamer erreicht werden.

Bei der Gicht spielen das Überangebot an purinreicher Fleischernährung, der Alkoholkonsum und der Bewegungsmangel die Hauptrolle. Daneben sind neuerdings in wachsendem Umfang auch Pharmaka mit im Spiel (Zytostatika, Diuretika, Antihypertensiva) (*86*). Die Symptomatologie der Systemüberlastung mit Harnsäure überschneidet sich deshalb vielschichtig mit denjenigen der schon genannten anderen Stoffwechselerkrankungen. Bei diesen hatte das Fasten sich ja bisher bestens bewährt. So lag der

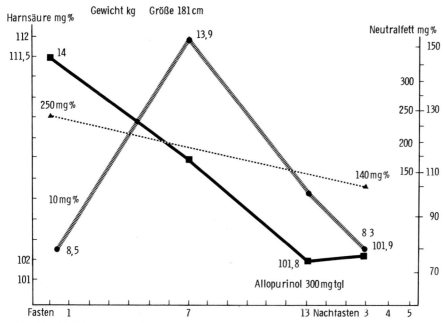

Abb. 40   22jähriger Patient, juvenile Adipositas, Hypertriglyzeridämie, Hyperurikämie

Schluß nahe, daß dies auch bei der Urikopathie der Fall sein würde. Aber dies ist nur unter bestimmten Voraussetzungen der Fall. Zwar löst der fastende Organismus die deponierte Harnsäure, doch bildet er mit dem primär einsetzenden Eiweißkatabolismus zusätzlich autochthone Harnsäure. Mit einer solch rapide ansteigenden Serum-Harnsäureschwemme werden die Nieren nicht sogleich fertig. Der Serum-Harnsäurespiegel steigt an, und es kann zu den bekannten kritischen Rückstoßerscheinungen kommen. Wie die Fastenketose, die Reduktion der extrazellulären Flüssigkeit und die erhöhte Mineralausscheidung dazu beitragen, ist schon erläutert worden (s. S. 30).

Den früheren Fastenärzten waren weder die pathophysiologischen Zusammenhänge noch die moderne prophylaktische Pharmakotherapie bekannt. Deshalb hatten sie mit ihren fastenden Gichtpatienten oft sehr lange, schmerzhafte und fieberhafte Krisen durchzustehen. Verständlicherweise hat deshalb *Zabel* zuletzt das Fasten als Therapie der Gicht nicht mehr empfohlen (*226*). Auch *O. Buchinger sen.* sprach von langen und schweren Uratausscheidungskrisen, die aber dann letztlich doch noch zum Erfolg geführt haben.

Eine entscheidende Wende brachten hier die beiden Medikamente Allopurinol und Benzbromaron als wirksame Urikosurika (*195*). Manifest gichtarthritische Patienten reagieren bei kalorienfreier Flüssigkeitszufuhr regelmäßig mit den bekannten schmerzhaften Krisen, meist schon in den ersten Tagen, und zwar Männer vorwiegend in den Großzehengrundgelenken, Frauen bevorzugt in den Fingergelenken. Auch andere Finger- und Zehengelenke, Mittelhand- und -fußbereiche (*224*) und die Iliosakralfugen können betroffen sein. Aber auch im Buchinger-Fasten mit ca. 200 kcal pro Tag bei reichlicher alkalisierender Flüssigkeitszufuhr sind solche Krisen nicht zu vermeiden.

Sie treten dann etwas später und weniger heftig in Erscheinung. Patienten mit einer Hyperurikämie bis zu 8 mg % im Serum, ohne bisherige gichtarthritische Symptome, fasten so meist krisenfrei. Allerdings können mangelhafte Flüssigkeitszufuhr und/oder starker Flüssigkeitsverlust erstmals typische Gichtkrisen auslösen, evtl. auch Nierenschmerzen durch zu hoch konzentrierten Urin.

In den meisten Fällen genügt die Zugabe von 100 mg Allopurinol pro Tag, um solche Störungen zu vermeiden. Nebenwirkungen haben wir davon in über zehn Jahren bisher nicht beobachten können. Um größere Flüssigkeitsverluste zu vermeiden, haben wir aber auf die anfängliche Darmreinigung durch Glaubersalz verzichtet und statt dessen regelmäßig Einläufe verabfolgt, diese dafür täglich. Da schon normalerweise bis zu 20 g der Tagesausscheidung der Harnsäure über den Dickdarm abgewickelt werden, ist von den täglichen Darmspülungen eine Begünstigung der Ausscheidung zu erwarten (*Abb. 41*), (*199, 201, 202*).

Ausgesprochen schweißtreibende Maßnahmen wie Saunen und ansteigende Vollbäder sowie größere körperliche Anstrengungen sind kontraindiziert. Neben solchem Flüssigkeitsverlust kann gerade der mit körperlicher Anstrengung verbundene Anstieg der Milchsäure im Serum schnell zu einer Gichtkrise führen (*68*). Zum Vergleich sei dabei noch einmal an den krisenauslösenden Effekt der Saluretika erinnert (*54, 64*). Selbst wenn diese wochenlang vorher und nicht einmal regelmäßig eingenommen worden waren, wirken sie nachteilig auf den ganzen Fastenverlauf ein. Die Gewichtsabnahme ist dadurch verzögert, und hypotone Kreislaufregulationsstörungen treten häufiger auf. Die kleine Prise Meersalz, die normalerweise der mittäglichen Fastenbrühe zugefügt wird, entfällt bei Gichtpatienten, Hypertonikern und Nierenkranken. In

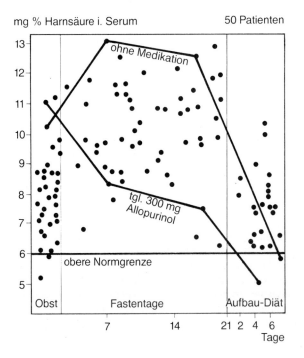

Abb. 41 Erhöhte Harnsäurewerte im Serum während des Fastens, typischer Verlauf ohne Medikation und mit Allopurinol (aus: *Lützner, H.*: Phys Med Rehabil 12 [1971] S. 284–288)

schweren Fällen ist die stufenweise Zufügung von Getreideschleimen und Buttermilch zu den Fastengetränken ratsam (*63*).

Die Dauer einer Fastenbehandlung und ihre Intensität richten sich nach den individuellen Gegebenheiten und den Stadien der Harnsäureinvasion. Um einer langanhal-
tenden wirkungsvollen Ausleitung der Harnsäure willen darf das Fasten nicht zu kurz
sein. In der Regel sollten dazu 21 Fastentage und sieben Nachfastentage zur Verfügung
stehen. Einschränkende Befunde müssen natürlich mit berücksichtigt werden: manifeste Niereninsuffizienz, arteriosklerotische Veränderungen mit koronaren und zerebra-
len Durchblutungsstörungen. Hier empfiehlt sich die Vorschaltung einer kalorisch reduzierten laktovegetarischen Heilkost als Übergangsdiät.

Die tubulär sekretionssteigernde Wirkung von Benzbromaron hat sich in der Gicht-
therapie bewährt. Im Fasten kommt es dadurch aber zur schnelleren Harnsäureauslei-
tung und damit Nierenbelastung, weshalb wir dieses Präparat im Fasten nicht verwenden. Eine möglicherweise riskante Kombination dieser beiden Präparate mit Antihypertensiva und Antidiabetika entfällt, da solche im Fasten sowieso überflüssig werden
(*52, 59, 176*). Der dem Fasten folgende purinarme Diätaufbau sollte so gut wie keine
Harnsäurebildner enthalten (*23, 62*). Die Schwierigkeit für die meisten unserer Patienten besteht darin, diese verhältnismäßig einfache Kost auch unter häuslichen Bedingungen durchzuhalten. Es ist die gleiche Schwierigkeit, wie sie in der Therapie aller Risikofaktoren bekannt ist. Deshalb haben auch hier die diätetische Information und die
Erziehung zur disziplinierten Mitarbeit vorrangige Bedeutung. Hier wird das Fasten
über seine leibliche Wirkung hinaus zu einem Seminar der Selbsterfahrung, positiver
Vorsatzbildung und gezielter Verhaltensschulung.

Mit kontrolliertem Fasten, richtiger Ernährung und angemessener medikamentöser
Einstellung ist heute auch bei der Gicht Symptom- und Beschwerdefreiheit sowie langfristig die Erhaltung der Arbeitsfähigkeit erreichbar.

## Der rheumatische Formenkreis

Fassen wir mit *Miehlke* alle schmerzhaften Affektionen der Gelenke, der Wirbelsäule
und der sie umgebenden Weichteile zusammen, so sind davon 20 Millionen Bundesbürger betroffen; in den USA verursachen diese Erkrankungen 66 % aller Krankheitsko-
sten (*3, 159*). Die Ätiologie ist vielschichtig und die übersichtliche Einteilung schwierig. Zwischen den primär entzündlichen und den primär degenerativen Formen gibt es
alle Übergänge mit Kombinationen bakterieller, viraler, allergischer, immunologi-
scher, hämatologischer, rheologischer und nutritiv-toxischer Entzündung (*159*). Dazu
kommt noch die Veranlagung (*221*). Es kann sich auf der Basis eines bestimmten Geno-
typs, zum Beispiel HLA-B 27 plus, nach Exposition mit Umwelt-Antigenen z. B. durch
Yersinia-Infektion eine Yersinia-Arthritis entwickeln oder eine Monarthritis nach
Morbus Crohn (*6*). Letzten Endes münden sie alle früher oder später in den Circulus
vitiosus zwischen Erregung der Nozirezeptoren mit ischämisierendem Muskelkrampf
(Wegziehreflex) einerseits und der schmerz- und ödemauslösenden Prostaglandin(E
II)- und Leukozytenüberproduktion durch infiltrierende Granulozyten, Phagozyten,
Mastzellen sowie nackter Harnsäure- bzw. Hydroxyl-Apatitkristalle.

Je früher die Therapie in diese Prozesse eingreifen kann, desto günstiger die Erfolgsaussichten.

Es sollen jetzt Erfahrungen und Beobachtungen mit dem Heilfasten bei der chronisch-rheumatischen Polyarthritis, der Infektarthritis, den degenerativen Gelenkerkrankungen und der generalisierten Tendomyopathie besprochen werden (23, 64, 79, 164, 209).

## Die chronisch-rheumatische Arthritis

Diese Erkrankung gehört noch immer zu den schwer zu beeinflussenden Krankheiten, besonders wenn sie schon eine gewisse Chronizität erreicht hat. Sind einmal Knorpeldefekte, Kapselschrumpfungen und Muskelatrophien eingetreten, so lassen sich diese nur noch geringfügig oder gar nicht mehr rückgängig machen. Diese Erfahrung wird von allen Fastenärzten einhellig geteilt (45, 147).

Die zwei Grundregeln von *Eisenberg* (45) gelten nach wie vor:
1. Die volle Wiederherstellung gelingt nur, wenn es noch nicht zu solchen degenerativen Veränderungen gekommen ist.
2. Besonders im Anfang muß oft und vor allen Dingen lange gefastet werden.

Auch nach meiner Erfahrung ist die übliche Fastendauer von zwei bis drei Wochen viel zu kurz; man muß mit vier bis sechs Wochen reiner Fastenzeit rechnen. Diese Forderung stößt auf gewisse Schwierigkeitn, denn die Erkrankten sind zumeist leptosome Frauen und eher untergewichtig. Zwar würde das radikale Null-Kalorien-Fasten die intensivsten Wirkungen entfalten, doch muß der gestörten Mikrozirkulation und Einbuße an Vitalität durch die Chronizität des Leidens Rechnung getragen werden. Vor allem müssen die Eiweißreserven geschont werden durch Zugabe von entsprechenden Mengen an Buttermilch. Diese hat gegenüber einem erhöhten Angebot an Kohlenhydraten in Form von Obst- und Gemüsesäften den Vorteil, daß die Glukoneogenese aus Organeiweiß gebremst und gleichzeitig der mesenchymale Großraum zur Lipolyse und Entspeicherung geöffnet wird.

Ebenso wichtig wie das Fasten selbst ist die richtige Zusatzbehandlung. Dazu gehören vor allem durchblutungsfördernde Maßnahmen wie ansteigende oder wechselwarme Teilbäder, Kräutervollbäder, heiße Packungen mit Fango, Heilerde, Moor, schonende Muskelmassagen, krampflösende Dehnübungen und tonisierende Übungsbehandlung. Dabei sind die entzündlichen Bereiche weit von der Peripherie her vorsichtig anzugehen. Während der schmerzhaften und fieberhaften Phasen sind natürlich die entsprechend befristete Bettruhe und Schonung angezeigt.

Eine systematische Darmentleerung, ausleitende Maßnahmen über die Nieren und die Haut sowie Umstimmung durch Eigenblutbehandlung mit oder ohne Zugabe von Echinacin bzw. Viscum-album-Präparaten gehören zum Programm. Auch bringt der gezielte homöopathische Feinreiz noch weitere Hilfen. Von großer Bedeutung ist die Umstellung auf eine laktovegetabile Vollwerternährung nach dem Fasten. Bei Milchunverträglichkeit bietet die rein vegetarische Intensivkost nach *Schnitzer* eine ausreichende Eiweißversorgung. Damit läßt sich das Rückfallrisiko wesentlich einschränken.

Sind die Patienten, wie zumeist, schon langzeitig rheumatologisch vorbehandelt, so müssen sie erst langsam von den gewohnten Salizylaten, Butazonderivaten, Indometazinen, Cortison- und Goldpräparaten entwöhnt werden. Dabei muß vorab entschieden werden, ob das im Einzelfall noch möglich bzw. sinnvoll ist. Durch die jahrelange Einnahme solcher Medikamente werden die bindegewebigen Strukturen buchstäblich konserviert und sprechen dann nur sehr langsam oder gar nicht mehr auf Fasten und naturgemäße Heilmethoden an. Bekannt sind die glukocortikoidinduzierten schweren

Myopathien (*180*). Die regenerative Wirkung des Fastens, der Diät und der genannten Naturheilverfahren wird dadurch erschwert und verlangsamt. Diese Behandlung erfordert deshalb ein besonderes Engagement sowohl vom Arzt wie vom Patienten. Wo die oft noch erstaunlichen Heilwirkungen dieser Methoden liegen, soll jetzt in einigen Fällen aufgezeigt werden, aber auch ihre Grenzen.

### Chronische Polyarthritis

1. Frau B. R. (52jährig, leptosom, 168 cm/58,1 kg) erkrankte 14 Monate vor der stationären Aufnahme an einer fieberhaften Erkältung. Wenige Tage danach traten schmerzhafte Schwellungen der Finger-, Hand- und Ellbogengelenke auf. Später waren auch beide Schulter- und die Kniegelenke betroffen, nur die Hüftgelenke waren frei geblieben. Die Patientin konnte die Hand nicht zur Faust schließen und nicht mehr zugreifen, die Ellbogen nicht durchbeugen und strecken. Der Versuch einer Blut-Salz-Kur bei einer Ärztin brachte keine Besserung. Sie hat sich danach sofort entschlossen, zu einer Fastenbehandlung zu uns zu kommen.

Bei der Aufnahme fanden wir schmerzhafte und heiße Schwellungen an den Fingergrundgelenken 2 bis 5 beiderseits und an einigen Mittelgelenken, besonders Zeige- und Ringfinger. Die Beweglichkeit in den Handgelenken war schmerzhaft behindert, in den Ellbogen auf etwa 30 Grad beiderseits reduziert, die Schulterelevation schmerzhaft. Eine Kniebeuge konnte nicht durchgeführt werden, die Hüft-, Fuß- und Zehengelenke waren frei.

Laboranalysen: C-reaktives Protein positiv, Rheumafaktor positiv, ASL-O negativ, AST-O negativ, BSG 20/45, Eiweiß-Elektrophorese: Albumin 44,0, $\alpha_1$-Globulin 5,0, $\alpha_2$-Globulin 14,0, $\beta$-Globulin 13,0, $\gamma$-Globulin 24,0, Gesamteiweiß 7,4 g%, RR 135/75 mm Hg, Pulsfrequenz 104/min, Temperatur morgens rektal 38,2° C.

Nach zwei einleitenden Diättagen nach *Bircher* sowie einem Reistag hat die Patientin 41 Tage nach *Buchinger* gefastet. Bis in die fünfte Fastenwoche hinein traten entzündliche und schmerzhafte Krisen an den betroffenen Gelenken mit Temperaturen und nachfolgenden Schweißen auf. Die Patientin konnte sich meist nur wenig bewegen.

Erst in der sechsten Fastenwoche kam es zum entscheidenden Durchbruch, die Temperaturen klangen ab, die Krisen wurden schwächer und seltener. Im nachfolgenden Diätaufbau bildeten sich die Schwellungen zurück, die Beweglichkeit in allen Gelenken kam zusehends wieder, die Patientin konnte wieder Spaziergänge unternehmen und langsam steigern. Am Ende der siebten Woche sahen die Laborwerte wie folgt aus:

C-reaktives Protein negativ, Rheumafaktor negativ, BSG 10/27, Albumin 53,5, $\alpha_1$-Globulin 4,0, $\alpha_2$-Globulin 9,5, $\beta$-Globulin 8,5, $\gamma$-Globulin 24,5, Gesamteiweiß 7,1 g % (*Abb. 42*).

Die Patientin hat danach eine strenge laktovegetarische Diät eingehalten und sich so vollständig erholt, daß sie die immer wieder geplante Wiederholung des Fastens von einem zum anderen Jahr hinausschob und schließlich absagte. Bis heute, 13 Jahre nach der erfolgreichen Fastenbehandlung, ist die Patientin gesund und beschwerdefrei geblieben. Sie hat sich allerdings ganz systematisch an ihre gewählte Diätform gehalten. Dies hat sie uns auf Anfrage mitgeteilt.

Kommentar: Eine typische, postinfektiöse chronische Polyarthritis konnte ein Jahr nach Erkrankungsbeginn durch ein langdauerndes Fasten und konsequente Diätumstimmung dauerhaft zur Abheilung gebracht werden. Bestimmend für diesen günstigen Verlauf war der verhältnismäßig frühe Einsatz der Fastentherapie und das Fehlen einer vorangegangenen Chemotherapie.

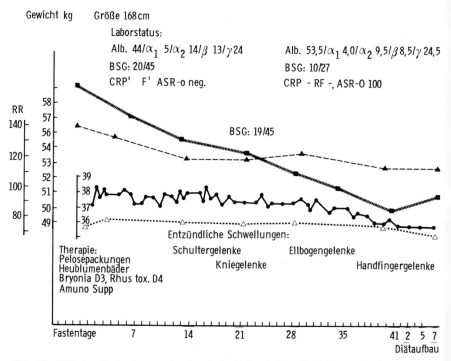

Abb. 42   52jährige Patientin, primär chronische Polyarthritis seit 14 Monaten, akute Entzündungen der Fingergrund- und Handgelenke beiderseits, RF und CRP positiv

2. Frau S. E., 66jährig, leptosom, 155 cm/50,6 kg. Die Patientin hatte 1973 nach einer Grippeschutzimpfung trotzdem einen fieberhaften Infekt mit massiver Kehlkopfentzündung bekommen und wurde mit Penicillin behandelt. Im Januar 1974 traten starke schmerzhafte Schwellungen an Hand- und Fingergelenken vorwiegend rechts auf, die zu einem dreimonatigen Krankenhausaufenthalt führten. Dort wurden Cortison-Injektionen verabfolgt, die nur vorübergehende Wirkung hatten. Während der anschließenden Moorbadebehandlung kam es zu erneuten fieberhaften Schmerzreaktionen. Auch eine erneute Cortisonbehandlung im Rheuma-Krankenhaus brachte keine Besserung mehr. Es wurde deshalb 1975 eine Kieferoperation zur Entfernung von Zahnsplittern durchgeführt, um einen möglichen Herd zu beseitigen; auch das brachte keine Wende. Im Gegenteil, es traten vermehrt rezidivierende Schübe der chronischen Polyarthritis auf. Es wurde der Patientin deshalb eine Goldkur vorgeschlagen, die sie aber ablehnte. Statt dessen kam sie nach Überlingen und hat nach einem einleitenden Obsttag 24 Tage nach *Buchinger* gefastet.

Der Verlauf war kritisch mit wechselnden rheumatischen Beschwerden in den betroffenen Gelenken, anfänglich starkem Herzklopfen und teilweise Fieberreaktionen. Am 18. Fastentag trat eine generelle Urtikaria am Stamm auf, die sich auf Calcium-Injektionen besserte. Auch im nachfolgenden streng laktovegetarischen Diätaufbau nach

*Bircher* traten noch heftige Schmerzzustände an den Fingergelenken auf, die mit Quark-umschlägen behandelt wurden. Die Patientin war auch zuletzt nicht völlig beschwer-defrei, konnte aber auf die vorher benötigten schmerzstillenden Mittel verzichten. Erst drei Monate später berichtete die Patientin eine wesentliche Besserung ihres Befin-dens.

Nach zwei Jahren kam es erneut zu entzündlichen Schmerzreaktionen an den betrof-fenen Gelenken, so daß die Patientin erneut schmerzstillende und antirheumatische Medikamente einnehmen mußte. Da sie diese vom Magen her schlecht vertrug, hat sie 1979 erneut 21 Tage gefastet und wiederum eine wesentliche Besserung erreicht, die ebenfalls etwa zwei Jahre anhielt. Trotz eines Wiederholungsfastens von 21 Tagen im Jahre 1981 kam es im weiteren zu einer Ausdehnung der entzündlichen Reaktion über Hand- und Fingergelenke hinaus auf die Knie- und Schultergelenke; deshalb kam die Patientin 1983 erneut zum Fasten. In den ersten 14 Fastentagen traten unangenehme Schmerzreaktionen in allen betroffenen Gelenken auf, jedoch wurden keine Analge-tika benötigt. Nach 32 Fastentagen war die Patientin weitgehend beschwerdefrei und konnte nach erfolgtem Diätaufbau größere Spaziergänge unternehmen und leichte gymnastische Übungen machen. Nach drei Monaten teilte sie mit, daß sie sich seit lan-gem nicht mehr so wohl gefühlt habe, ohne Schwierigkeiten ihren Haushalt und Garten versorgen könne und nur gelegentlich homöopathische Mittel benötige (*Abb. 43*).

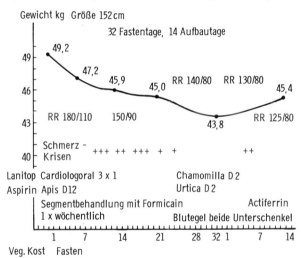

Abb. 43 66jährige Patien-tin, chronische Polyarthritis; viertes Fasten

Die Gewichtsabnahme war durch dieses lange Fasten größer als sonst, jedoch wurde die Grenze von minus 15 % nach der Broca-Formel nicht unterschritten. Dennoch ist anzunehmen, daß die den rheumatischen Entzündungsprozeß unterhaltenden Autoan-tigene dabei verstärkt zum Abbau kamen. Leider konnten aus Kostengründen keine Laboranalysen zur Verlaufskontrolle durchgeführt werden.

3. Frau R. G., 65jährig, leptosom, 161 cm/65,2 kg. Die Patientin hatte etwa seit dem 45. Lebensjahr immer wieder heftige Kreuzschmerzen, weshalb regelmäßig Badeku-ren in Wildbad durchgeführt wurden, die jedes Mal geholfen hatten. Mit dem Eintritt in die Menopause traten erstmals schmerzhafte entzündliche Schwellungen an Fersen,

Fußgelenken, später Finger-, Hand-, Ellbogen- und Kniegelenken auf, zunächst rechts mehr als links. Die Erstbehandlung im Krankenhaus wurde mit Überwärmungsbädern und Pyriferinjektionen durchgeführt, brachte aber keine befriedigende Wirkung, so daß zuletzt ein Decortinstoß eingesetzt wurde. Die Wirkung war nur kurzdauernd; eine nachfolgende systematische, meist homöopathische Weiterbehandlung konnte die Verschlechterung nicht aufhalten. Deshalb kam die Patientin zum ersten Mal zum Fasten. 30 Fastentage nach *Buchinger* und nachfolgend die diätische Einstellung auf laktovegetarische Vollwerternährung brachten eine deutliche und monatelang anhaltende Besserung.

Da die Patientin sich in ihrer Ernährung nie ganz konsequent umgestellt hatte, kam es danach erneut zu Rezidiven, wobei mit regelmäßigem Fasten zwischen 16 und 24 Tagen immer wieder Linderung erreicht wurde. Dennoch ging der Prozeß weiter; die Synovektomie am Grundgelenk des linken Zeigefingers und am rechten Handgelenk brachte keine ermutigenden Resultate, so daß von weiteren Eingriffen abgesehen wurde. Dagegen brachten im weiteren Verlauf durchgeführte Fastenbehandlungen immer wieder Linderung in den rheumatischen Prozeß, der nie ganz zur Ruhe kam. Im Jahre 1982 wurde deshalb ein 42tägiges Fasten nach *Buchinger* mit Zugabe von Buttermilch durchgeführt (*Abb. 44*). Danach war die Patientin erstaunlich beweglich und beschwerdefrei. Dennoch meldeten sich schon nach sechs Wochen die alten Beschwerden wieder. Die Wiederholung der 40 Fastentage ein Jahr darauf hatte nicht mehr diese durchschlagende Wirkung.

Dennoch kann man sich der Meinung der Patientin anschließen, die sich wie folgt äußerte: »Ich glaube, daß mich die 14 Fastenbehandlungen seit 1963 bis jetzt vor dem Rollstuhl bewahrt und arbeitsfähig und beweglich erhalten haben.«

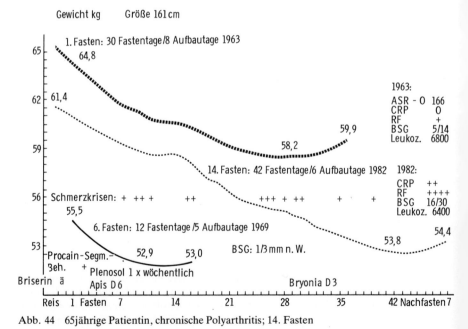

Abb. 44    65jährige Patientin, chronische Polyarthritis; 14. Fasten

Kommentar: Die Patientin kam verhältnismäßig spät zur Fastenbehandlung, war vorher wiederholt mit Cortison behandelt worden und hat auch zwischendurch die strenge vegetarische Ernährung nicht durchgehalten. Die beste Fastenwirkung war bei ihr immer dann zu beobachten, wenn das Gewicht unter 54 kg gesenkt werden konnte (d. h. minus 10 bis 15 % nach der Broca-Formel). Die Annahme liegt nahe, daß erst in diesem Gewichtsbereich die Autoimmunsuppression durch Fasten zur Wirkung kam.

*Juvenile, rasch progrediente chronische Polyarthritis*

Frl. A. R. L., geb. 1965, war vom 5. 6. bis zum 24. 7. 1984 in unserer stationär-klinischen Behandlung.

Schon in ihrem 14. Lebensjahr erkrankte die Patientin 1979 an rheumatischer Polyarthritis. Von September 1979 bis November 1980 wurde mit Metalcaptase 450 mg/Tag und Imbaral 3 × 1 Dragee/Tag therapiert. Von Februar 1981 bis Dezember 1983 wurde dreimal wöchentlich das Gold-Präparat Tauredon (je 50 mg) injiziert. Trotzdem mußte wegen des progressiven Verlaufs im Dezember 1980 die Resektion der proximalen Handwurzelreihe mit Interpositions-Arthroplastik rechts durchgeführt werden, im Juni 1982, nach vorheriger Entfernung einer Bakerzyste die Synovektomie am linken Knie, und im Dezember 1982 die Synovektomie des rechten oberen Sprunggelenkes. Trotz allem kommt der Prozeß nicht zum Stillstand.

Bei der stationären Aufnahme klagte die Patientin Ruhe- und Bewegungsschmerzen in Zehengrund- und Sprunggelenken, beiden Knien, in den Hüftgelenken, links mehr als rechts, in beiden Schultergelenken, dem linken Ellbogen, den Hand- und den Fingergrundgelenken beiderseits. Auch die Beweglichkeit der HWS war schmerzhaft behindert, besonders morgens. In letzter Zeit kam eine schmerzhafte Behinderung des Kauens und Sprechens durch Befall des Kiefergelenkes, vorwiegend links, dazu. Sie war dadurch in der gesamten Beweglichkeit behindert, mit hinkendem Gang.

Subjektiv waren alle diese Gelenke mehr oder weniger blaß verdickt und außerordentlich berührungs- und bewegungsempfindlich. Durch den Bewegungsmangel war es an den Extremitäten zu einem ausgeprägten Muskelschwund gekommen und der Mund konnte nur etwa 1 bis 1 1/2 cm geöffnet werden. Besonders in der letzten Zeit, wohl auch unter dem Einfluß der Anstrengung der Reifeprüfung, kamen Kreislaufsensationen mit Herzklopfen, Schwindel und Schwächegefühl dazu sowie Appetitlosigkeit und Gewichtsabnahme.

So wog die Patientin bei der Aufnahme bei einer Körpergröße von 163 cm 50,1 kg und war damit, auch im Hinblick auf ihren leptosomen Habitus, schon im unteren Grenzbereich des Normalgewichtes. Laborstatus s. *Abbildung 45*.

Wegen des allgemeinen Erschöpfungszustandes begannen wir die ersten zehn Tage mit einer vegetarischen Vollwertkost und verabfolgten regelmäßig hohe Dosen Vitamin C mit den Mineralen Kalium und Magnesium sowie Traubenzucker i. v. und B-Komplex i. m, während es siebenwöchigen Aufenthaltes insgesamt elfmal. Danach begannen wir ein Fasten nach *Buchinger* mit Zugabe von zweimal 1/8 l Buttermilch, das 30 Tage durchgehalten werden konnte. Dabei ging das Gewicht auf 43,5 kg zurück, um in den zehn Nachfastentagen wieder auf 44,3 kg anzusteigen. Die bisherige Therapie mit Salicylaten 1/2 g mehrfach täglich wurde, vor allem wegen der bestehenden Anämie, weggelassen; statt dessen wurde symptomatisch mit Bryonia D3, Apis D6, Rhus tox. D6 im Wechsel therapiert, während der Diätphasen Ferronovin dazu gegeben. Außerdem bekam die Patientin je auf D12 verdünntes Eigenblut oral regelmäßig zuge-

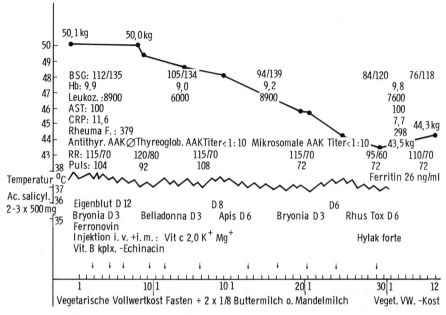

Abb. 45    19jährige Patientin, juvenile chronische Polyarthritis, Resektion der proximalen Handwurzelreihe und Interpositionsarthroplastik rechts, ventrale Synovektomie am linken Knie, Synovektomie am oberen Sprunggelenk rechts

führt, zuletzt noch in der D6-Form. Eine systematische physikalische Therapie war zunächst wegen der ausgesprochenen Schmerzhaftigkeit nicht möglich; jedoch konnte bald mit einer vorsichtigen Massage und Übungsbehandlung begonnen werden, die sich langsam steigern ließ. Dabei spielten vor allem isometrische Übungen eine Rolle.

Nur sehr langsam gingen die schmerzhaften Schwellungen zurück und die Beweglichkeit wurde besser. Der deutlichste Erfolg zeigte sich in der vierten Fastenwoche, in der auch das Hinken wesentlich besser wurde und systematisch die isometrischen Übungen intensiviert werden konnten. Nur in den letzten beiden Fastentagen klagte die Patientin Hungergefühle. Der Diätaufbau verlief krisenfrei, die Stuhlregulierung kam ausreichend in Gang. Die täglichen Temperaturmessungen zeigten nur in den ersten 14 Tagen eine leichte morgendliche Erhöhung.

Insgesamt war Frl. L. wieder zuversichtlicher geworden durch den Rückgang der Schmerzhaftigkeit und die Erfolge, die sie durch ihre eigenen Übungen erreichen konnte, z. B. längere Spaziergänge über zwei Stunden, schmerzfreies Treppensteigen; die Beweglichkeit der Kiefer wurde wieder größer, die Schmerzgrenze bei Bewegung war deutlich rückläufig, die allgemeine Kraft hatte zugenommen, die störenden Schwächegefühle und das Herzklopfen waren nicht wieder aufgetreten. Sie hatte hinterher sehr guten Appetit und nahm relativ gut an Gewicht zu.

Die Fortsetzung einer strengen vegetarischen Ernährung, über die wir die Patientin detailliert unterrichtet haben, ist unbedingt erforderlich, um den Anfangserfolg weiter auszubauen und den Prozeß zum Stillstand zu bringen.

Die Wiederholung des Fastens ist nach Ablauf eines Jahres zu empfehlen.

Eine während der Nachfastendiät aufgetretene kurze Verschlimmerungszeit ist typisch für diese Phase nach dem Fasten und als Rebound-Effekt zu verstehen.

Entsprechend dem klinischen Befund und dem subjektiven Befinden zeigten auch die Laboranalysen Besserungstendenz. Am ausgeprägtesten war dies bei dem C-reaktiven Protein der Fall, immer noch signifikant bei der BSG und dem Rheuma Faktor (*s. Abb. 45*).

Noch wichtiger aber ist, daß Frl. L. wieder Mut gefaßt hatte. Durch eine exakte diätetische und gymnastische Einstellung wurde ihr die Möglichkeit gegeben, selbst an ihrer weiteren Gesundung mitzuarbeiten. Glücklich über den erreichten Erfolg und mit neuer Zuversicht konnte sie jetzt nach Hause zurückkehren.

## Polytendomyopathie

In zunehmendem Maße begegnet man bei älteren Menschen polytopen Schmerzsyndromen an den Weichteilen des Bewegungsapparates, die je nach ihrer Lokalisation als Zervikalsyndrome, Dorsalgien, Lumbalgien, Periarthritiden, Insertionstendinosen und Arthralgien differenzierbar sind. Sie lassen sich durch umschriebene Druckempfindlichkeit gut lokalisieren und finden sich bevorzugt an den periostalen Insertionen und den bindegewebigen Scheiden der Arm- und Beinmuskulatur, ebenso entlang der ganzen Wirbelsäule und dem Beckenkamm.

Auslösende Ursachen sind Fehl- und Überbelastung bei Sport und Arbeit, Verletzungsfolgen nach Unfällen und Operationen, Stoffwechseleinflüsse (Hyperurikämie, Kalzinose, Diabetes mellitus, Hyperlipidämie), Durchblutungsstörungen (Unterkühlung, Gefäßveränderung) und nicht zuletzt psychische Faktoren (*s. Tab. 15*).

So wird dieses Krankheitssyndrom geradezu zum Abbild leib-seelischer Verkrampfung, Verschlackung und zuletzt Verschleiß durch den permanenten Lebensprozeß (*32, 33, 110*).

Tabelle 15   Die Symptomsprache psychorheumatischer Schmerzen nach Weintraub, A.

| Einteilung | Bedeutungsgehalt |
|---|---|
| 1. Psychosomatische Zervikalgie | Emotional erschwerte Be-Haupt-ung, hartnäckiges Gesichtswahren |
| 2. Psychosomatische Dorsalgie | Trauer, Verzweiflung, Mutlosigkeit oder kompensierende aufrechte Zwangshaltung |
| 3. Psychosomatische Lumbalgie | Psychische Überbelastung, Sprunghaftigkeit, Frustration, besonders bei gestörter Sexualität |
| 4. Psychosomatische Brachialgie | Gehemmte Aggression: Wut, Zorn (Symbol: Geballte Faust) |
| 5. Psychosomatische Beinbeschwerden | »Nicht mit beiden Beinen auf der Erde stehen«, »Nicht Fuß fassen können«, »Schwache Knie bekommen« |

Dem steht der freiwillige Verzicht, die Rücknahme allen äußeren Engagements, das zu sich selber Kommen in Lösung, Entspannung und Reinigung – mit einem Wort: das Fasten – komplementär gegenüber. Zusammen mit Wärmeanwendungen, Massagen, Dehn- und Entspannungsübungen, aber auch der Selbstbesinnung und geistigen Neuorientierung wirkt das Fasten hier geradezu kausal. Auch hier muß lange genug gefastet werden. Beim folgenden Beispiel ist eine Beinverkürzung mit Fehlhaltung und -belastung als Poliomyelitisfolge gleichzeitig mit permanenter familiärer und seelischer Überforderung die Ursache der Symptomatik.

### Polytendomyopathie, Poliomyelitisfolgen

Frau K. H., 41jährig, mesosom, 166 cm/72,2 kg. Die Patientin erkrankte mit eineinhalb Jahren an einer Poliomyelitis und behielt einer Hypotrophie mit Beinverkürzung zurück; 26jährig wurde operativ eine Korrektur des Spitzfußes vorgenommen. Seit etwa acht Jahren plötzlich auftretende schmerzhafte Schwellungen, als ob man sie angeschlagen hätte, an den Unterarmen, Händen, Handgelenken, aber auch Knie-, Fußgelenken und Fußsohlen, die im Verlauf von zwei bis drei Tagen abklingen, aber eine Verfärbung zurücklassen, die sich erst längere Zeit später zurückbildet.

Alle Laboranalysen, zuletzt in der Universitätsklinik in Basel, haben keinen rheumatischen Prozeß aufdecken können. Die Behandlung mit Butazolidin und anderen Rheumamitteln brachte keinen Erfolg. Auch herdverdächtige Zähne, die gezogen wurden, wie der Weisheitszahn unten links, blieben ohne Einfluß.

Augenfällig waren die Verkürzung des rechten Beines als Poliofolge und die Narben nach operativer Spitzfußkorrektur. Besonders bemerkenswert waren aber die druckschmerzhaften Sehnenansätze im Bereich der Ellbogen-, Hand-, Knie- und Fußgelenke sowie entlang der Wirbelsäule und an den Schulterblättern.

Laboranalytisch war lediglich die BSG mit 12/29 leicht erhöht, die Rheumafaktoren negativ.

Während des jetzt eingeleiteten Fastens nach *Buchinger* traten die oben beschriebenen Reaktionen am linken Handrücken, am linken Großzehengrundgelenk, am rechten Kleinzehenballen, am rechten Handrücken sowie am linken Handrücken auf. Am 22. Fastentag kam es zu Reaktionen an einem Stiftzahn oben rechts. Trotz Schweißausbrüchen und Hitzegefühl war kein Temperaturanstieg zu messen. Während des Fastens wurden zusätzlich Vollmassagen, Beinmassagen, wechselwarme Kneippgüsse sowie eine abgestufte Eigenblutbehandlung verabfolgt. Im diätetischen Aufbau kam es nochmals zu einer Reaktion am rechten Ringfinger. Als die Patientin nach einem Jahr wiederkam, berichtete sie, daß diese Reaktion die letzte gewesen war. Sie hatte inzwischen noch gelegentlich leichte Beschwerden in den kleinen Fingergelenken, aber ohne lokale entzündliche Schwellung. Diesmal klagte die Patientin hauptsächlich über Lumbalgien und Dorsalgien und berichtete von einer vermehrten beruflichen und familiären Belastung durch Pflege alter Familienmitglieder. Das Gewicht ist mit 64,5 kg jetzt im Normbereich, die BSG mit 4/14 normal.

In 14 Fastentagen und fünf Nachfastentagen klangen auch diese Beschwerden vollständig ab, wobei Heusackauflagen und Massagen als hilfreich empfunden worden waren. Am Ende der zweiten Fastenwoche kam es zu Reaktionen am linken Kleinfingermittelgelenk und am linken Mittelfingermittelgelenk mit blasser schmerzhafter Schwellung, die rasch wieder abklang. Der Stiftzahn oben rechts war inzwischen extrahiert worden, ohne Herdbefund (*Abb. 46*).

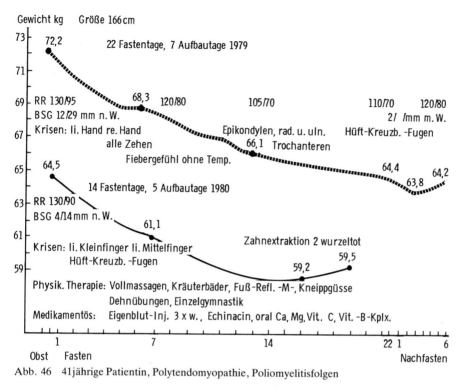

Abb. 46   41jährige Patientin, Polytendomyopathie, Poliomyelitisfolgen

Kommentar: Die Fehlbelastung durch Schwächung und Verkürzung des rechten Beins sowie die seelische Überlastung hatten zum typischen polytopen Beschwerdebild geführt. Dazu kam noch das Erscheinungsbild einer Erythema-nodosum-ähnlichen Vaskulitis, deren Ursache unbekannt blieb. Durch das Fasten wurde in jeder Hinsicht eine eindrucksvolle Besserung erreicht und die Symptomatik langfristig behoben. Da sich die häuslich-berufliche Belastungssituation nicht geändert hatte, war das Rezidiv mit Dorsalgie, Lumbalgie, Ischialgie verständlich.

## Polyarthritis psoriatica

Frau U. -Ch. D., geb. 1934, befand sich vom 11.1. bis zum 25.2.1984 in unserer stationärer Behandlung.

Diese Patientin war vom Hausarzt zum Fasten eingewiesen worden, nachdem ein seit dem 15. Lebensjahr bestehender polyarthritischer Prozeß sich in zunehmendem Maße als therapieresistent erwiesen und die Arbeitsfähigkeit der als kaufmännische Angestellte arbeitenden Patientin in Frage gestellt hatte.

Der Vater litt, wie seine drei Geschwister, an Diabetes mellitus und war 65jährig an einem apoplektischen Insult gestorben. Die Mutter leidet an Polyarthritis.

Die Patientin war 1955 wegen häufiger Anginen tonsillektomiert, 1956 appendektomiert und 1971 strumektomiert worden. Außer den üblichen Kinderkrankheiten hatte sie 1941 eine Diphtherie und 1967 eine Gelbsucht durchgemacht. Eine Tochter wurde geboren, 1982 trat, nach Curettage, die Menopause ein.

In den vielen Jahren hat Frau D. fast alle gängigen Antirheumatika, unter anderem auch Resochin und von März bis August 1979 Cortisone verabfolgt bekommen, ohne besonderen Effekt; sie hat sie ausnahmslos auch schlecht vertragen. Auch eine sechswöchige Moor-Badekur in Bad Aibling habe keine nachhaltige Wirkung gehabt. Damals wurden wegen der Magenempfindlichkeit Voltaren 100 als Zäpfchen 1–2 × täglich und abends 1 × 1 Adumbran gegeben.

Alle Serumanalysen auf Rheumafaktoren waren bislang negativ gewesen.

Bei der Aufnahmeuntersuchung klagte die Patientin nicht nur tags und bei Bewegung, sondern auch nachts in Ruhe oft unerträgliche Schmerzen, derzeit vor allem in der linken Schulter, den Fingergelenken rechts mehr als links, den Zehen und Fußgelenken ebenfalls rechts mehr als links, sowie der ganzen Wirbelsäule, speziell LWS und HFK beiderseits, letztere mehr nachts. Die vegetativen Funktionen waren in Ordnung.

Die 49jährige mesosome Patientin war in gutem Allgemeinzustand (163 cm/63 kg). Auffällige Veränderungen innerer Organe fanden sich nicht. Der Kreislauf war intakt, RR 130/80 mm Hg, Pusfrequenz 80/min.

Bewegungsapparat: Muskuläre Verspannung der ganzen Rückenstrecker bei geringer großbogiger Skoliose. F-B-A: 10 cm, Schober 10/12 cm, Rotation der HWS ein Drittel reduziert. Entzündliche Rötung und Schwellung, Berührungs- und Bewegungsschmerz der rechten Fingergelenke, besonders 2 und 3 im Strahl, sonst Mittel- und Grundgelenke bevorzugt, linksseitig nur angedeutet. Solche Veränderungen zeigten die Zehengelenke, rechts deutlicher als links, die Fuß- und Schultergelenke, letztere besonders links mit Reduzierung der seitlichen Elevation auf ca. 75 Grad.

Am behaarten Kopf fanden sich nicht entzündliche scharf begrenzte Rötungsbezirke mit feinlamellöser Schuppung, die vom Dermatologen als Psoriasis vulgaris diagnostiziert wurden. Auch am Nabel fand sich eine solche Veränderung. Die Haupterscheinungen waren der Patientin erst seit kurzem aufgefallen und diagnostisch bisher nicht abgeklärt worden.

Obwohl in der Literatur der Befall der Fingerendgelenke bei langjährig vorangegangener psoriatischer Dermatose als typisch beschrieben wird, spricht der bisher seronegative Verlauf und der Befall des ganzen zweiten, dritten und zeitweise auch fünften Strahls für das Vorliegen einer Polyarthritis psoriatica.

Nachdem sich Fasten bei der chronischen Polyarthritis meistens gut bis sehr gut bewährt hat, lag es nahe, auch bei dieser Patientin den Weg der Fastentherapie einzuschlagen, obwohl bisher Erfahrungen mit dem Fasten bei dieser Erkrankung nicht mitgeteilt worden sind.

Nach zwei überleitenden Tagen mit vegetarischer Kost bzw. Reis-Obst, führten wir die Patientin in typischer Weise mit der Darmreinigung durch 30 g Glaubersalz in das Fasten nach *Buchinger* herein. Wegen der Magenempfindlichkeit gaben wir ihr anstelle der Obstsäfte abends Reis- bzw. Haferschleim, morgens und mittags wie gewohnt Kräutertee, mittags die gewürzte Gemüsebrühe und ansonsten Mineralwässer nach Bedarf. Die Darmreinigung erfolgte durch Einläufe bzw. zwei Kaffeelöffel Bittersalz in zwei- bis dreitägigen Abständen.

An physikalischen Maßnahmen bekam Frau D. Rückenmassagen mit Heusackauflagen zweimal wöchentlich, Stangerbäder zweimal wöchentlich und Sauna einmal wöchentlich. Darüber hinaus wurden zwei- bis dreimal wöchentlich aktive und passive Dehnungs- und Bewegungsübungen sowie isometrische Übungen durchgeführt und täglich Eispackungen an die betroffenen Gelenke verabfolgt.

Nach Bedarf wurde die Segmentbehandlung, meist mit Plenosol in steigender Dosierung angewandt und homöopathische Mittel wie Apis D6, Rhus tox. D6, Dulcamara D2 und Bryonia D2 der Symptomatik entsprechend eingesetzt, zweimal auch kleine Dosen von ACTH (8 E und 12 E).

Trotz kritischer Schmerz- und Entzündungsreaktionen, speziell am dritten, zehnten und 26. Fastentag zogen wir das Fasten bis zum 40. Tag durch, um die erwünschte generelle Umstimmung zu erreichen. Was sonst meist gelingt, trat diesmal nicht ein. Auch am 40. Fastentag und den nachfolgenden vier Aufbautagen hatte die Patientin noch Schmerzen, vor allen Dingen nachts, am ganzen Rücken und ausstrahlend in den 10. bis 12. Interkostalraum, links mehr als rechts. Wegen einer lebensbedrohlichen Erkrankung der Mutter mußte die Patientin die diätetische Nachfastenzeit stark abkürzen. (*S. Abb. 47*)

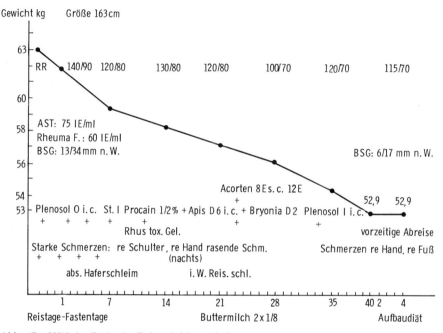

Abb. 47  39jährige Patientin, Polyarthritis psoriatica

Das lange Fasten war ansonsten von der Patientin – in der zweiten Hälfte unter Zugabe von zweimal 1/8 l Buttermilch täglich – gut vertragen worden. Um so größer war die beiderseitige Enttäuschung, daß insgesamt nur eine mäßige Linderung der Schmerzen und Besserung der Beweglichkeit erreicht werden konnte. Die Psoriasisherde waren etwas blasser, aber sonst unverändert geblieben.

Wie seit vier Jahren wurde die Patientin auf eine lakto-vegetarische Kost eingestellt und in hausärztliche Betreuung entlassen.

Am 15. 10. 84 meldete sich die Patientin spontan am Telefon und berichtete folgendes: Ca. vier bis fünf Wochen nach dem Fasten hätten die Gelenk- und Rückenschmerzen noch angehalten, dann seien sie ziemlich schnell und so gut wie völlig verschwunden. Trotz großer familiärer Belastung (Pflege der kranken Mutter) und halbtäglich beruflichem Einsatz fühle sie sich sehr wohl und beschwerdefrei und wolle ihrer Freude darüber telefonisch Ausdruck verleihen. Der Hausarzt habe sich gewundert, daß sie, im Gegensatz zu früher, gar nicht zu ihm in die Sprechstunde kommen müsse und die ganze Familie sei glücklich über die Besserung ihres Leidens.

Auch wenn dies bisher der erste und einzige Fall einer solchen Erkrankung in meiner bisherigen Fastenpraxis war, ermutigt das günstige Resultat zur weiteren Empfehlung. Der Eintritt der Besserung vier bis sechs Wochen nach einem Fasten ist nichts Ungewöhnliches und ist auch bei anderen Krankheitsbildern zu beobachten.

## Degenerative Gelenkerkrankungen

Degenerative Gelenkerkrankungen beginnen nicht erst im Alter. Allzuoft setzt ihre Entwicklung schon im dritten Lebensdezennium ein, meist im Zusammenhang mit Traumen und speziell an der Wirbelsäule. Jedoch werden die meisten blanden und unregelmäßigen Beschwerden lange Zeit nicht ernst genommen oder mit Analgetika unterdrückt. Damit wird dem degenerativen Prozeß Vorschub geleistet, denn Analgetika unterdrücken nicht nur die entzündungsfördernden Prostaglandine E, sondern ebenso die Mukopolysaccharidproduktion und damit die Knorpelregeneration.

Bei den meist älteren Menschen, die deshalb zur Behandlung kommen, findet sich eine höchst individuelle Kombination genetischer, konstitutioneller und lebensgeschichtlicher Faktoren, welche die üblichen Alterserscheinungen beschleunigen, verstärken oder beides zugleich (*188*). Letztlich münden sowohl primäre wie sekundäre Osteo-Arthropathien in denselben Endzustand eburnisierender Gelenkdegeneration ein.

Deshalb hat *Letterer* von einer Gelenkkatabiose schlechthin gesprochen. Für den therapeutischen Ansatz ist es unerläßlich, diese multifaktorielle Ätiologie individuell soweit wie möglich abzuklären (*33*). Hierbei wirken Altersvorgänge als Schrittmacher. An dem Zeitpunkt des Auftretens der Erscheinungen lassen sich hormonale Einflüsse erkennen, so bei den Heberdenschen und Bouchardschen Osteophytosen der Fingergelenke, die vorwiegend bei Frauen im Klimakterium mit dem einsetzenden Östrogenabfall auftreten.

Ernährunseinflüsse wie Hyperlipidämie und Diabetes mellitus provozieren nicht nur in erhöhtem Maße Angiopathien, sondern auch Arthropathien. Bei erhöhter Harnsäure ist damit zu rechnen, daß sie sich nicht nur gezielt oligartikulär ablagert, sondern in Phasen erhöhter Serumkonzentration des gesamten Bindegewebe durchseuchen kann. Der Anteil an der Schmerzauslösung ist allerdings schwer zu bestimmen, weil häufig in der Zwischenzeit die Serumwerte wieder normal werden können (*220*).

Welche Folgen die stoffwechselmäßige Besetzung des bindegewebigen Raumes haben kann, hat *Greiling* am Beispiel der Arthropathia alcaptonurica erläutert und damit eine einleuchtende Theorie über die Pathogenese von Knorpeldegenerationen generell aufgestellt (*72a*).

Nicht nur die Homogentisinsäure, sondern auch andere Stoffwechselparameter verschieben den pH-Wert im Blut und damit automatisch auch in der Synovialflüssigkeit nach der sauren Seite (Hyperglykämie, Hypercholesterinämie, Hyperlipidämie, Hyperurikämie, Porphyrie). Damit werden die Enzyme des Gelenkstoffwechsels blockiert und der Knorpelabbau von innen her in Gang gebracht.

Aber nicht nur Stoffwechselüberlastungen, sondern auch Hypoxidosen jeder Art lösen diesen Selbstauflösungsprozeß und damit die Arthrose aus. Eine solche Hypoxidose wird zum Beispiel durch die anhaltende Überhöhung des axialen Gelenkdrucks durch Übergewicht provoziert. Es ist deshalb nicht verwunderlich, wenn statisch gesehen die tragenden Gelenke häufiger degenerieren. So sind bevorzugt die Kniegelenke, nicht viel seltener die Hüften betroffen. Danach folgen Fußgelenke und die Wirbelsäule. Sehr viel seltener degenerieren Schulter- und Ellbogengelenke, Sternoklavikular- und Kiefergelenke.

Jede Arthrose kann durch entzündliche Schübe (immunologisch, rheumatisch, infektiös, fokaltoxisch, traumatisch) aktiviert werden. Dabei greifen die Lysosomen der polymorphkernigen Leukozyten die Außenfläche des Gelenkknorpels an und beschleunigen so den degenerativen Prozeß bis zu dem bereits erwähnten Endstadium der kompletten Katabiose.

## Die Wirkung des Fastens bei degenerativen Gelenkerkrankungen

Die Regeneration des Knorpelgewebes hängt von der organspezifischen Hyaluronatproduktion in der Knorpelzelle selbst ab. Dazu ist die Anwesenheit sämtlicher Enzyme des Zitratzyklus (Lactat-Glutamat-Malat-Dehydrogenasen), der Glykolyse (Hexokinase) wie der ATP-Synthese erforderlich. Diese bewerkstelligen die Kollagen- und Proteoglykansynthese und werden von der Synovia und der Knorpelsubstanz selbst produziert. Die Aktivität dieser Enzyme hängt vom pH-Wert der Gelenkflüssigkeit ab. Die Gelenkflüssigkeit selbst ist ein getreues Dialysat des Blutes mit derselben Konzentration an Elektrolyten, Glukose, Cholesterin, Neutralfett. Für ihren pH-Wert entscheidend ist der Gehalt an den sauren Metaboliten, Milchsäure, Fettsäure, Harnsäure und Ketonen. Mit dem Absinken des Synovial-pH-Werts in den sauren Bereich wird die Fermentaktivität der Knorpelsynthese zunehmend gehemmt.

Die übersäuerte Stoffwechselsituation wird also zum erstrangigen pathogenetischen Faktor der Knorpeldegeneration.

Das Fasten greift auch in diesen Prozeß durch die Umschaltung auf innere Ernährung und Verdauung in spezifischer Weise ein.

Die mit der Flüssigkeitsabgabe der ersten drei bis vier Fastentage verbundene Entquellung führt sofort zu einer entsprechenden hydrostatischen Entlastung der ganzen unteren Körperhälfte, besonders der dazugehörigen Venen, Lymphbahnen und tragenden Gelenke. Gerade diese Gelenke sind bei vorliegender Arthrose immer venöslymphatisch gestaut. Die intervertebralen Venen der LWS sind bis auf 4 mm und mehr erweitert (*110*). Auch an den Kniegelenken treten besonders im medialen Gelenkbereich und in der Kniekehle solche Venen- und Lymphstauungen häufig sehr deutlich in Erscheinung, während sie an den Hüftgelenken weniger gut erkennbar sind. Dagegen zeigt der arterielle Anteil der Gefäßversorgung periartikulär eher obliterierende Tendenz.

Die Verringerung des statischen Drucks und die Entstauung des Gelenkinnenraums wird meist sofort als schmerzlindernd empfunden. Die Verschiebung der allgemeinen Stoffwechsellage in den ersten 14 Fastentagen nach der sauren Seite hin kann die kurzdauernden Schmerzkrisen dieser Phase mit erklären. Trotzdem kann schon jetzt auf Analgetika und auf Antirheumatika verzichtet werden. Auch auf Gelenkergüsse wirkt sich diese Verringerung des extravasal-extrazellulären Flüssigkeitsvolumens günstig aus. Meist resorbieren sie sich im Verlauf von drei Fastenwochen. Ist aber die Viskosität des Ergusses schon sehr hochgradig, so ist in seltenen Fällen die Entlastungspunktion erforderlich.

Erst in der dritten und den weiteren Fastenwochen wirkt sich die Befreiung des Blutes von sauren Metaboliten und Stoffwechselschlacken auf den internen Gelenkstoffwechsel besonders günstig aus. Dies entspricht auch den Erfahrungen, die bei den rheumatischen Gelenkerkrankungen gemacht wurden (s. S. 86). Im Gegensatz zu den Rheumatikern sind die Arthrotiker meist übergewichtig, so daß von der dritten Woche ab auch die Gewichtsreduzierung durch statische Entlastung die Diffusionsvorgänge und damit die Sauerstoffversorgung und Ernährung des Knorpels verbessert. Der Patient registriert eine bessere Beweglichkeit, Verlängerung der Gehstrecke und geringe Schmerzhaftigkeit auch beim Gehen auf der Treppe.

In den nichttragenden Gelenken der Arme, Schultern, Schlüsselbeine und oberen BWS und HWS wird meist erst jetzt etwas von der schmerzbefreienden Fastenwirkung spürbar. Die begleitende Verkrampfung der periartikulären Muskelzüge ist ebenso wie die entzündlichen Reizzustände der periostalen Sehnenansätze nur langsam auflösbar. Lösende Massagen, Wärmeanwendungen, entspannende Bäder und Unterwassermassagen, lockernde Dehnübungen und Schräglagen sind deshalb unentbehrliche Hilfsmaßnahmen. Zur Verbesserung der Mikrozirkulation empfehlen sich außerdem hyperämisierende Maßnahmen (Elektrowellen, Rubefacientia); Anwendung von Heparinsalben und Anlegen von Blutegeln sind durch Verbesserung der Fließeigenschaften wertvolle Mithilfen.

Die Feinarbeit innerer Verdauung an der Synovia, den Gelenkkapseln und den Kapillarmembranen ist meist erst in der vierten Fastenwoche zu erwarten. Wieweit sie dem einzelnen Patienten zugemutet werden kann, muß der richtigen Beurteilung überlassen bleiben. Variationen der Fastengetränke eröffnen hier weitere Möglichkeiten, wie sie bei den Rheumatikern schon besprochen wurden. Eine vermehrte Hydroxiprolinausscheidung der länger Fastenden dokumentiert die Aktivierung der Stoffwechselvorgänge und Aufräumungsarbeiten in diesem Bereich (*110*). Allergische, rheumatische, fokaltoxische Einflüsse bestimmen den Fastenverlauf mit und können jederzeit kritische Reaktionen auslösen. Deshalb ist generell dem stationären Fasten der Vorzug zu geben. Im Hinblick auf die Chronizität des Leidens und das hohe Durchschnittsalter der Patienten sind die Fastenerfolge als bemerkenswert gut zu bezeichnen, zumal wir damit von der belastenden Arzneimittelbehandlung weitgehend wegkommen.

Der Dauererfolg steht und fällt mit der Erhaltung bzw. Erreichung eines Normalgewichtes unter optimaler Ernährung sowie der eventuell notwendigen Entwöhnung von Genußgiften (*224*). Gerade dem durch Arthrosen belasteten Personenkreis wird es durch seine Behinderung schwer gemacht, durch körperliche Aktivität Gewicht abzunehmen. Am ehesten gelingt dies noch durch Schwimmen und Radfahren oder auch isometrische Übungen. Hauptsache bleibt die Beschränkung der Nahrungszufuhr. Wer aber existiert schon freiwillig und langdauernd an der Grundumsatzgrenze? Den meisten fällt es viel leichter, ein- oder zweimal im Jahr zu fasten, um die notwendige Entlastung herbeizuführen, als sich fortwährend zu kasteien. Auf diese Weise läßt sich die verbliebene Restbeweglichkeit und damit auch Selbständigkeit noch recht lange erhalten, die Pflegebedürftigkeit dagegen hinausschieben.

# Überernährung, Übergewicht, Fettleibigkeit, Fettsucht

Die Übergänge vom Normalgewicht zum Über- oder Untergewicht sind fließend. Die pathologischen Belastungsgrenzen lassen sich deshalb weder nach oben noch nach unten einheitlich für alle festlegen. Die Bestimmung eines Idealgewichtes nach fiktiven Standardformeln ist nicht möglich. Diese gestatten jedoch eine grobe Orientierung.

1. Die Formel nach *Broca*: Körpergewicht in Zentimetern minus 100 = Normalgewicht in Kilogramm.

Diese Bestimmung läßt konstitutionelle und geschlechtliche Unterschiede völlig außer acht. Auch die Angaben 10 % unter Broca für Männer und 20 % unter Broca für Frauen als idealer Gewichtsstandard sind irreführend. Zwar zeigt eine auf das Normalgewicht bezogene Mortalitätskurve amerikanischer Versicherungsgesellschaften ein Optimum an Lebenserwartung bei ca. minus 5 % nach der Broca-Formel, doch verwischt auch dieser statistische Mittelwert alle geschlechtlichen, konstitutionellen und individuellen Besonderheiten (*Abb. 48*). Durch die Einbeziehung des Brustumfangs wird diesen Besonderheiten mehr Rechnung getragen.

2. Die Formel nach *Bornhardt*:

$$\frac{\text{Körpergröße} \times \text{Brustumfang in cm}}{240} = \text{Normalgewicht in kg}$$

Darüber hinaus hat sich mir als Orientierungsgrundlage die Erfragung des Körpergewichtes zwischen dem 18. und 22. Lebensjahr bei Frauen, dem 20. bis 25. Lebensjahr bei Männern sehr bewährt. Diese Angaben bestätigen zumeist den aus Größe, Kondition, Alter und Geschlecht ermittelten Schätzwert. Auch der Betreffende selbst kann

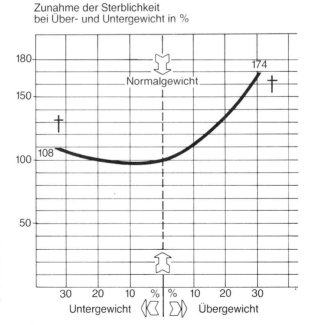

Abb. 48 Beziehung von Lebenserwartung und Gewicht (statistische Untersuchungen der amerikanischen Versicherungsgesellschaften) (nach *Husemann u. Mrozek*)

zu dieser Größenordnung eine persönliche Beziehung herstellen und läßt sich besser dazu motivieren, diesen Gewichtsbereich wieder zu erreichen. Allerdings gibt es auch einige wenige Patienten, die bereits in diesem Alter oder schon in früher Jugend völlig aus den Fugen geraten waren. Da diese meist zu den extrem Adipösen gehören, kann zunächst von der Erreichung eines Normalgewichts sowieso keine Rede sein. Es müssen deshalb im Einzelfall Nah-, Mittel- und Fernziele im Gespräch ermittelt werden.

Stämmige Athleto-Pykniker können so durchaus einmal ein Normalgewicht von plus 30 % nach der Broca-Formel, Frauen von plus 20 % nach der Broca-Formel haben. Andererseits beginnt die Fettleibigkeit bei Leptosomen schon bei 10 % über Broca, die Fettsucht bei plus 30 % nach der Broca-Formel.

Nach den neuesten Angaben sind über 40 % der erwachsenen Bundesbürger übergewichtig (*175*). Ursächlich steht im Vordergrund die Verarmung an körperlicher Arbeit und Bewegung bei gewohnheitsmäßiger Überernährung. Wie sich gezeigt hat, sind die psychologischen Hintergründe noch bedeutender: die Eß- und Trinklust sowie die orale Überkompensation unbewältigter Probleme. Deshalb sind ja auch bei allen therapeutischen Maßnahmen zur Bekämpfung der Übergewichtigkeit die Rückfallquoten hoch, nämlich 70 bis 95 % (*14*). Modernere psychologische Schulungsmaßnahmen haben an diesem schlechten Resultat offenbar noch nicht viel ändern können (*182, 183*). Das ist im Hinblick auf die begleitenden Risikofaktoren und der damit verbundenen Übersterblichkeit ein bedenklicher Zustand.

»Dieser Situation ist ein ungeschulter Charakter natürlich nicht gewachsen«, bemerkt *O. Buchinger sen.* in seinem Buch »Das Heilfasten«. Weiter sagt er: »Der Organismus läßt sich nicht mit Quellstoffen, sogenannten Lipolysinen, Appetitzüglern und Schilddrüsenhormonen betrügen« (*23*) und schon gar nicht mit Diuretika und Abführmitteln. Als schon fast pervers bezeichnet *Förster* (*68*) die Magenbypaß- und Dünndarmkurzschlußoperationen zum Zweck einer verminderten Nahrungsresorption. Auch das Schlucken eines aufblasbaren Gummiballons wird sich als Methode der Wahl wohl kaum durchsetzen (*68*).

Die Aufklärung über ernährungstechnische und psychologische Hintergründe genügt also nicht. Nur auf der mühseligen Kleinarbeit am Charakter läßt sich eine erfolgreiche Motivation aufbauen (*127, 182, 183*). Darauf hat auch *Hufeland* abgehoben, als er schrieb: »Ohne moralische Kultur steht der Mensch mit seiner eigenen Natur im Widerspruch. Psychische und moralische Gesundheit sind genauso verwandt, wie Leib und Seele!« (*105*). Es geht um die Erziehung zum richtigen Umgang mit dem Überfluß. Mit der Versuchung fertig zu werden, muß gelernt werden. Letztlich liegt es an unserer inneren Einstellung, was wir aus dem alltäglichen Essen und Trinken zu gestalten vermögen.

Im Rahmen der Gesamtmorbidität spielt die Fettleibigkeit eine überragende Rolle (*210*). Mit dem Grad des Übergewichts korreliert direkt die Häufigkeit folgender Risikofaktoren und Krankheiten:

1. Hyperlipidämie und Hypercholesterinämie (*35, 40, 56, 62, 81, 84*),
2. Hypertonie, Herzinsuffizienz, Angina pectoris und Herzinfarkt (*13, 42, 50, 66, 142*),
3. Hyperinsulinismus, Diabetes Typ II (*34, 52, 59*),
4. Hyperurikämie, Gicht und Nephrolithiasis (*35, 63, 141*),
5. venöse Hypostase, Varicosis, Haemorrhoidosis (*61*),
6. vermehrte Fetteinlagerung in die Leber (*145, 227*),
7. das Pickwick-Syndrom (*60, 62*),

8. Mineralstoffwechselstörungen mit Kalium-, Calcium-, Magnesiummangel (*35, 111, 112, 114*),
9. Polyglobulie und Thromboseneigung (*60, 62*),
10. längerfristig Gefäßsklerose durch Hyalinose, Atheromatose, Amyloidose, apoplektischen Insult, periphere Durchblutungsstörungen (*17, 18, 124, 141*).

Der Kampf gegen die Fettleibigkeit ist eine der aktuellsten und wichtigsten ärztlichen Maßnahmen, um menschliches Leben, sowie Lebensqualität und Arbeitsfähigkeit zu erhalten und zu verlängern. Wie schon gesagt ist dazu eine mühsame Kleinarbeit mit regelrechter Umschulung nicht nur der Eß-, sondern der meisten Lebensgewohnheiten notwendig. Der Versuch, verbal oder schriftlich oder psychologisch zu überzeugen, reicht bei weitem nicht aus. Es bedarf regelrechter Seminare der Selbsterfahrung, um aus den eingefahrenen Geleisen der Gewohnheit herauszukommen und die neu erlernten Verhaltensmuster dauerhaft beizubehalten. Dazu ist das häusliche Milieu oder gar die gewohnte Arbeitssituation am wenigsten geeignet. Der räumliche und zeitliche Abstand vom üblichen Alltag ist unabdingbare Voraussetzung. Jede Versuchungssituation muß bewußt gemieden werden. Es ist eine uralte Erfahrung, daß diese notwendige Selbstbesinnung am besten gelingt, wenn man ganz auf feste Nahrung verzichtet und sich der Klausur des Fastens, den inneren Ordnungskräften überläßt (*23, 27, 44, 62, 91, 111, 124, 148*).

Nur so lassen sich jene Korrekturen an unserem Verhaltensmuster anbringen, mit denen wir unsere Alltagsgewohnheiten umkrempeln und unsere Lebensprobleme der Lösung näherbringen können.

Mit einem stationären Fasten und der erfahrenen Anleitung in einem darauf eingerichteten Haus sind die Erfolgsaussichten immer noch am größten. Durch systematische Schulung können die Weichen nach dem Fasten schon auf die richtige Ernährung und das angemessene Trainingsprogramm umgestellt werden.

Die Fastendauer richtet sich jeweils nach der Gesamtsituation. Meist haben die Übergewichtigen oder gar Fettsüchtigen gar nicht soviel Zeit zur Verfügung, um in ei-

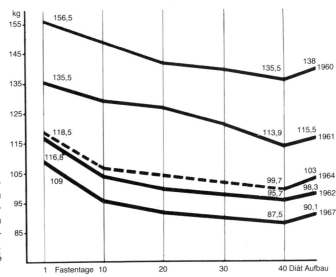

Abb. 49 51jähriger Patient; Normalisierung einer extremen Adipositas in fünf Fastenkuren und durch Änderung der Ernährung (aus: *Fahrner, H.*: Therapiewoche 6 [1970] 240)

nem Gang das Ziel zu erreichen, was in den meisten Fällen durchaus möglich wäre. So ist es einem extrem übergewichtigen Patienten gelungen, in halbjährlichem Abstand in fünf Fastenzeiten zu jeweils 40 Tagen sein Gewicht von 156 kg auf 87 kg zu reduzieren (*Abb. 49*). Eine weitere Patientin kam in 80 Fastentagen ihrem Ziel wesentlich näher, ohne es allerdings ganz zu erreichen (*Abb. 50*). Das bisher längste Fasten in der Klinik Buchinger, Überlingen, stand der jetzt 38jährige Herr A. durch, der mit 191 kg/176 cm ankam. Er fastete 161 Tage, d. h. genau 23 Wochen nach *Buchinger*, wobei sein Gewicht auf 124 kg um insgesamt 67 kg zurückging. Der Verwandlungsprozeß des Erscheinungsbildes, des Verhaltens und der Leistungsfähigkeit war außerordentlich eindrucksvoll (*Abb. 51 a u. b*). Dieser Patient hat inzwischen durch knappe Vollwertdiät

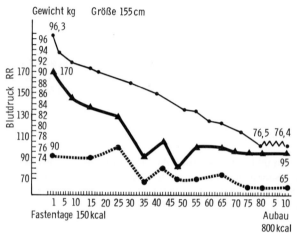

Abb. 50  45jährige Patientin, Adipositas, Hypertonie

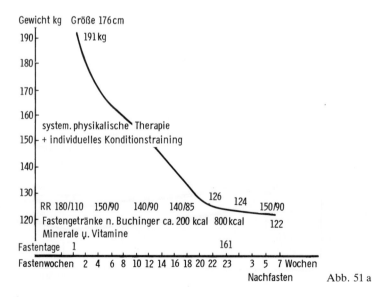

Abb. 51 a

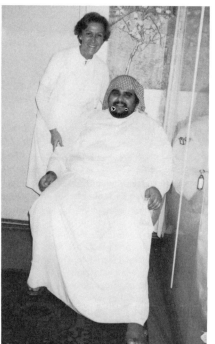

Abb. 51 a und b   36jähriger Patient, extreme Adipositas; Gewichtsabnahme in 161 Fastentagen und 15 Nachfastentagen: 69 kg. Die überdehnte Haut bildete sich weitgehend zurück. Totale Wandlung des Erscheinungsbildes und Besserung der Leistungsfähigkeit

a)

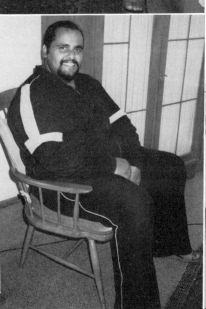

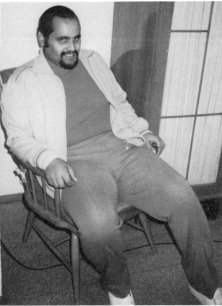

b)

sein Gewicht in acht Monaten weiter auf 95 kg reduziert. Aus einem müden alten Mann ist wieder ein sportlicher junger Mann geworden.

Eine gelungene Gegenüberstellung des alten und des neuen Menschen zeigt die Fotomontage unserers Fastenpatienten Dr. *Hofmann* (*Abb. 52*).

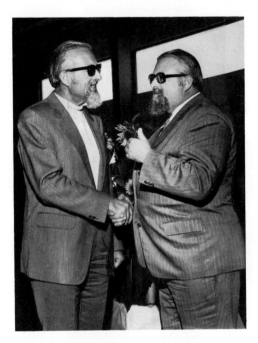

Abb. 52   Diese faszinierende Fotomontage stammt von einem konsequenten Patienten, dazu das sinnige Gedicht. In einer weiteren Fastenkur hat er inzwischen sein Gewicht weiter auf 73,5 kg reduziert und ist wieder in Hochform

Des Fastenmenschen Metamorphose
Wie solches hier geschehen kann?
Man frage bei Herrn Klepzig an!
Was er zu sagen hat ist gut –
vorausgesetzt, daß man es tut.
Befolgt man aber seinen Rat,
dann schafft man's wirklich, in der Tat!
Ich aber wünsche jeder Kur
von *dem* Erfolg ein bißchen nur!
Bei mir ging fast ein Zentner weg,
doch's Herz blieb auf dem rechten Fleck.
Bis zum nächsten Mal herzlichst
20. 11. 1978      Dr. Helmut Hofmann

Als der damals 44jährige vorwiegend pyknische und 180 cm große Patient zum ersten Mal zu uns kam, hatte er ein Gewicht von 115,3 kg, das er in 16 Fastentagen auf 105,3 kg reduzieren konnte. Erst nach mehreren Jahren war das Gewicht wieder angestiegen, so daß er 1972 mit 117,8 kg erneut in ein Fasten einstieg. Nach 17 Fastentagen war er bei 104,8 kg angekommen. Nach knapp drei Jahren war das Gewicht auf 123 kg wieder angestiegen, und es hatte sich ein Diabetes Typ II eingestellt. Diesmal gelang die Motivation zu einer konsequenten Umstellung in der Ernährung, so daß er sein Gewicht innerhalb eines halben Jahres auf 82,1 kg verringern konnte. Damit hatte sich auch die diabetische Stoffwechsellage ebenso wie der hohe Blutdruck normalisiert. In einem weiteren zwölftägigen Fasten im Jahre 1976 ging das Gewicht von 82,1 weiter auf 73,5 kg zurück. Wie wir jetzt von ihm hören, hat er sein Gewicht seither zwischen 70 und 80 kg halten können.

Um ein vorhandenes Übergewicht abzubauen, bleibt nach dem Gesetz von der Erhaltung der Energie kein anderer Weg als die negative Stoffwechselbilanz. Das heißt entweder langfristige Kalorieneinschränkung oder Fasten und Bewegung (s. S. 44). Wie erstaunlich dies auch klingen mag, das Erstere verlangt, vor allem unter den gewohnten Lebens- und Arbeitsbedingungen, mehr Disziplin als das zeitlich kürzere Fasten, also gerade das, woran es bekanntlich sowieso fehlt. Außerdem empfinden die meisten bei der Kalorienbeschränkung mehr Hungergefühle als beim Fasten. Verhältnismäßig wenige fühlen sich bei der Reduktionskost, die sich auch zu Hause durchführen läßt, wohler, während für das Fasten eine stationäre Behandlung vorzuziehen ist. Welcher Weg auch eingeschlagen wird, immer muß die angemessene Substitution von Mineralen, Vitalstoffen und Vitaminen gewährleistet sein.

Die wichtigsten Vorzüge des Fastens zur Gewichtsreduzierung sind:
1. raschere Gewichtsabnahme und damit stimulierendes Erfolgserlebnis,
2. sofortige Entlastung des gesamten Stoffwechsel- und Kreislaufsystems mit Beseitigung der Risikofaktoren,
3. schnellere Normalisierung der neurohormonalen Regulationen,
4. nachhaltigere Korrektur des Appetenzverhaltens.

Besser am Platz ist eine Reduktionsdiät
1. bei Angst vor dem völligen Nahrungsverzicht,
2. bei Durchführung während voller Berufstätigkeit,
3. bei unbewältigten seelischen Konfliktsituationen, in denen der Patient selbst sich nicht eindeutig für das Fasten entscheiden kann.

Die Normalisierung des Appetenzverhaltens nach dem Fasten hält unterschiedlich lange an. Ist es gelungen, den normalen Gewichtsbereich zu erreichen, so wird die Rückfalltendenz geringer.

## Gastro-Duodenopathie

Die Auffassung über die Wirksamkeit des Fastens bei Ulcus-ventriculi-duodeni-Diathese und Gastritisneigung war unter den Fastenärzten gegensätzlich (*23, 62, 226*). Dies war der Anlaß, darüber an 223 Patienten mit entsprechender Anamnese vergleichende Untersuchungen anzustellen (*53*). Davon hatten 115 Patienten (78 Männer und 37 Frauen) ein oder mehrmals ein Ulcus duodeni, 45 Patienten (19 Männer und 26 Frauen) ein Ulcus ventriculi und 63 Patienten (35 Männer und 28 Frauen) eine Gastritis durchgemacht.

Bei der stationären Aufnahme zeigten sie alle keine aktuellen Symptome; das beschwerdefreie Intervall lag zwischen einigen Wochen und mehreren Jahren. Bei 30 Patienten mit hoher Rückfallhäufigkeit wurde eine vegetarische Vollwertkost verabfolgt, 193 Patienten fasteten in der beschriebenen Weise nach *Buchinger*. Die durchschnittliche Fastendauer betrug zwölf Tage (zwischen vier und 33 Tagen). Sie bekamen täglich den heißen Leibwickel und in individuell angemessener Weise physikalische Zusatzbehandlungen. Unter diesen Bedingungen fasteten 91 Patienten ohne Beschwerden und mit gutem Erfolg. Bei 40 Patienten waren während des Gesamtverlaufs fortdauernde Beschwerden wie Blähungen, Druckerscheinungen, Sodbrennen und saures Aufstoßen aufgetreten, die über das übliche Maß hinausgingen, den Behandlungserfolg aber nicht wesentlich beeinträchtigten. Der Zusammenhang dieser Beschwerden mit der Aufnahme süßer Obstsäfte und des honiggesüßten Tees war erkennbar. Hier genügte das Weglassen der gesüßten Getränke allein, um weitere Beschwerden, besonders das Sodbrennen, zu verhindern.

Weitere 40 Patienten klagten über sehr unangenehme, meist spastische Oberbauchbeschwerden, die zu einer deutlichen Störung des Befindens und des Verlaufs führten. Die Qualität der Schmerzen wechselte von anfallsweisen bis zu dauerhaften Nüchternschmerzen, von diffuser bis zu streng umschriebener Lokalisation. Oft waren diese mit

Blähungen und saurem Aufstoßen kombiniert. Bei dieser Gruppe war der Zusammenhang mit den eingenommenen süßen Getränken noch deutlicher, wieder am meisten, wenn über Sodbrennen geklagt wurde. Hier genügte das Weglassen der Säfte und des Honigs allein nicht. Auch die Zugabe von Getreideschleimen, Mager- bzw. Vollmilch oder Mandelmilch reichte nicht aus, um die einmal eingetretenen Schmerzen rasch zu beseitigen.

In den wenigen Fällen, die vor den Röntgenschirm kamen, ließ sich dennoch der Verdacht auf ein Ulkus- bzw. Gastritisrezidiv nicht bestätigen. Mit einer gezielten Medikation (z. B. Nux vomica D4, Anacardium D3 oder anderen) waren diese Symptome früher oder später zu beseitigen. Bei einer anderen Gruppe von zwölf Patienten, die bereits während des einleitenden Obsttages derartige Beschwerden klagten, wurden von vornherein Getreideschleime und eine der genannten Milchsorten anstelle der Fruchtsäfte und des Honigs gegeben. Diese wurden von allen gut vertragen und brachten die Symptome rasch zum Abklingen. Von einigen wurden Getreideschleime, von anderen Magermilch bevorzugt; beide wirken günstig auf Schmerzen und Sodbrennen. Von den Kräutertees wurden am häufigsten Pfefferminz- und Melissentee nicht vertragen, am besten Schafgarbe und Kamille.

Letztlich kam es also in entscheidender Weise darauf an, die individuell angemessene Kombination von Fastengetränken zu finden, um von vornherein einen krisenfreien Verlauf zu gewährleisten.

Unter unseren Patienten hat inzwischen die Süßempfindlichkeit nicht nur bei solchen mit Ulkus- bzw. Gastritisanamnese zugenommen. Ich führe das auf den Verbrauch vor allem koffein-, aber auch alkoholartiger Getränke und von Süßigkeiten zurück.

Ein einziges Mal kam es bei einem 48jährigen Patienten am zwölften Fastentag zu einem akuten Rezidiv eines Ulcus ventriculi. Dieser war bei sommerlicher Hitze stundenlang mit dem Ruderboot auf dem See unterwegs gewesen. Wegen der ohne Vorsymptome plötzlich einsetzenden Krampfschmerzen mußte er die Ruderpartie unterbrechen. Die Verdachtsdiagnose einer gedeckten Perforation wurde bei der unumgänglichen Laparotomie bestätigt. Die Operation nach Billroth II und der postoperative Verlauf waren krisenfrei.

Eine Reihe von Patienten klagten erst nach dem Fastenbrechen über Magenbeschwerden, wobei ebenfalls das Sodbrennen auf süßes Obst und gesüßte Getränke überwog. Außerdem wurde von diesen die Rohkost schlecht vertragen. Durch die Umstellung auf Magenschonkost wurde meist sofort Besserung erzielt, in manchen Fällen war die Aufenthaltsdauer zu kurz, um völlige Symptomfreiheit zu erreichen.

Wird der besonderen Situation einer gastroduodenalen Empfindlichkeit von vornherein Rechnung getragen, so ist gegen ein individuell angepaßtes Fasten nichts einzuwenden. Durch die richtige Auswahl der Fastengetränke kann langfristig eine solche Überempfindlichkeit der Schleimhäute verringert werden. Entscheidend ist meistens die Entwöhnung von ursächlich dahinterstehenden Genußgiften, Koffein, Alkohol, Nikotin, aber auch Süßigkeiten. Dafür bietet das Fasten echte Chancen.

## Hepatopathien

Es ist naheliegend, bei nutritiv-toxischen Leberschäden von einer vollständigen Nahrungs- und natürlich auch Alkoholkarenz eine wohltätige Wirkung zu erwarten. Diese Erwartung wurde durch die Erfahrung der Fastenärzte vielfach bestätigt, allerdings nur bis zu einem gewissen Grad. Die Trennungslinie war früher, mangels meßbarer Leber-funktionsgrößen, sehr unscharf. Das hat sich heute geändert.

Die guten Erfahrungen betreffen vor allem symptomfreie einfache Hepatomegalien bei Adipösen mit oft über handbreiter Leberschwellung durch Fett-, Wasser- und Salz-einlagerung. Die Laborparameter können dabei normal oder geringfügig erhöht sein. Im Fasten bildet sich eine solche Hepatomegalie ohne Schwierigkeiten mit erfreulicher Konstanz meist schon nach einer Woche völlig zurück. Toxische Leberschäden und durchgemachte Hepatitiden lassen sich heute mit großer Wahrscheinlichkeit laborana-lytisch nachweisen (*145, 146*). Je nach dem Schweregrad wird zur Normalisierung die-ser Befunde ein längeres Fasten, meist bis zur dritten Woche, benötigt. Hierbei ist das Buchinger-Fasten mit seinen ca. 200 kcal KH-Zusätzen dem Null-Kalorien-Fasten überlegen. Damit wird deutlich, daß die Umschaltung auf innere Ernährung im Fasten für die Leber keine totale Arbeitsentlastung bedeutet. Sowohl die Gluconeogenese aus Proteinen wie der gesteigerte Hämoglobin-Bilirubin-Stoffwechsel – um nur die wichtig-sten zu nennen – setzen eine weitgehend funktionstüchtige Leber voraus. Ist dies nicht mehr gewährleistet, so ist die schon erwähnte stufenweise Arbeitsentlastung durch Zu-gabe von Kohlenhydraten und Eiweiß in Form von Buttermilch für den gewünschten Erholungs- und Entschlackungseffekt unentbehrlich. Die laboranalytischen Verlaufs-kontrollen von Serum-Eiweiß, Serum-Bilirubin und Leberfunktionsproben erlauben erst die exakte Standortbestimmung der therapeutischen Indikation und Effektivität und sind deshalb dringend erforderlich (*Abb. 53–56*).

Durch häufige Bestimmung der SGOT und SGPT während des Fastenverlaufs wurde erkennbar, daß die gesteigerten Transaminierungsvorgänge bei der Gluconeogenese (s. S. 22) von einer entsprechenden, meist geringen Erhöhung dieser Werte begleitet werden (*Abb. 57*). Sie ist demnach als physiologisch zu bezeichnen. Ihre zeitliche Aus-dehnung ist der Gradmesser für die quantitativ unterschiedliche Proteolyse im Einzel-

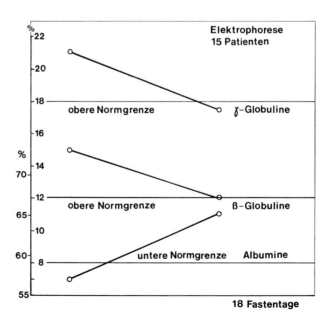

Abb. 53 Dysprotein-ämie durch Fasten gebes-sert (Mittelwerte) aus: *Lützner, H.*: Phys med Rehabil 3 [1973] 85–85)

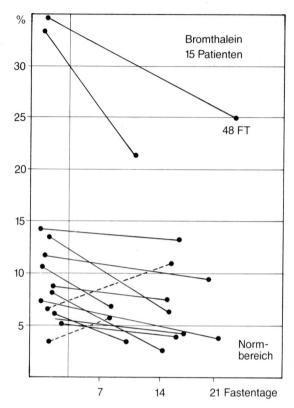

Abb. 54 Verbesserung der Bromthalein-Elimination durch Fasten (aus: *Lützner, H.*: Phys Med Rehabil 3 [1973] 85–87)

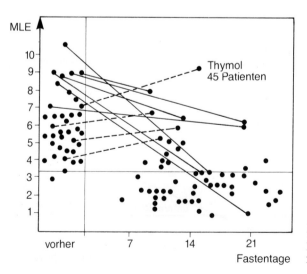

Abb. 55 Rasche Klärfunktion (aus: *Lützner, H.*: Phys Med Rehabil 12 [1971] 284–288)

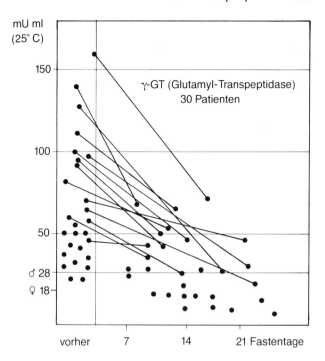

Abb. 56 Normalisie-
rungstendenz der γ-GT im
Fasten (aus: *Lützner, H.*:
Phys Med Rehabil 3 [1973]
85–87)

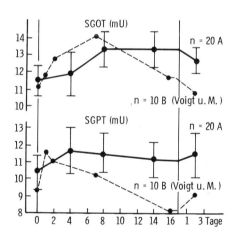

Abb. 57 Verhalten der Serum-Transami-
nasen im Fasten A nach *Jungmann*, B nach
*Voigt* u. Mitarb.

fall. Das Ausmaß primär erhöhter Leberfunktionsproben und Dysproteinämien bestimmt die Auswahl der Fastengetränke; durch reichliche Zugabe von Buttermilch
wird auch bei einer chronisch progredienten bzw. toxischen Hepatose das Fasten seine
heilsame Wirkung bewähren.

In einer breit angelegten Studie über Fasten bei Leberkranken hat *Zimmermann* neben üblichen Laborparametern (*Abb. 58, 59*) auch Leberbiopsien angefertigt

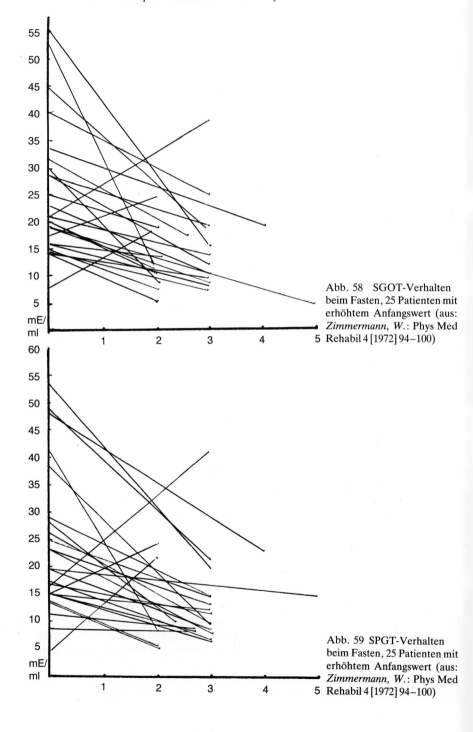

Abb. 58   SGOT-Verhalten beim Fasten, 25 Patienten mit erhöhtem Anfangswert (aus: *Zimmermann, W.*: Phys Med Rehabil 4 [1972] 94–100)

Abb. 59 SPGT-Verhalten beim Fasten, 25 Patienten mit erhöhtem Anfangswert (aus: *Zimmermann, W.*: Phys Med Rehabil 4 [1972] 94–100)

(*Abb. 60a + 60b*). Dabei wird erkennbar, wie die großtropfige Fettablagerung in den Leberzellen mit dem Fasten vollständig verschwindet. Bei dieser Abgabe von Fett und physiologischer Flüssigkeit, die bis zu 50 % des Lebergewichtes betragen kann, besteht eine gewisse Ähnlichkeit mit dem Verhalten des Fettgewebes im Fasten.

Sehr bedeutsam ist die Verlaufsschilderung eines 60jährigen Patienten, dessen histologisch gesicherte chronisch aggressive Hepatitis jeder Behandlung – auch mit Cortison und Imurekt – trotzte. Nach 15 Fastentagen, unter Zugabe von 1 l Buttermilch pro Tag, hatte sich nicht nur der gesamte Laborstatus erheblich gebessert, auch die Kontrollbiopsie ergab nur noch geringe entzündliche Aktivitäten. Nach einem Vierteljahr waren die Laborbefunde, einschließlich BSG und Bilirubin, normal und eine weitere Punktion nicht mehr erforderlich.

Wird während eines normalen Fastens ein Anstieg der Transaminasen beobachtet, so ist selbstverständlich auch an die Aktivierung einer nutritiv-toxischen oder posthepatitischen Leberschädigung zu denken und sofort durch Zugabe von Buttermilch zu

Abb. 60a

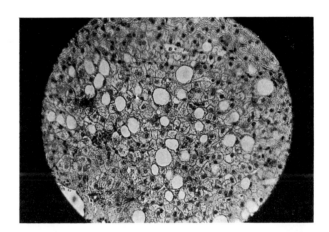

a) Vor Fastenbehandlung

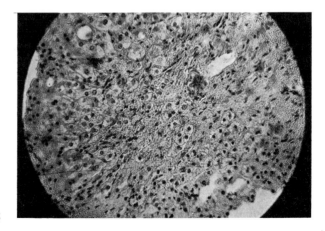

b) Nach Fastenbehandlung

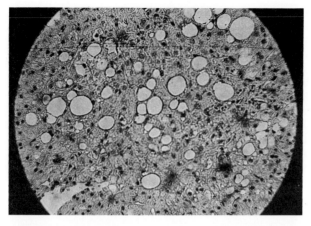

c) Vor Fastenbehandlung

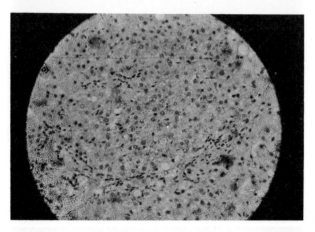

d) Nach Fastenbehandlung

Abb. 60b    Rückbildung der Leberverfettung nach Fasten (aus: *Zimmermann, W.*: Phys Med Rehabil 13 [1972] 94–100)

kompensieren. In den meisten Fällen aber steckt ein Fehlverhalten des betreffenden Patienten dahinter, der der Versuchung, Alkohol zu konsumieren, nicht widerstehen konnte. Die Leber reagiert darauf im Fasten sofort mit einem Anstieg der Transaminasen.

Fasten mit all seinen Modalitäten ist auch dann noch eine aussichtsreiche Behandlungsweise Leberkranker, wenn andere Methoden versagen. Auch hier darf der Hinweis nicht fehlen, daß Dauer und Intensität des Fastens – die Dosis also – individuell streng nach dem Einzelfall auszurichten sind. (*Abb. 61*). Für den Dauererfolg ist auch hier wieder die Umstellung der Ernährung und der Lebensweise entscheidend.

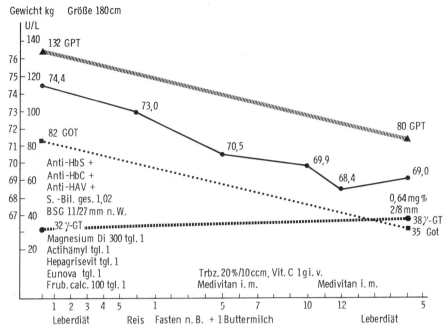

Abb. 61  60jähriger Patient, chronisch aggressive Hepatitis

## Obstipation, Dyspepsie, Enteropathie, Kolitis

Alle an sich von der Natur so perfekt gesteuerten animalischen Funktionen zeigen beim Menschen durch die ihm spezifisch eigenen Denkprozesse und die dadurch entstandene Zivilisation eine überhöhte Störanfälligkeit. Das zeigt sich am deutlichsten bei der an sich so selbstverständlichen Darmentleerung. Die Tendenzen zur verlängerten Verweildauer und Obstipation überwiegen, doch sind auch zu häufige und durchfällige Stuhlentleerungen nicht selten.

Schon die hygienische Erziehung zur Sauberkeit im Kindesalter ist grundlegender Anlaß zu einer Neurotisierung der Darmentleerung. Man ist darauf dressiert, den Stuhldrang zu unterdrücken, weil man nicht dann und da darf, wenn und wo man müßte. Aber auch bewußt wird der Stuhldrang unterdrückt, weil man jetzt gerade keine Zeit hat, weil es sich jetzt nicht schickt oder weil man Wichtigeres zu tun hat. Damit wird der natürliche Reflexmechanismus nachhaltig gestört. Kommt dazu noch eine sitzende Bewegungsweise mit ungenügender körperlicher Betätigung, eine schlaffe Bauchdecke, z. B. nach Geburten, sowie ungenügendes Angebot an Schlackenstoffen wie Zellulose und Pektinen mit der Nahrung, so wird die Verstopfung perfekt und der Griff zur Abführpille unvermeidlich. Die Folgen eines chronischen Abführmittelmißbrauchs werden meistens unterschätzt. Es sind dies Mineralverluste vor allen Dingen an Kalium, aber auch Magnesium und Calcium, die Beeinträchtigung der Bakterienflora im Kolon, chronische entzündliche Reizzustände an der ganzen Darmschleimhaut mit erhöhter Endotoxinbelastung und zunehmender Disposition zu Divertikulose, Polypose und zuletzt Karzinose.

Auch hier erweist sich das Fasten wiederum als die Maßnahme, die den gesamten Ursachenkomplex einheitlich, leiblich und seelisch, zu erfassen vermag. Wenn keine Nahrung mehr zugeführt wird, gelingt es leichter, den überdehnten und trägen Darm zur Entleerung zu bringen. Allerdings zieht sich dieser Reinigungsprozeß länger hin, als von den meisten Patienten erwartet. Es ist immer wieder erstaunlich zu sehen, wie lange sich trotz der regelmäßigen Einläufe, Darmbäder und Bittersalzgaben die Kotballen in ausgebeulten Darmtaschen halten können. Nicht selten kommen noch in der dritten bis vierten Fastenwoche erstaunlich große Stuhlmengen zusammen mit alterierter Darmschleimhaut zum Vorschein.

Erst dann finden solche überfüllten »Gas-Kot-Bäuche« (*X. Mayr*) und schlaffen »Wind- und Wassersäcke« (*O. Buchinger sen.*) langsam wieder zu ihrem normalen Tonus zurück. Das geht verständlicherweise nicht immer ohne kritische Nebenwirkungen und vor allem nicht so schnell, wie sich das manche erhoffen. Für viele ist die Zauberformel »Stuhlverstopfung in drei Tagen geheilt« eine Utopie.

Nach einem Fasten aber hat sich die ganze Ausgangslage geändert. Der Enddarm ist entleert, die Schleimhaut kann sich regenerieren, der Tonus normalisieren. Seelisch ist man bereit, sich durch eine biologisch vollwertige Ernährung wieder auf eine autonome Darmtätigkeit einzustellen.

Die Findung der im Einzelfall richtigen Kostform ist für die dauerhaft ausreichende Darmentleerung genauso wichtig wie der vorangegangene Reinigungsprozeß im Fasten. Deshalb muß in den Nachfastentagen genügend Zeit für den Kostaufbau, eventuell in Verbindung mit einer Symbioselenkung zur Verfügung stehen. Gerade der Wiederaufbau einer Eubakterie im Kolon gelingt nach dem Fasten besonders gut, läßt sich aber ebenfalls nicht in drei Tagen bewerkstelligen. Als weitere nützliche Hilfsmaßnahmen haben sich die Kolonmassagen, Bindegewebsmassagen und Fußsohlenreflexzonenmassagen bewährt. Natürlich gehört auch die Stärkung der Bauch- und Beckenbodenmuskulatur durch gymnastische Übungen dazu. Für die spastische Form der Obstipation bringt das autogene Training noch zusätzliche Entspannung im gesamten Splanchnikusbereich, vorwiegend durch die Plexusübung.

Eine häufige Folge der chronischen Obstipation sind Dyskinesien im Bereich des Pankreas und der Gallenwege mit Blähungsdyspepsien. Diese sind nach einem angemessenen Fasten meistens verschwunden oder wesentlich gebessert.

Die systematische Ruhigstellung des gesamten Magen-Darm-Traktes ist auch die Methode der Wahl bei allen chronischen Enteritiden und ulzerösen Kolitiden. Erst durch die Entlastung von der normalen Verdauungstätigkeit und vor allen Dingen durch die Distanzierung von allen Genußgiften wie Alkohol, Nikotin und Koffein kann der entzündliche Schleimhautprozeß zur Ruhe kommen, und die Entleerung der blutig tingierten Schleimmassen läßt nach. Obwohl die betroffenen Patienten meist nicht übergewichtig sind, muß solange wie möglich gefastet werden, um der Darmschleimhaut die Zeit zu lassen, sich völlig zu regenerieren, aber auch, um eine seelische Umstimmung und Stabilisierung zu erreichen. Dann sind die Resultate der Fastenbehandlung außerordentlich günstig und halten auch erfreulich lange an.

Das beste Beispiel dafür lieferte der amerikanische Kollege *Jack Goldstein*. Er beschreibt seinen jahrzehntelangen Ringkampf mit der Colitis ulcerosa nüchtern und fachkundig zugleich (*71*). Jedwede schulmedizinische Maßnahme war entweder wirkungslos oder verschlimmerte die Situation, obwohl die kompetentesten Kapazitäten auf diesem Gebiet konsultiert worden waren. Zuletzt war ihm die totale Kolektomie vorgeschlagen worden!

Kein Wunder, wenn er in eine tiefe Depression verfiel, zumal er seine Leistungsfähigkeit schwinden sah und seine berufliche und menschliche Existenz auf dem Spiele stand.

So wie Dr. *O. Buchinger sen.* auf seinem Leidensweg mit der Infektpolyarthritis wurde auch Dr. *Goldstein* von einem Laien, nämlich seiner Frau, auf das Fasten und die Diätetik aufmerksam gemacht. In Dr. *Robert Gross*, New York, fand er einen zuverlässigen Fastenarzt, der mit ihm ein 42tägiges reines Tee- und Wasserfasten durchstand. Sein Gewicht fiel dabei von 140 auf 108 um 32 Englische Pfund. Nach einem 30tägigen stufenweisen Diätaufbau war sein Gewicht wieder auf 138 Englische Pfund angestiegen, und er fühlte sich so wohl wie lange Jahre nicht mehr. Der Chirurg, der ihm den Dickdarm hatte entfernen wollen, war einige Zeit später von seinem guten Zustand überrascht. Als er dann von dem Fasten hörte, meinte er, die Wirkung sei nur seelisch zu erklären. So ganz unrecht hatte er damit nicht, aber in ganz anderem Sinn, als es gemeint war.

Die meisten Patienten nehmen sich nicht genug Zeit – weder für das Fasten, noch für den nachfolgenden Diätaufbau –, um ihre Obstipation, Dyspepsie, Enterokolitis richtig auszuheilen. Damit ist die Wirkung unvollständig und begrenzt, der Rückfall beinahe schon vorprogrammiert. Schon nach einem halben oder Dreivierteljahr werden die unvermeidlichen pathogenen Lebens- und Berufsumstände sowie die Verführbarkeit zu den fragwürdigen Lebensgenüssen die alten Mißstände wieder herbeigeführt haben. Dennoch ist für eine gewisse Zeit die biologische Ordnung wiederhergestellt worden, und bei regelmäßig wiederholtem Fasten lassen sich größere Schäden doch vermeiden oder länger hinausschieben. Tröstlich ist, daß ein kleiner Teil – ich schätze ihn auf 20 % der Patienten – konsequent bleibt und damit den größtmöglichen Nutzen aus seiner Fastenzeit ziehen kann. Das Fazit lautet auch hier: Fasten, Lebensreform und Änderung der Gesinnung gehören zum vollen Erfolg.

## Asthma bronchiale, chronische asthmatoide Bronchitis (die obstruktiven Atemwegserkrankungen)

Die reversible asthmatische Dyspnoe ist das obligate Zentralsymptom obstruktiver Ventilationsstörungen. Das klinische Krankheitsbild ist unspezifisch, denn das Symptom verrät weder die auslösenden Inhalationsallergene noch die genetische Immunprogrammierung oder gar eine psychoreaktive Disposition. Zahlreiche Noxen bakterieller, toxischer, chemischer, physikalischer, meteorologischer, energetischer und psychischer Art können in unterschiedlicher Kombination ein klinisch gleichartiges Bild auslösen (*Abb. 62*).

Als Folge der Antigen-Antikörper-Reaktion werden aus Mastzellen pharmakologisch aktive Überträgerstoffe freigesetzt, die entweder als schnelle (Histamin) oder langsame Mediatoren (Leukotriene) den Bronchiolenspasmus, die gesteigerte Drüsensekretion sowie die Schleimhautödematose durch gesteigerte Kapillarpermeabilität auslösen (*190, Abb. 63*).

Dabei wirken beta-adrenerge Faktoren abschwächend, cholinerge stimulierend. Daraus ergeben sich die gebräuchlichen pharmakotherapeutischen Ansatzpunkte: Antihistaminika, Beta-Sympathikomimetika, Anticholinergika.

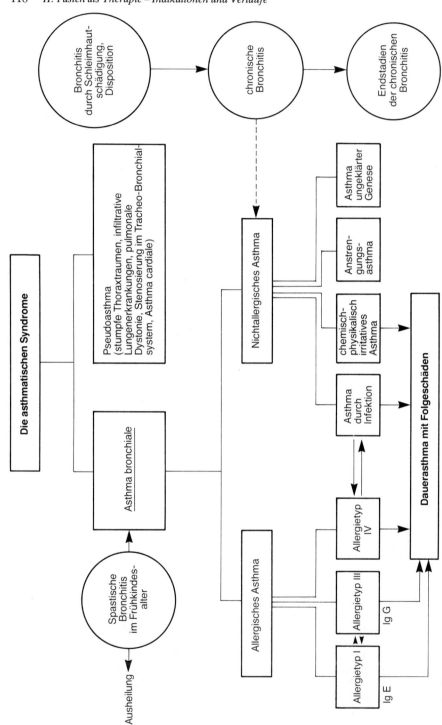

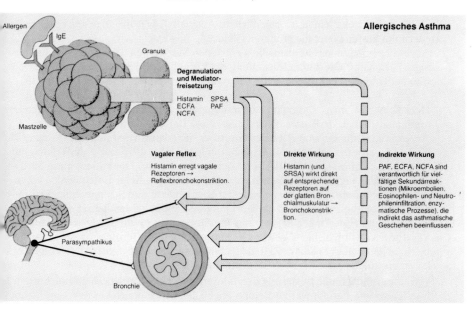

Abb. 63   Mastzellen-Aktivierung und allergische Reaktion: Auf der Mastzelle haftende IgE-Moleküle verbinden sich mit einem Antigen. Das führt zu erhöhter Syntheseaktivität in der Zelle, zur Degranulation und Freisetzung von Mediator-Substanzen wie Histamin und Leukotrienen sowie anderen Arachidonsäure-Derivaten (aus: *Fuchs, E.*: Asthma bronchiale. Wander Pharma, Nürnberg, 1975)

Indirekt wirksam sind die Corticosteroide. Diese Medikamente sind im Notfall unentbehrlich, im Normalfall können sie im Fasten stufenweise, teilweise oder ganz abgebaut werden.

Wie läßt sich nun die günstige Wirkung des Fastens erklären? Schon der Abstand vom gewohnten Milieu mit der Entlastung von beruflichen und häuslichen Pflichten führt – nach anfänglicher kurzer Stimulation – zu einer generellen vegetativen Entspannung. Dabei folgt phasenhaft der Sympathikolyse die Parasympathikolyse in immer kleineren Amplituden bei abnehmender Frequenz bis zur Erreichung größtmöglicher Stabilität und Ökonomie. Dazu gehört auch die Broncholyse. Im Rahmen der Trockenlegung aller Schleimhäute im Fasten gehen auch die Hypersekretion der Bronchialdrüsen und die ödematöse Verquellung des Flimmerepithels zurück. Die Bronchospasmolyse kann direkte Folge eines verminderten Vagotonus sein. Mit der Drosselung der Granulozytenaktivitäten im Fasten (s. S. 27) geht – dem Verlauf nach zu schließen – auch eine Hemmung der Mastzellendegranulation und damit der Histamin- bzw. Leukotrienausschüttung einher.

Die bei primär allergischen Formen durch Polyallergisierung sich immens vermehrenden Immunglobuline (vor allem IgE und IgG) (*85*) kommen im Fasten vermehrt zum Abbau, während die Albumine geschont bzw. restauriert werden (s. *Abb. 53*). Dennoch sind die allergischen Immunkomplexe dem nagenden Fastenblut nicht so ohne weiteres zugänglich und verhalten sich hierin ähnlich wie die rheumatischen Paraproteine. Erst ein langes und intensives Fasten eröffnet hier neue Möglichkeiten, jedoch für den einzelnen in unterschiedlichem Ausmaß. Das frühzeitige und regelmäßig wiederholte Fasten bietet die größeren Chancen.

Auch hier bringen verhältnismäßig wenige den Mut und die Ausdauer für ein langzeitiges Fasten auf. Die innere Einstellung zur Krankheit und der Genesungswille werden zu bedeutenden Faktoren, die den Verlauf mitbestimmen. Dazu vier Beispiele.

1. Herr K. N., 54jährig, stationäre Behandlung vom 21. 2. bis 18. 3. 1983. Diagnose: chronische asthmatoide Bronchitis. Familie: ohne Befund. Vom zwölften Lebensjahr an Neigung zu Bronchitis mit Atembeschwerden. War dann in den Jahren 1945 bis 1975 völlig beschwerdefrei. Nach einer Strumektomie im Jahre 1975 setzte das Leiden mit Husten, Verschleimung und zeitweiser Atemnot wieder ein. Der Patient hatte bis dahin 25 Jahre lang täglich 20 Zigaretten geraucht und wegen dieser Beschwerden aufgehört. 1978 verlief ein Allergietest positiv auf Katzenhaare und Schimmelpilz. Der Patient ist selbständig, vorwiegend im Büro tätig und hat keine familiären oder beruflichen Probleme. Eine Dauertherapie mit Prednison, wie sie die DKD vorgeschlagen hatte, wurde von ihm bisher abgelehnt; er hatte vorwiegend Berotec Airosol Spray benutzt, kam damit aber in letzter Zeit nicht mehr aus und mußte immer öfter Volon i. v. bekommen, zuletzt zwei Tage vor der Aufnahme.

Um eine grundlegende Besserung zu erfahren, entschloß er sich deshalb zum Fasten.

Der leptosome Patient war zu Beginn über allen Lungenpartien stark verschleimt und hatte große Mühe abzuhusten. Entsprechend kam es schon bei kleineren Anstrengungen zu Atemnot, die zum Stehenbleiben zwang, z. B. bei schnellerem Gehen oder auf der Treppe. Er konnte keine Spaziergänge mehr unternehmen, da er alle fünf Minuten stehenbleiben mußte und schwere Anfälle riskierte.

Nach 14 Fastentagen mit täglichen Kamilleninhalationen gelang die Entschleimung weitgehend und die Leistungsfähigkeit nahm so zu, daß er auch an Gymnastikgruppen teilnehmen konnte, ohne in Atemnot zu kommen. Die Medikation mit Sultanol, Euphyllin retard und Berotec Spray konnte systematisch reduziert werden. Nach 18 Fastentagen war der Patient ohne Medikation, während des ganzen diätetischen Aufbaus beschwerdefrei, konnte größere Spaziergänge unternehmen und auch Steigungen langsamen Schritts überwinden, ohne stehenbleiben zu müssen (*Abb. 64*). Der gesamte Verlauf war krisenfrei, der Erfolg sehr erfreulich. Der Patient fühlte sich nach seinen eigenen Worten so wohl wie schon lange nicht mehr.

2. Frau K. R., 37jährig, stationäre Behandlung vom 30. 5. bis 27. 6. 79 und 17. 4. bis 17. 5. 1980. Diagnose: Asthma bronchiale, allergische Rhinitis und Dermatitis. Familie: Schwester Milchschorf, später Asthma.

18jährig Stirnhöhlenoperation, danach Heuschnupfen, verstärkt nach den Schwangerschaften 1965 und 1967, danach zunehmend Bronchitis mit Husten und asthmatoider Atembehinderung. Bekam damals Cortisone, Volon 40 und 80, und wurde zusehends dicker. Außerdem trat ein Gesichtsekzem auf, das schwer zu beeinflussen war. Der Versuch einer gezielten Desensibilisierung nach Allergietests brachte keinen Erfolg. Jahrelange Behandlungen mit Diätkuren, tiefenpsychologische Behandlung einschließlich autogenem Training brachten keine wesentliche Änderung. Im März 1979 schwerer akuter Asthma-Anfall mit Einlieferung auf die Intensivstation. Danach Dauertherapie mit Aethosal Spray, Tuttozymtherapie. Abhängigkeit der Symptome von den Jahreszeiten, aber auch von familiären und beruflichen Belastungen. Hat beim ersten Mal 22 Tage gefastet und in den ersten 14 Tagen häufig nächtliche Hustenanfälle

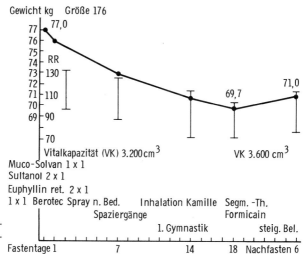

Abb. 64   54jähriger leptosomer Patient, chronische asthmatoide Bronchitis

mit Schleimentleerungen durchstehen müssen, wobei Inhalationen mit Emser Salz und Senfwickel wertvolle Dienste leisteten. Im nachfolgenden Diätaufbau war die Patientin beschwerdefrei, konnte an Spaziergängen und Gymnastikgruppen teilnehmen und benötigte keine Medikation außer gelegentlichen Gaben von Cuprum aceticum D4.

Bei der Wiederaufnahme im April 1980 gab sie an, bis vor wenigen Tagen keine Medikamente und vor allem kein Cortison mehr benötigt zu haben. Erst anläßlich einer grippalen Infektion mit penicillinbehandelter Sinusitis frontalis beiderseits traten wieder heftige Hustenattacken mit schwerer Atemnot auf, die sie gerade noch mit Etoscol Aerosol beherrschen konnte. Sie entschloß sich deswegen wieder zu erneutem Fasten.

Diesmal wurde die Patientin schon in der ersten Woche beschwerdefrei und konnte auffällig viel und gut schlafen. Auch diesmal wurden Inhalationen mit Bronchoforton als sehr wohltuend und hilfreich empfunden (*Abb. 65*). Nach telefonischer Rücksprache hat der Erfolg bis heute angehalten, allerdings ist hinzuzufügen, daß die berufliche und familiäre Belastung erheblich geringer geworden ist.

3. Frau H. Sch., 27jährig, stationärer Aufenthalt 1961, Diagnose: Asthma bronchiale, allergische Diathese. Familie: Hautallergie der Mutter. Die Patientin hat bis zum siebten Jahr zweimal Lungenentzündung und häufig Bronchitis mit Pseudokrupp durchgemacht. Danach beschwerdefrei bis zum 26. Jahr, in dem wieder allergischer Schnupfen mit urtikariellen Hauterscheinungen und anschließend asthmatoider Bronchitis auftrat. Diagnostische Hauttests und Desensibilisierungsversuche verliefen ergebnislos. Sie bekam anfänglich Eigenblutspritzen, danach Fortecortin oral mit anfänglicher Besserung, aber erheblicher Gewichtszunahme, Knöchelödemen und Bartwuchs. Deshalb stationäre Aufnahme vor fünf Monaten im Schwarzwald, bekam dort zweimal ACTH und Volon-Tabletten neben physikalischen Maßnahmen, ohne dauernde Besserung. Mußte deshalb von dort liegend hierher transportiert werden.

Nach einleitendem Rohkost- und Obsttag 21 Fastentage und sieben Aufbautage. Die Patientin konnte schon in der ersten Woche die Aludrin-Inhalationen durch Kamillen-

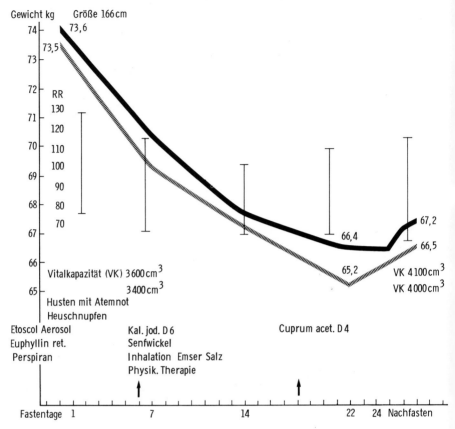

Abb. 65    37jährige Patientin, Asthma bronchiale, allergische Rhinitis, ekzematöse Dermatose im Mittelgesicht, Genitalmykose

inhalationen ersetzen und war schon in der zweiten Woche frei von Atemnot. Eine Kombination physikalischer Maßnahmen sowie die segmentale i. c. Quaddelung brachten weitere Besserung. Die Patientin konnte ohne Beschwerden spazierengehen und auch Steigungen überwinden (*Abb. 66*).

Nach genau 21 Jahren schrieb die Patientin auf Anfrage: »Nach dem monatelangen Krankenhausaufenthalt brachte damals die Fastenkur die erste Erleichterung. Inzwischen hatte ich immer wieder Rückfälle, einmal lag ich auf der Intensivstation mit Herzversagen und Atemnot und brauchte immer wieder Cortisonpräparate. Dadurch staute sich immer viel Wasser in mir, und außerdem esse ich durch den ständigen Appetit zuviel, so daß ich ohne Fastenzeiten gar nicht auskomme.

Während des Fastens geht es mir immer am besten. Ich habe bis zu 28 Tagen allein gefastet; jetzt hoffe ich auf weitere Besserung, denn der seelische Druck, der das Asthma stark beeinflußte, ist nun gewichen, nachdem mein Mann unseren Betrieb verkaufen konnte.«

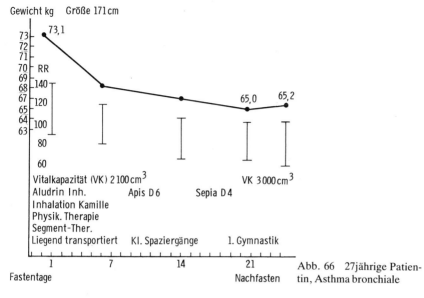

Abb. 66   27jährige Patientin, Asthma bronchiale

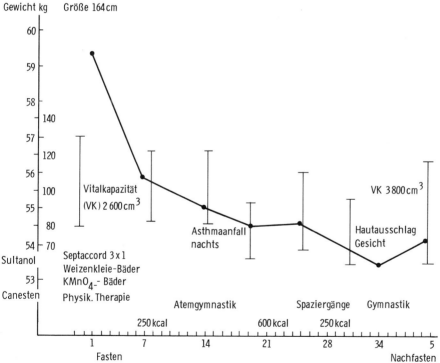

Abb. 67   49jährige Patientin, chronische asthmatoide Bronchitis, persistierende Genitalmykose, Spondylose, Spondylarthrose der Halswirbelsäule und Lendenwirbelsäule

4. Frau G. Sch., 49jährig, stationärer Aufenthalt vom 23. 3. bis 5. 5. 80, Diagnose: chronische asthmatoide Bronchitis, chronisch rezidivierende Dermatomykose, berufliche Streßsituation. Familie: unauffällig. Als Kind Tonsillektomie, Appendektomie und Ausräumung beider Kieferhöhlen. Im Winter 1972/73 nach grippalem Infekt erstmals asthmatoide Bronchitis. Bekam Urbason i. v. und Volon i. v. Im Dezember 1976 Rezidiv nach grippalem Infekt, das wiederum kurzfristig mit Cortisonen gebessert wurde. Nach Uterusoperation im Jahre 1977 schwere Asthma-Anfälle. Hat sich davon in Davos erholen können. Seither sind Sultanol-Inhalationen ausreichend. Störend ist die Pilzinfektion, die auf antimykotische Behandlung nicht mehr anspricht. Hat berufliche Probleme.

Die Patientin fastete zuerst 19 Tage und setzte nach einem fünftägigen Zwischenaufbau weitere zehn Fastentage zu. Erst nach einer nächtlichen Asthma-Attacke am 13. Fastentag, die mit Senfwickel und Kamilleninhalation abklang, setzte eine fortlaufende und anhaltende Besserung ein. Während der zweiten Fastenperiode kam es kurzfristig zu einer generalisierten Rötung des Mittelgesichts, die spontan nach wenigen Tagen wieder abklang. Außerdem ist die Genitalmykose in der Zwischenzeit abgeheilt. Insgesamt ist eine wesentliche Besserung des Allgemeinzustandes eingetreten, und die Patientin konnte sich ohne Atembehinderung frei bewegen (*Abb. 67*).

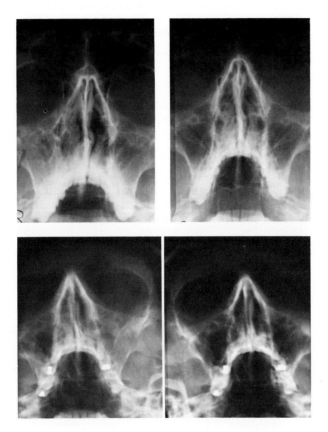

Abb. 68 Der schleimhautabschwellende Effekt des Fastens bei Rhinosinubronchitis (nach *Zimmermann*)

# Rhinitis, Sinubronchitis

Sehr viele Patienten geben spontan an, daß sich nach einer Fastenbehandlung ihre Infektanfälligkeit im oberen Nasen-Rachen-Raum wesentlich gebessert oder gar verloren habe. Die dabei zugrundeliegende Allergisierungstendenz und Infektabwehrschwäche wird vom Fasten insgesamt positiv angesprochen (*91*). *Zimmermann (227)* hat zwei erfolgreich verlaufende Fastenbehandlungen chronisch rezidivierender Sinusbronchitiden im Röntgenbild festgehalten (*Abb. 68*).

# Nierenerkrankungen

Der im Fasten sparsamer werdende Eiweißstoffwechsel erleichtert den Nieren die Ausscheidung stickstoffhaltiger Stoffwechselschlacken. Deshalb hat sich das der Situation angemessene Fasten im Verein mit der Kostumstellung auf eine eiweißarme Ernährung bei allen Nierenerkrankungen immer wieder praktisch bewährt.

Eine Patientin mit chronischer Nephritis hat jährlich drei Wochen lang gefastet und damit zehn Jahre lang ihre erhöhten Reststickstoffwerte jedesmal auch für längere Zeit danach normalisieren können. Allerdings nahm die Urämie von Jahr zu Jahr zu, so daß bei ihrem letzten Aufenthalt nur noch eine eiweißarme Diät, nicht aber ein Fasten durchgeführt werden konnte. Bis dahin hatte die Patientin voll gearbeitet. Zwar konnte auch das Fasten das Nierenversagen letzten Endes nicht mehr aufhalten, doch hat es sicher der Patientin ein paar weitere wertvolle Lebensjahre geschenkt. Ähnliche Erfahrungen wurden wiederholt von Fastenärzten berichtet (*23, 91, 203*).

Seit der Einführung der künstlichen Niere sind solche Patienten selten geworden. Ist aber ein Patient einmal den regelmäßigen Anschluß an die künstliche Niere gewöhnt, so kann man ihn nicht mehr fasten lassen. Das dabei gestörte Säure-Basen-Gleichgewicht könnte noch zusätzlich in Unordnung gebracht werden; die kochsalz- und eiweißarme Vollwertdiät ist deshalb vorzuziehen.

Bei älteren und nicht nur den übergewichtigen Patienten finden sich häufig leicht erhöhte Kreatininwerte im Serum, oft parallel mit einer Hyperurikämie, nicht selten isoliert, als Zeichen einer beginnenden Nephrosklerose. Im Fasten steigt, infolge des gesteigerten Muskelzellumsatzes, auch das Kreatinin parallel zur Harnsäure an, um dann häufig im nachfolgenden Diätaufbau in den Normalbereich zurückzukehren. Dabei wird das Fasten subjektiv wohltuend empfunden, auch wenn sich die Normalisierung der Kreatininwerte nicht immer sofort, sondern erst nach ein bis zwei Wochen einstellt. Die Einhaltung einer ausgewogenen kochsalzarmen Vollwertkost ist deshalb immer notwendig.

Eine Besserung der Isosthenurie bei Schrumpfniere ist nicht mehr zu erwarten. Trotzdem wird durch die eingeschränkte Stickstoffbilanz das Fasten als allgemeine angenehme Entlastung empfunden (*23, 141*).

# Hauterkrankungen

### Endogenes Ekzem (Neurodermitis)

Diese Erkrankung gibt dem Therapeuten große Probleme auf, vor allem, wenn man auf die permanente Anwendung cortisonhaltiger Salben, Cremes und Lotionen verzichten will. Meist kommen solche Patienten sehr spät nach vielen generalisierenden Rezidiven zum Fasten und können sich nur mit mehr oder weniger intensiver Cortisonsalbenbehandlung einigermaßen über die Runden bringen. Dabei ist ja der nachteilige Effekt der Cortisone auf den Alterungsprozeß der Haut bekannt.

Auch im Fasten kann man nicht sofort die äußere Cortisonanwendung absetzen, sondern muß sie stufen- und etappenweise einschränken. Mit der Dauer des Fastens beruhigt sich der entzündliche Prozeß; Hautschuppung und Juckreiz gehen zurück. Interkurrente, juckende und entzündliche Krisen muß man hinnehmen.

Dafür ein Beispiel: Eine 52jährige Patientin hatte mit dem Eintritt ins Klimakterium eine massive Verschlimmerung eines seit Kindheit in begrenztem Umfang bestehenden endogenen Ekzems mit Ausbreitung über den ganzen Körper erfahren. Die Patientin litt vor allem unter dem heftigen Juckreiz, und der ganze Körper war trotz der Salbenbehandlung mit Kratzeffekten übersät. Obwohl sie mit ihrem Körpergewicht an der unteren Grenze der Norm lag, ließen wir sie in der bekannten Weise fasten. Schon am Ende der ersten Fastenwoche kam es zu einer massiven entzündlichen Exazerbation am Unterbauch und an beiden Beinen, der zwei Tage später punktförmige, blutige Extravasate der Hautkapillaren folgten. Glücklicherweise ließ sich die Patientin dadurch nicht beirren, sondern fastete mutig weiter, insgesamt 21 Tage lang. Überraschenderweise hörte der Juckreiz mit diesem akuten Schub fast völlig auf, und im weiteren Fastenverlauf gingen auch die entzündlichen Veränderungen weitgehend zurück. Die Patientin fühlte sich so wohl wie seit langem nicht mehr und benötigte zur Hautpflege nur noch einfache Öl-in-Wasser-Emulsionen. Dieser Erfolg hielt ein ganzes Jahr an, dann setzte vor allem der Juckreiz wieder ein. Ein nach 15 Monaten wiederholtes dreiwöchiges Fasten brachte zwar wieder eine gewisse Linderung, aber keinen vergleichbaren Gesamteffekt mehr.

Wesentlich günstiger war die Fastenwirkung bei dem 36jährigen Patienten Herrn M. Dieser hatte sein Leben lang mit einem angeborenen seborrhoischen Ekzem zu kämpfen. Um von der permanenten Cortisontherapie loszukommen, hatte er vor zwei Jahren eine Eigenblutserum-Injektionsbehandlung nach *Theurer* durchführen lassen und für etwa ein halbes Jahr eine spürbare Erleichterung gehabt. Danach kam das Ekzem langsam wieder, näßte stärker als vorher und bildete sehr unangenehm borkige Beläge am ganzen Stamm, den Extremitäten und dem behaarten Kopf. Außer einigen Stellen an Kinn und Nasenpartie war das Gesicht einigermaßen freigeblieben. Der Juckreiz war oft unerträglich, da auch Cortisonsalben nur noch kurze Zeit linderten.

Als der Patient recht verzweifelt zu uns kam, war die ganze Haut übersät mit blutigen Kratzeffekten. Er begann zu fasten. In den ersten drei Wochen wurde die Haut zwar trockener, aber Juckreiz und Kratzeffekte bestanden unverändert weiter. Erst nach der vierten Fastenwoche ließ der Juckreiz nach und die Schuppenbildung ging zurück. Zwischen dem 30. und 40. Fastentag waren auch die Kratzeffekte abgeheilt, und die Haut war bis auf drei kleine Stellen am behaarten Kopf völlig reizlos. In den Ellenbeugen und an einigen anderen kleineren Stellen kamen die alten flächenhaften Lichenifikationen zum Vorschein. Nach Diätaufbau und Einstellung auf eine laktovegetarische Vollwertkost reiste der Patient beschwerdefrei ab und ist es bis heute geblieben. Wir hatten

Gelegenheit, uns bei seiner Wiederaufnahme nach eineinhalb Jahren selbst davon zu überzeugen.

## Psoriasis vulgaris

Sie kann sich bei jungen Menschen und nach längerem Fasten weitgehend zurückbilden. Bei einer 25jährigen Pharmazie-Studentin waren die ausgedehnten Psoriasisherde an Ellbogen, Knien und Unterschenkeln nach 24 Fastentagen bis auf wenige Pünktchen verschwunden. Ich sah die Patientin erst ca. acht Jahre später wieder. Sie hatte inzwischen ihr Studium abgeschlossen, geheiratet, zwei Kinder geboren und betrieb jetzt mit ihrem Gatten eine große Apotheke. Nach der Geburt des zweiten Kindes waren die psoriatischen Herde plötzlich wieder aufgeflammt, aber nicht nur an den alten Stellen, sondern jetzt auch am behaarten Kopf. Das Fasten konnte diesmal die Herde verkleinern und abblassen lassen, aber nicht mehr zum Verschwinden bringen wie das erste Mal. Danach wiederholte Fastenzeiten brachten in Kombination mit UV-Bestrahlungen immer wieder erfreuliche Besserungen. Damit konnte der Gesamtzustand in erträglichen Grenzen gehalten werden.

Ein anderer jetzt 58jähriger Patient, der seit ca. 15 Jahren regelmäßig fastet, kam mit einem handtellergroßen Psoriasisfleck in der Kreuzbeingegend, der sich in den ganzen Jahren nicht verändert hat. Der Patient kam primär wegen seines Übergewichtes und Blutdrucks sowie seiner Blutfettwerte, die sich regelmäßig normalisieren lassen; der Psoriasisherd stört ihn nicht und bleibt so unbehandelt.

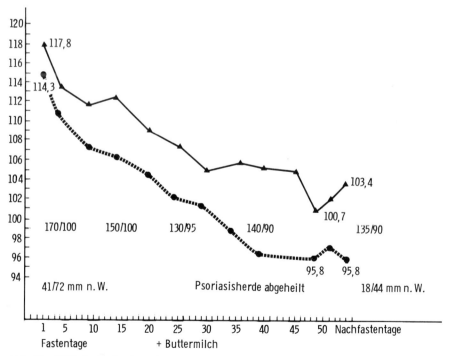

Abb. 69    51jährige Patientin, Adipositas, Psoriasis, Hypertonie, Diabetes mellitus

Manche Patienten reagieren auf seelische Belastungen prompt mit Aufflammen und weiterer Verbreitung ihrer psoriatischen Herde (*218*). Auch dabei entfaltet das Fasten, durch seine Distanzierung von der Alltagsproblematik, eine günstige Wirkung.

Nach diesen Erfahrungen ist auf einen unterschiedlichen Entstehungsmodus und die differenten Erscheinungsformen der Psoriasis vulgaris zu schließen.

Auch bei Frau W. heilte eine disseminierte Psoriasis vulgaris während ihres ersten Fastens (48 Tage) völlig ab. Das nach einem Jahr auftretende Rezidiv konnte nur noch gering gebessert werden (*Abb. 69*).

### Mykosen

Bei Mykosen würde ich mich nie ganz allein auf die Fastenwirkung verlassen, obwohl ich schon bei vielen Patienten die spontane Abheilung eines Erythrasmas im Fasten beobachten konnte. Bei der Vielfalt der Pilzerkrankungen ist die Zuhilfenahme spezifischer äußerer Anwendungen unverzichtbar.

### Allergische Hauterkrankungen

In erythematöser, vesikulöser und urtikarieller Form sprechen sie auf das Fasten gut an. Sie klingen mit schöner Regelmäßigkeit früher oder später ab, gelegentlich nach einem passageren Wiederaufflammen in der ersten Fastenwoche. Nur in wenigen Fällen wurden Allergietests und Desensibilisierungsversuche unternommen. Bis auf einen einzigen Fall waren sie erfolglos verlaufen. Noch schwieriger ist es, an den Nachweis endogener Allergene heranzukommen. Ursächlich ist wohl zuerst an chronisch entzündliche und degenerative Darmschleimhautveränderungen zu denken, mit deren Sanierung in einem längeren Fasten auch die Hauterscheinungen abklingen. Auch hier sind kritische Eruptionen nicht selten.

Seltener liegt ein Herdgeschehen zugrunde, so daß die meist urtikariellen Hautreaktionen erst nach der Sanierung zur Ruhe kommen können.

Trotz aller unterschiedlicher Ergebnisse, die mit der Art und Dauer der Erkrankung zusammenhängen, kann ich die Erfahrungen *Otto Buchingers sen.* voll bestätigen: »Hautkrankheiten antworten fast ausnahmslos prompt auf jedes längere Fasten mit Rückgang von Entzündung, Schuppung und Juckreiz.«

## Kopfschmerzen, Migräne

Vasomotorische Kopfschmerzen und Migränen reagieren in den ersten Fastentagen oft mit heftigen Attacken. Häufig ist eine solche dann auch für lange Zeit die letzte gewesen. Auf jeden Fall werden die Anfälle danach schwächer und seltener oder verschwinden etappenweise ganz. Der Erfolg hält jahrelang. Auch ist schon viel gewonnen, wenn nach dem Fasten die Schmerzanfälle mit einfachen Mitteln kupiert und anhaltendes Übelsein mit Erbrechen verhindert werden können.

Wiederholtes Fasten ist immer wirksam, so daß von Mal zu Mal Fortschritte gemacht werden können.

Neuralgien im Bereich der Trigeminusäste und der Nn. occipitales sind mit dem Fasten allein nicht so gut zu beeinflussen. Hier bringen vor allem Dehn- und Lockerungsübungen der meist arthrotisch-degenerativ veränderten HWS weitere Hilfen. Bei Persistenz ist an Herdgeschehen zu denken (dental, tonsillär, abdominell) und nach Bedarf zu sanieren.

Besteht ein Zusammenhang mit Kopfverletzungen und Schädelfrakturen, so hilft die Unterspritzung der Narbenbereiche mit 1/2 %iger Procainlösung meist prompt und nachhaltig.

Differentialdiagnostisch sind noch einige andere Gesichtspunkte zu berücksichtigen: Blutdruckschwankungen mit Hyper- und Hypotonie, Stoffwechselstörungen mit Hyper- oder Hypoglykämie, Hyperurikämie; hormonale Störungen im Klimakterium, Sehstörungen eventuell durch falsche Augengläser und nicht zuletzt Tumoren, um nur die wichtigsten zu nennen. Abgesehen von den tumorbedingten Erkrankungen wirkt auch hier das Fasten kausal. Kopfschmerzen, die erst durch das Fasten ausgelöst weren, sind bereits besprochen worden (s. S. 52). Wie bei allen leiblichen Symptomen können immer auch seelische Faktoren dahinterstecken. Man »zerbricht sich den Kopf« über irgendwelche Probleme im wahrsten Sinne des Wortes. Nicht immer verschwinden dann mit den Problemen auch die Kopfschmerzen wieder. Sie haben ein gewisses Eigenleben gewonnen. Im Fasten lösen sich oft noch solche fixierten vegetativen Fehlsteuerungen.

## Glaukom (Grüner Star)

Dieses Krankheitsbild steht als vasomotorische Mikrozirkulationsstörung des Auges den vasomotorisch bedingten Kopfschmerzen nahe.

Unsere Beobachtungen betreffen vor allem das Glaucoma simplex, wobei sich mit schöner Regelmäßigkeit nach zwei bis drei Fastenwochen der Augendruck normalisiert und die lokale Tropfmedikation entbehrt werden kann. Diese günstige Fastenwirkung hält noch wochen- oder monatelang an, bis unter dem Einfluß äußerer Lebensumstände und Gewohnheiten der Druck dann wieder ansteigen kann. Eine statistische Auswertung ist bisher nicht möglich gewesen, weil uns langfristig die Nachkontrollen nicht mitgeteilt wurden, es sei denn, per Zufall, wie bei folgendem Patienten.

Herr F. L., 58jährig, kam im Oktober 1982 zum ersten Mal zur stationären Fastenbehandlung wegen eines allgemeinen Erschöpfungszustandes. Das Gewicht war mit 70,2 kg/171 cm Körpergröße, auch im Hinblick auf seinen mesosomen Konstitutionstyp noch im Toleranzbereich. Dieser Patient befand sich seit 1979 in augenfachärztlicher Betreuung wegen eines beidseitigen Glaucoma chronicum simplex und tropfte täglich zweimal Chibro-Timoptol in jedes Auge. Nach 14 Fastentagen und viertägigem Diätaufbau hatte sich der Augendruck normalisiert; diese Tropfmedikation war entbehrlich geworden. Ziemlich genau zwei Jahre später kam derselbe Patient mit folgendem Bericht seines Augenarztes wieder:

»Nach einer Fastenkur in der Klinik Buchinger am Bodensee im Oktober 1982 war der intraokuläre Druck für eineinhalb Jahre ohne Medikation reguliert. Da der Patient die seit Mai 1984 wieder notwendige Therapie nicht ohne Störung verträgt, befürworte ich den Antrag einer erneuten Kur in der Klinik Buchinger am Bodensee, damit die medikamentöse Therapie des Glaukoms möglichst ausgesetzt werden kann.«

Auch diesmal ging der intraokuläre Druck im Fasten wieder spontan zurück.

Bei langjährigen Engwinkel-Glaukomen sind die Erfolge nicht immer ganz so eindrucksvoll, doch kann oft die tägliche Medikationsdosis verringert werden.

## Akut fieberhafte Erkrankungen

Zumeist sind diese die Folge von Infektionen, danach folgen ursächlich Intoxikationen und Allergien. Bei allen stehen die Symptome Appetitlosigkeit, Durchfall, Fieber, Durst und Schmerz im Vordergrund. Damit signalisiert der Organismus, daß er zur Energieeinsparung die Verdauungsarbeit einstellt und die Ausscheidung und Entgiftung über den Darm beschleunigt. Normale oder übermäßige Nahrungszufuhr würde ihn in dieser Situation nur belasten. Das Durstgefühl steigert die Flüssigkeitsaufnahme, womit das flüssige Volumen konstant gehalten und zur Entgiftung mehr Schweiß und Urin gebildet werden kann.

Flüssigkeitsersatz durch reichliche Zufuhr von Mineralwässern, Kräutertees, Honig und Zitrone, heißen Obstsäften bei gleichzeitiger Darmreinigung durch Kamilleneinläufe – sofern diese nicht aus anderen Gründen wie akutem Bauch kontraindiziert sind – stellt die Methode der ersten Wahl dar. Wie lange dieses Fasten dauern soll, hängt vom Einzelfall ab. Oft genügen bei banalen Infekten schon ein bis zwei Tage, meist werden nicht mehr als drei Tage benötigt. Hält der fieberhafte Zustand länger an, muß je nach Lage rasch verfügbare Energie und leicht resorbierbares Eiweiß zugefügt werden. Dazu eignet sich am besten die Buttermilch, die, mit Hagebutten- oder Sanddornsirup versetzt, mit etwa ein bis zwei Liter über den Tag und die Nacht verteilt gereicht werden kann. Bei Behinderung der Flüssigkeitsaufnahme oder bei Erbrechen und Brechreiz müssen zum Ausgleich des Wasser- und Mineralhaushalts Infusionen angelegt werden, denen alle notwendigen Vitamine und Spurenelemente beigefügt werden können.

Sind die Abwehrkräfte erkennbar geschwächt, so müssen diese mit allen zur Verfügung stehenden Mitteln stimuliert (Echinacin-Mistelextrakte, Eigenblutbehandlung), notfalls unterstützt (Bakterizide, Sulfonamide, Antibiotika) werden.

Wie nach jedem Fasten muß der Übergang zur normalen Ernährung stufenweise und hier der Besonderheit der Erkrankung angepaßt erfolgen.

## Suchtverhalten

Menschen, die in einer suchtähnlichen Abhängigkeit von Genußgiften und Medikamenten stehen, zeigen zu ihrem eigenen Verhalten eine ausgesprochen labile und ambivalente Einstellung. Je größer die Abhängigkeit, desto häufiger das raffinierte Überspielen oder Ableugnen der Abhängigkeit. Solange der Patient selbst nicht von der Notwendigkeit der Entwöhnung zutiefst überzeugt und bereit ist, seine ganze Kraft zum Verzicht einzusetzen, ist deshalb jeder Versuch von vornherein aussichtslos. Wenn eine solche Abhängigkeit besteht, ist es nicht mehr möglich, Konzessionen zu machen in der Form, daß man etwa kleine Mengen Alkohol oder Nikotin gestattet. Hier hilft nur die absolute langfristige Karenz.

Anders ist die Lage beim Durchschnitt der sog. mäßigen Trinker. Zwar sind sie nicht sofort existentiell gefährdet, jedoch sind sie auch nicht bereit, diesen Genuß einzuschränken, selbst wenn sie wissen, daß das Übergewicht und die Symptome der Risikofaktoren hauptsächlich damit zusammenhängen. Nicht wenige realisieren gar nicht, daß sie einen schon nicht mehr harmlosen Grad von Abhängigkeit entwickelt haben. Zwar gelingt es bei diesen, noch im Fasten die nötige Distanz zu halten, doch ist die Gefahr, unter den gewohnten häuslichen Umständen rückfällig zu werden, groß. Die systematische Weiterbetreuung in Gruppen, wie etwa den Anonymen Alkoholikern, ist zur Rückfallprophylaxe unerläßlich. Bei schwer Alkoholsüchtigen ist nach meiner Erfahrung auch mit dem Fasten keine Umstimmung mehr möglich.

Eine zunehmende Bedeutung gewinnt der Arzneimittelabusus sowohl mit Stimulanzien wie mit Sedativa. Steht genügend Zeit zur Verfügung, d. h. mindestens vier Wochen, so bieten sich echte Chancen einer dauerhaften Entwöhnung und Umstellung auf unbelastende Medikamente. Im übrigen macht das Fasten an sich schon die Mehrzahl der üblicherweise eingenommenen Medikamente überflüssig. Es wäre nun aber absolut verkehrt, sie alle unbesehen sofort abzusetzen. Viele von ihnen können nur langsm und stufenweise abgebaut werden, um unangenehme Nebenwirkungen zu vermeiden.

## Die reaktive Depression

Es ist dem allgemeinen Verständnis längst geläufig, daß seelische Belastungen zur Enthemmung des Appetits und damit zum Kummerspeck führen können. Die Unfähigkeit mancher Jugendlicher, ihr Leben zu meistern, drückt sich in der völligen Inappetenz der Anorexia nervosa aus.

Können Störungen der zwischenmenschlichen Beziehungen oder geschäftliche Schwierigkeiten nicht mehr allein psychisch-moralisch bewältigt werden, so ist die Flucht in ein solches Fehlverhalten unausweichlich. Am häufigsten ist die orale Überkompensation durch Überernährung bis hin zur Eßsucht und die Abhängigkeit von Genußgiften (vor allem Alkohol) und Medikamenten (Sedativa, Psychopharmaka, Narkotika, Analgetika). Das Bewußtwerden des eigenen Versagens und die nachfolgende Angst und Scham führen solche Menschen mehr und mehr in eine Isolation, aus der sie allein nicht mehr herauskommen und die leider immer öfter zum Suizid führt.

Wenig bekannt ist dagegen, daß sowohl das Fehlverhalten wie die zugrundeliegenden Verstimmungen durch ein Fasten günstig beeinflußt werden können. Hier entfaltet es die ganze Breite seiner leib-seelischen Wirksamkeit, auch dann noch, wenn starke endogen-konstitutionelle Dispositionen mit hereinspielen.

Dazu folgendes Beispiel: Die 51jährige vorwiegend pyknische Frau G. F. erlebte mit dem Tod ihres Vaters vor 25 Jahren die erste schwere seelische Erschütterung. Unter dieser ausgesprochenen Vaterbindung war auch ihre Ehe nicht voll zur Entfaltung gekommen, obwohl sich beide Partner redlich bemühten. Diese Instabilität führte, zusammen mit geschäftlichen Belastungen, schon vor sechs Jahren zu schweren depressiven Verstimmungen. Dreimal mußte die Patientin in einer psychiatrischen Klinik aufgenommen werden und bekam 14 therapeutische Elektroschocks. Auch danach konnte sie sich, trotz permanenter Psychopharmakotherapie, nur mühsam über Wasser halten, und das Gewicht nahm unaufhaltsam zu. Als im Februar 1982 eine Schenkelhalsfraktur, trotz dreimaliger Operation und Spongiosa-Implantation schlecht heilte, lag die Patientin monatelang im Bett und konnte sich dann nur im Rollstuhl bzw. mühsam auf Krücken fortbewegen.

Durch diese Bewegungsbehinderung nahm sie allen diätetischen Bemühungen zum Trotz unaufhörlich weiter zu und kam auch dadurch seelisch völlig aus dem Gleichgewicht. Nächtliche Weinkrämpfe mit Stöhnen und Zucken und Zittern an allen Gliedern traten auf. Sie konnte niemanden mehr sehen, hatte Angst vor Menschen und begann, sich abends regelmäßig mit Wein zu betrinken, alles in allem eine verzweifelte Situation.

Bei der stationären Aufnahmeuntersuchung fielen vor allem die pastöse Verquellung und die mimische Starre auf, hinter der sich die Patientin wie hinter einer dicken Mauer ängstlich zu verbergen suchte. Einleitend bekam die Patientin in der ersten Woche eine 800-Kilokalorien-Diät, wobei die Psychopharmaka Limbatril, Metrotonin, Deanol, Adumbran systematisch abgebaut und durch Mineralsubstitution, Pflanzenextrakte und abends L-Tryptophan ersetzt wurden. Danach gelang der Einstieg in das Buchinger-Fasten, das 42 Tage lang mühelos durchgehalten wurde. Gleichzeitig bekam die Patientin täglich Unterricht in Einzelgymnastik, abwechselnd Lymphdrainagen, Bürstenbäder und Fußmassagen. Die Patientin, die zuerst nicht mehr in der Lage war, sich selber zu pflegen, wurde so wieder übungsfähig und machte im Gehen, auch ohne Stöcke, erstaunliche Fortschritte. Das Grimassieren, die Weinkrämpfe und das zwanghafte Kauen verloren sich vollständig, so daß auch die Reparatur der Gebißschäden vorgenommen werden konnte.

Besonders eindrucksvoll waren zuletzt der entspannte Gesichtsausdruck und die gelöste Haltung. Die Patientin war wieder kontaktfähig geworden und unternahm in neugewonnener Aktivität und Zuversicht auch längere Spaziergänge ohne Stock, denn auch die Schmerzen an der rechten Hüfte hatten sich durch die Gewichtsabnahme von 12 kg erheblich gebessert. In dem diszipliniert durchgehaltenen Nachfasten bei ca. 1.000 kcal täglich konnte sie das erreichte Gewicht halten und war zuletzt fest entschlossen, ihre Berufstätigkeit, die sie jahrelang nicht mehr hatte durchführen können, wieder aufzunehmen.

## Vorbeugendes Fasten

Wer hat schon eine so eiserne Konstitution, ein so fehlerfreies Verhalten und so unbelastende Lebensbedingungen, daß nicht im Laufe von Jahren sich Funktionsstörungen, Verschleißerscheinungen, Ablagerungen und gar Organveränderungen einstellen könnten? Langsam und unmerklich entwickeln sie sich, noch ohne merkbare Symptome zu machen.

Vorbeugend, im strengen Sinn des Wortes, kann man ein Fasten dann nennen, wenn eben noch keine Krankheitssymptome aufgetreten sind, wenn Kreislaufverhalten und Labordaten noch keine Risikofaktoren erkennen lassen. Diese freiwillige Nahrungsenthaltung ist dann wie ein Urlaub für die mit der Arbeit alltäglicher Grundfunktionen beschäftigten Organe. In diesem Fall bewirkt die Umschaltung auf innere Ernährung und Verdauung eine intensivere Erneuerung und Regeneration des gesamten Systems. Eine solche optimale Selbstreinigung aller Organe und Ökonomisierung aller Stoffwechsel- und Kreislauffunktionen wird von einem eindrucksvollen Erlebnis tiefgreifender Erholung, Stärkung und Lebensfreude begleitet (*Abb. 70*). Die Annahme ist wohl begründet, daß ein regelmäßig sich wiederholendes Fasten alle ein bis zwei Jahre die Lebenserwartung erhöhen kann (*138, 204, 207*).

*Otto Buchinger sen.* selbst hat regelmäßig alle ein bis zwei Jahre gefastet, in seinem letzten Lebensabschnitt jedes Vierteljahr eine Woche lang. Damit ist er, trotz seiner ungünstigen konstitutionellen Disposition, die er in seiner Autobiographie beschrieben hat, 89 Jahre alt geworden. Mit dieser Selbsterfahrung hatte er das Ergebnis amerikanischer Altersforscher, das jüngst veröffentlicht wurde, vorweggenommen. *Ray Wolford* (*219a*) aus Los Angeles und *N. Shock* (*207*) aus Baltimore fanden unabhängig vonein-

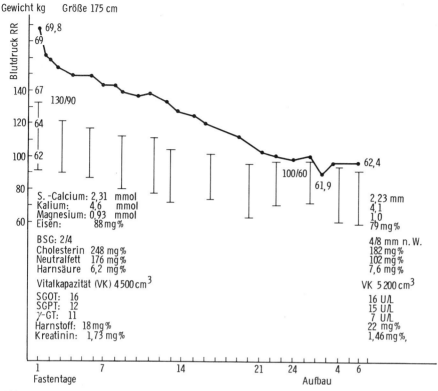

Abb. 70    62jähriger Patient, vorbeugendes Fasten

ander eine Lebensverlängerung ihrer Labormäuse durch eingeschränkte Nahrungsaufnahme bzw. regelmäßige Karenzpausen.

Offenbar handelt es sich dabei um ein allgemeingültiges biologisches Prinzip. Dies ist natürlich nicht zu verwechseln mit Unterversorgung und Mangelernährung. Im Gegenteil, die im Fasten zugeführten Getränke sollten so hochwertig und vital wie möglich sein.

Sicher ist andererseits, daß Über- und Fehlernährung, vor allem in Kombination mit Genußgiften, das Leben verkürzen. Solange es noch nicht zu irreversiblen Organschäden gekommen ist, läßt sich auch eine solche Voralterung noch durch richtig angewandtes Fasten graduell rückgängig machen. Dazu gehört aber auch die Umstellung der Lebensweise nach dem Fasten, womit die pathogenen Störfaktoren abgebaut werden. Sonst ist der Rückfall schon vorprogrammiert. Es kann nicht der tiefere Sinn einer angestrebten Lebensverlängerung sein, um jeden Preis steinalt und dabei immer kränker zu werden. Das Ziel kann nur sein, die gewonnene Lebenszeit in Gesundheit und Lebensfreude für menschliche Reifung und geistige Entwicklung zu nutzen.

Es liegt an uns, die Eßgewohnheiten sinnvoll umzustellen, ein Minimum an sportlich-gymnastischem Konditionstraining im Tagesverlauf unterzubringen und noch Zeit für Selbstbesinnung und Entspannung zu finden. Nur so haben wir echte Chancen, die

Früchte unserer Lebensarbeit in ein durch Wohlbefinden und erfüllte Reife gesegnetes Alter einzubringen.

Aber auch noch bei manifesten Risikofaktoren kann regelmäßiges Fasten im erweiterten Sinn vorbeugend sein und den Ausbruch schwerer Erkrankungen verhindern bzw. hinausschieben. *Bircher-Benner* spricht hier so treffend von »trächtiger Gesundheit«, *O. Buchinger sen.* von »biologischem Sumpf«. Ein Musterbeispiel ist der in *Abbildung 71* beschriebene Patient A.

Viel schwieriger als der Normalisierungsprozeß im Fasten ist für die meisten Patienten, im Sturm und Drang des Alltags den Versuchungen der guten Küche und der Genußgifte zu widerstehen. Nicht wenige planen deshalb wie unser Patient E. de M. schon das ein- bis zweimalige jährliche Fasten im voraus, um ihre Sünden wieder auszubügeln (*Abb. 72*).

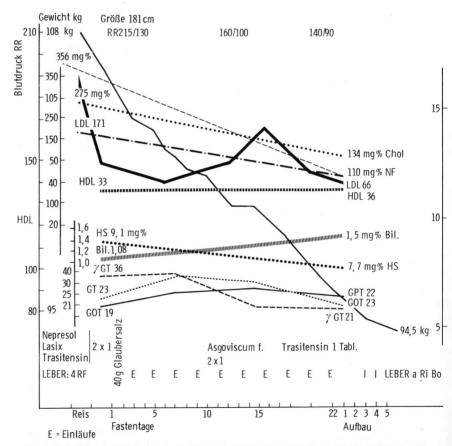

Abb. 71    62jähriger Patient, Hypertonie, Adipositas, Hyperlipidämie, Hyperurikämie, Hypertonie; mit einem 22tägigen Fasten ist es gelungen, alle vorliegenden Risikofaktoren zu normalisieren. Auch eine nur befristete Besserung von Hypertonie, Hyperlipidämie, Hypercholesterinämie, Hyperurikämie, einer Fettleber, eines Diabetes mellitus Typ II, der Übergewichtigkeit und Plethora ist immer noch lebensgeschichtlich gesehen viel günstiger als das langzeitige darin Verharren.

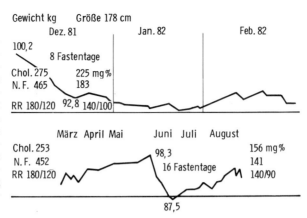

Abb. 72 60jähriger Patient, Essentielle Hypertonie, Hyperlipidämie, Hypercholesterinämie, nutritiv toxische Hepatose bei Adipositas. Trotz aller Anstrengung ist nach einem halben Jahr das Gewicht wieder auf etwa der alten Höhe (viele internationale Geschäftsreisen). Das regelmäßige Fasten ist trotzdem sinnvoll. Es bringt unmittelbare Entlastung, Minderung der Risikofaktoren und längere Arbeitsfähigkeit.

Das ist immer noch besser, als sich seinem eigenen Fehlverhalten uneinsichtig, kritik- und hoffnungslos auszuliefern. Hier wird das Fasten zu einer lebensnotwendigen Atempause für Leib und Seele, zu der uns die innere Stimme der höheren Einsicht immer wieder drängt.

### Die Geburtsvorbereitung durch Fasten

Zum vorbeugenden Fasten zähle ich auch die Geburtsvorbereitung. Von großer Bedeutung für den ganzen Schwangerschaftsverlauf ist die richtige Vollwerternährung und das Weglassen aller Genußgifte. Schon sechs Wochen vor dem errechneten Geburtstermin sollte man auf eine rein laktovegetarische Vollwertkost mit Bevorzugung der flüssigen Formen in bedarfsgerechter Kalorienmenge umsteigen. In den letzten acht Tagen genügen einen Liter Butter- oder Mandelmilch oder Magerquark und ein Liter wenn möglich frisch gepreßter Frucht- oder Gemüsesäfte, viertelliterweise und abwechselnd den Tag über eingenommen, zur ausreichenden Versorgung für Mutter und Kind. Die Entleerung des Darmes und die weitgehende Entlastung des Abdomens von der Verdauungsarbeit erleichtern und verkürzen den Geburtsverlauf bis hin zur schmerzfreien Geburt. Bei übergewichtigen Müttern darf man damit auch schon viel früher anfangen. Wenn nötig, werden Vitamin- und Mineralkonzentrate noch dazu gereicht.

Über eine notwendige Gewichtsverminderung und Thromboseprophylaxe vor Operationen wurde schon gesprochen (s. S. 38).

Nach schweren Traumen ist ein modifiziertes Buchingerfasten unter Zugabe von viermal 1/4 bis 1/2 l Buttermilch als flüssiger Ernährung einer Diät vorzuziehen (*177*).

### Kinderwunsch

Leider habe ich jene Patientinnen, die wegen bisher unerfülltem Kinderwunsch zum Fasten kamen, nicht statistisch erfaßt. Jedoch habe ich noch fünf Frauen in Erinnerung, deren Kinderwunsch nach einem Fasten in Erfüllung gegangen war. Vier Frauen waren völlig gesund und boten auch bei wiederholter eingehender Untersuchung durch ihren Gynäkologen keinen krankhaften Befund. Zwei davon waren normalgewichtig, drei leicht übergewichtig. Drei Frauen wurden nach dem ersten Fasten von 16–21 Tagen schwanger und gebaren gesunde Kinder, die vierte Patientin nach einem wiederholten Fasten. Die fünfte Patientin hatte mehrere Eileiterentzündungen durchgemacht und wir hatten deshalb die Hoffnung auf eine Schwangerschaft bei ihr aufgegeben. Nach acht Jahren mit regelmäßigen, jährlichen Fastenzeiten zwischen zwölf und 18 Tagen bekam die Patientin zuletzt dennoch ein gesundes Kind.

Ob auf diese Weise mehr Buben als Mädchen zur Welt kommen, wie *O. Buchinger sen.* vermutet hat, konnte ich nicht nachprüfen.

Sofern keine Gegenindikationen bestehen, lohnt sich auch in solchen Fällen das Fasten.

## Schwierige Fastenverläufe

### Akute Appendizitis

In über 25jähriger Fastenarztpraxis habe ich dreimal das Auftreten einer akuten Appendizitis im Fasten beobachtet. Der erste Patient, ein 42jähriger adipöser Mann, bekam am zwölften Tag bei sonst krisenfreiem Fasten die typischen Beschwerden im Abdomen mit Temperatur- und Leukozytenanstieg. Die sofort durchgeführte Operation konnte die drohende Perforation verhindern, der postoperative Verlauf war ungestört.

Der zweite war ein extrem adipöser Diabetiker Typ II, der am 17. Tag seines vierten stationären Fastens mit den klassischen Symptomen sofort ins Krankenhaus eingewiesen werden mußte. Bei ihm perforierte die Appendix inter operationem, was den Heilverlauf entsprechend verzögerte.

Auch der dritte Patient war ein übergewichtiger Mann von 68 Jahren, der am elften Fastentag mit den typischen Symptomen erkrankte und ebenfalls sofort operiert werden mußte. Der Verlauf war komplikationslos. Erst hinterher fiel es dem Patienten ein, daß er ca. vier Wochen vor seinem Fastenbeginn zwei Tage lang Bauchschmerzen und Fieber über 38 Grad gehabt habe und der Hausarzt, trotz eingehender, auch Laboruntersuchung, nichts habe finden können.

Da die akute Appendizitis im Fasten offensichtlich seltener auftritt als im Durchschnittsalltag, so sind keine fastenspezifischen Ursachen anzunehmen. Allenfalls können vorbestehende Dispositionen aktualisiert worden sein.

### Magenperforation

Ein einziges Mal kam es bei einem ca. 52jährigen Fastenpatienten bei einer Ruderpartie am zwölften Fastentag zu einer gedeckten Magenperforation. Die Operation und der postoperative Verlauf waren ohne Besonderheiten (s. S. 107).

### Akute Infekte

In seltenen Fällen kann sich die Abwehrlage gegen virale und bakterielle Infektionen durch vorbestehende Indispositionen im Fasten akut verschlechtern. Auslösende Ursache sind meist Schweiß- und Wärmeverlust nach größeren Anstrengungen, welche an sich problemlos verkraftet werden. Allein die nachfolgende Unterkühlung durch langes Herumstehen bei ungenügender Bekleidung oder auf zugigen Bootsfahrten kann die Infektabwehr zum Kippen bringen.

Davon können der Nasen-Rachen-Raum mit den Nasennebenhöhlen und die oberen Luftwege betroffen werden, häufiger aber, und vor allem bei Frauen, die ableitenden Harnwege.

Die Temperatur ist meist nur leicht oder gar nicht erhöht. Nur in wenigen Ausnahmen kam es zu fieberhafter Eskalation und zur Notwendigkeit einer antibiotischen Intervention. So mußte bei einem 45jährigen Patienten nach 16tägigem Fasten am sechsten Aufbautag eine akute hochfieberhafte Epididymitis antibiotisch behandelt werden, die nach einem schweißtreibenden Tennisspiel mit nachfolgender Unterkühlung aufgetreten war.

Bei zwei Patientinnen mit Knotenstrumen kam es während des Fastens zu einer hochfieberhaften Strumitis-Thyreoiditis.

Die 64jährige leptosome Frau A. V. kam vor fünf Jahren erstmals zum Fasten wegen einer medikamentös schwer einstellbaren essentiellen Hypertonie. Außerdem fand sich eine szintigraphisch dargestellte kalte Knotenstruma, weshalb die Patientin mit Schilddrüsenhormonen behandelt wurde. Bei einem ersten zwölftägigen Fasten normalisierte sich der Blutdruck konstant, worauf die Patientin zwei Jahre später normoton erneut 16 Tage mit gutem Erfolg fastete. Zwei Jahre danach kam es zu einer Cholangitis bei Steingallenblase, wobei der HBsAg-RIA negativ verlaufen war. Ein weiteres Jahr danach kam die Patientin wieder zu uns und fastete wie gewohnt mit Obstsäften, Gemüsebrühen und Buttermilch, was ihr bis zum elften Fastentag gut bekam. Am elften Fastentag traten Temperaturen über 38° C auf, am anderen Tag auch Schwellungen und Schmerzen im Strumabereich. Der Leber Gallen-Bereich blieb reaktionslos

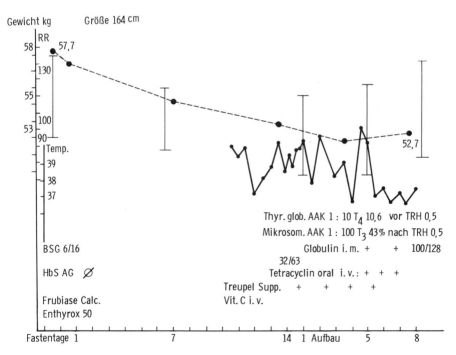

Abb. 73   64jährige Patientin, Struma nodosa, Hypothyreose, akute Strumitis

und die Blutdruckwerte im Normalbereich. Auffallend war der rasche Anstieg der BSG, wogegen die Schilddrüsendiagnostik mit $T_3$, $T_4$ und TSH-RIA normal geblieben waren. Eine autoantigene Thyreoiditis nach *Hashimoto* konnte durch Bestimmung der antithyreoidalen Auto-Antikörper (ATA) sowie der mikrosomalen SD-Auto-Antikörper ausgeschlossen werden. Es handelte sich demnach um eine Infektstrumitis, die auf Tetrazyklin i. v. bzw. oral nur unbefriedigend ansprach.

Erst auf die zusätzliche Verabfolgung von γ-Globulin fiel die Temperatur ab, und die entzündlich schmerzhaften Schwellungen der Knotenstruma bildeten sich zurück. Die Patientin konnte relativ gut erholt am dritten fieberfreien Tag die Heimreise antreten (*Abb. 73*). Die Rekonvaleszenz zog sich aber, wie die telefonische Rücksprache ergab, noch vier bis sechs Wochen hin.

Die zweite Patientin, Frau L. S., war seit neun Jahren wegen depressiver Verstimmung in tiefenpsychologisch-analytischer Behandlung und gleichzeitig internistisch wegen einer essentiellen Hypertonie mit Saluretika und Betablockern therapiert worden. Sie kam jetzt wegen des Bluthochdrucks und einer Leistungsschwäche. Bei der Aufnahmeuntersuchung fand sich neben der Hypertonie noch eine Knotenstruma ohne Hinweis für Hypo- oder Hyperthyreose. Das Fasten war sowohl wegen seiner blutdrucksenkenden wie antidepressiven Wirkung indiziert. Der Einstieg und der Fastenverlauf waren bis zum elften Fastentag unauffällig. Dann traten nach unspezifi-

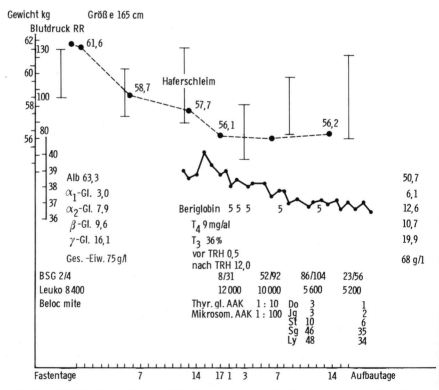

Abb. 74    44jährige Patientin, essentielle Hypertonie, reaktive Depression, akute Strumitis

schen Allgemeinsymptomen hohes Fieber über 38 Grad, später Schmerz und Spannung im Bereich der Knotenstruma auf. In den ersten drei folgenden Tagen war es mit Hilfe einer symptomatischen Therapie zu einer gewissen Linderung der Beschwerden gekommen, doch zeigten der rapide Anstieg der BSG und das anhaltende Fieber an, daß der Organismus mit der bakteriellen Infektion nicht ohne weiteres fertig wurde. Die Patientin bekam eine vegetarische Vollwertdiät und gleichzeitig zehn Tage lang hochdosiertes Globulin i. m. Dabei traten eine Entfieberung und erfreulich rasche Erholung ein. Antibiotika mußten nicht eingesetzt werden. Auch das Blutbild zeigte den raschen Umschwung mit Besserungstendenzen (*Abb. 74*).

Nachdem bisher schon viele Frauen mit kleineren oder größeren Strumen bzw. nach Strumektomien krisenfrei gefastet hatten, kann es sich bei den beiden Fällen nur um eine vorbestehende Indisposition im Schilddrüsenbereich mit Abwehrschwäche gehandelt haben. Die Ursache dieser Indisposition ist bislang nicht erkennbar geworden.

## Todesfälle im Fasten

In der Klinik Buchinger in Überlingen sind in den letzten 25 Jahren bei einem Durchgang von mehr als 40.000 Patienten vier Patienten gestorben, und zwar alle an einem akuten Herzversagen. Es waren ältere Männer mit mehr oder weniger hohem Übergewicht, die alle jahrzehntelang geraucht hatten oder zum Teil immer noch rauchten.

1. Herr B., ein 51 jähriger mesosomer Mann mit mäßigem Übergewicht (170 cm/80 kg) und essentieller Hypertonie um 160/100 mm Hg, kam wegen anhaltender pektanginöser Beschwerden. Er war starker Raucher und konnte sich auch während des Fastens das Rauchen nicht ganz abgewöhnen. Er fühlte sich nach dem Einfasten ausgesprochen wohl und konnte wieder größere Spaziergänge unternehmen. Am elften Fastentag aber kollabierte er auf einem relativ steil ansteigenden Spazierweg mit plötzlichem Herzstillstand und war nicht mehr reanimierbar. Die Autopsie wurde von den Angehörigen abgelehnt.

2. Der 56 jährige Herr Z. war mit 98 kg/168 cm stark übergewichtig und hatte Hypertonie-Blutdruckwerte über 180/110 mm Hg. Vor fünf Jahren hatte er bereits einen Vorderwandinfarkt relativ gut überstanden und seitdem regelmäßig, manchmal auch zwei Mal im Jahr gefastet. Trotzdem war es ihm nicht gelungen, sich das Rauchen abzugewöhnen und sein Normalgewicht zu halten. Er rauchte noch immer 30 Zigaretten täglich und mehr und konnte sich auch im Fasten nicht davon distanzieren. Er fühlte sich im Fasten jeweils erheblich besser und leistungsfähiger, so auch diesmal. Er starb am 20. Fastentag an einem steilen Anstieg auf dem Heimweg von einem Spaziergang. Als man ihn fand, war der Tod schon eingetreten. Eine Autopsie kam nicht zur Durchführung.

3. Der 47 jährige Herr E. hatte 17 Tage ohne Schwierigkeiten gefastet und am dritten Aufbautag einen Spaziergang unternommen. Er war immernoch über 15 % übergewichtig, die Blutdruckwerte waren von über 200/110 mm Hg auf Werte um 160/90 mm Hg zurückgegangen. Schon vor zwei Jahren hatte er sich das Rauchen abgewöhnt, doch litt er immer noch unter schweren stenokardischen Attacken, wobei er durch wiederholtes Fasten jedesmal erhebliche Besserung erfahren hatte. Auf einem steilen Weg-

stück knickte er am Arm seiner Begleiterin plötzlich ein und war sofort tot. Die Sektion ergab eine massiv stenosierende Sklerose besonders der linken Kranzarterie, jedoch keinen Hinweis für einen frischen Herzinfarkt.

4. Der 58jährige Herr H. war mit mehr als 120 kg/178 cm extrem übergewichtig und hatte eine Hypertonie von über 220/140 mm Hg. Er war mit den Zeichen eines Asthma cardiale und dekompensiertem Kreislauf zur Aufnahme gekommen. In der ersten Fastenwoche hatte er sich erstaunlich schnell erholt, am zwölften Fastentag traten jedoch plötzlich vermehrt pektanginöse Beschwerden auf, die sich aber auf Nitrate vollständig besserten. Da er sich wohlfühlte, wollte er, gegen ärztlichen Rat, ein Bad nehmen. Er starb an akutem Herzversagen in der Badewanne. Eine Sektion kam nicht zur Durchführung. Auch dieser Patient war starker Raucher gewesen und konnte es selbst während des Fastens nicht lassen.

*Spencer (210)* berichtete 1968 über zwölf mit Null-Kalorien-Fasten behandelte adipöse Patienten, von denen zwei starben.

Die erste Patientin war 58jährig und wog 150 kg. Bei exzessiver Hypertonie war es in den letzten Wochen vor dem Fasten, trotz intensiver Therapie mit Digoxin, Diuretika und Kalium, zur schweren Orthopnoe gekommen. Mit dem Fasten ging die Atemnot erfreulich zurück, und die Patientin schöpfte wieder Hoffnung, zumal sie wieder kleine Spaziergänge unternehmen konnte. In acht Wochen hatte sie 25 kg abgenommen, der Blutdruck war von 230/120 mm Hg auf 140/80 mm Hg zurückgegangen. Über Hungergefühle hatte sie nie zu klagen. Nach einer gut schlafend verbrachten Nacht war sie morgens bei der Rückkehr von der Toilette im Bett kollabiert. Das EKG zeigte ein Kammerflimmern an, Wiederbelebungsmaßnahmen waren erfolglos. Autoptisch fand sich ein hypertrophes Herz von 525 Gramm Gewicht, während die Kranzgefäße frei von atheromatösen Veränderungen waren.

Die zweite Patientin war 61 Jahre alt und wog 106 kg. Sie litt an einem seit Jahren therapieresistenten Ulcus cruris sowie einer zunehmenden Linksherzinsuffizienz mit zunehmender Dyspnoe, zuletzt auch schwerer Orthopnoe, Zyanose und Tachykardie. Im EKG zeigten sich die Spuren eines alten Anteroseptalinfarkts. Nach drei Fastenwochen waren alle von den erfreulichen Fortschritten dieser Patientin beeindruckt. Alle Serumanalysen waren normal geworden, der Blutdruck von 150/100 mm Hg auf 140/80 mm Hg zurückgegangen. Sie hatte 17 kg an Gewicht abgenommen und damit den größten Teil ihrer Ödeme verloren. Ohne vorherige alarmierende Symptome wurde auch diese Patientin abends um 20.30 Uhr tot im Bett aufgefunden. Die Autopsie ergab ein linkshypertrophiertes Herz mit altem Vorderwandinfarkt und wandständiger Thrombose, aber ohne Embolie. Auch hier wurde als auslösende Ursache ein Kammerflimmern angenommen. Bei den zehn anderen adipösen Patienten war ein eindeutig positiver und krisenfreier Fastenverlauf zu verzeichnen gewesen.

Kommentar: In allen diesen beschriebenen Fällen lagen schwere organische Herzerkrankungen vor. Bei den vier Männern hatte langjähriger Nikotinabusus bei Übergewichtigkeit und Hypertonie zu einer progredienten koronaren Herzerkrankung geführt. Durch Fortsetzung des Rauchens und Überanstrengung kam es, trotz des Fastens, zu einer koronaren Hypoxie mit letalem Ausgang.

Kennzeichnend ist, daß alle vier Männer sich durch die Besserung ihres Befindens dazu verleiten ließen, mehr zu unternehmen, als ihnen erlaubt war, und drei von ihnen auch im Fasten nicht imstande waren, das Rauchen aufzugeben.

Anders war die Ausgangslage bei den beiden verstorbenen Patientinnen *Spencers*.

Beide waren extrem übergewichtig und hatten eine schwere dekompensierte muskuläre Herzinsuffizienz, die sie zur Bettruhe zwang. Auch diese beiden Frauen hatten das Fasten als große Erleichterung empfunden und waren bei wachsendem Wohlbefinden plötzlich an akutem Kammerflimmern gestorben. Hier war also nicht die koronare Hypoxie, sondern die Reizleitungsstörung bei Myodegeneratio cordis die Todesursache. Nach der Beschreibung war ihr klinischer Zustand so desolat, daß sie möglicherweise ohne das Fasten noch früher gestorben wären. Es ist aber auch denkbar, daß die Mineralausschwemmung, besonders der Kalium- und Magnesiumverlust, und der anfänglich intensive Eiweißaufbau im Fasten bei weitgehender Bewegungslosigkeit durch Bettruhe das kritische Ende ausgelöst hatten.

Strenges Null-Kalorien-Fasten verbietet sich bei manifester Koronarsklerose und -insuffizienz um so mehr, je näher der Patient der Grenze seiner Belastbarkeit gerückt ist. Das betrifft durchaus nicht nur die höheren Altersklassen (*225*). Dasselbe gilt für Patienten mit fortgeschrittener Myodegeneratio cordis und schweren Herzrhythmusstörungen.

Je weiter fortgeschritten die organpathologischen, besonders die gefäßsklerosierenden Veränderungen sind, desto leichter (Zugabe von Honig, Getreideschleimen, Buttermilch), kürzer und körperlich schonender (leichte isometrische Übungen, kleine ebene Spaziergänge, Teilbäder, Atemschulung usw.) wird das Fasten sein müssen, um die gewohnt erfreuliche Gesamtwirkung auch in diesem Indikationsbereich zu erreichen. Das Letalitätsrisiko wird erhöht durch eigenes Fehlverhalten (Nikotinabusus, Überforderung) und mangelhafte Eiweiß-Mineralsubstitution (K, Mg).

Welche Chancen andererseits bei digitalisrefraktären, pharmokotherapeutisch nicht mehr beeinflußbaren Patienten im Fasten noch bestehen, wurde sowohl von *Merill* (*156*) wie von *Zimmermann* (*227*) in überzeugender Weise dargestellt.

# Gegenindikationen

Alle katabolen Krankheitsprozesse, deren der Körper nicht mehr Herr zu werden vermag, fallen verständlicherweise unter die Gegenindikationen des Fastens. Dazu gehören die aktiven Tuberkulosen, alle konsumierenden malignen Prozesse, die Hyperthyreose – Thyreotoxikose und die zerebrovaskuläre Insuffizienz des hohen Alters. Auch Patienten mit postinfektiöser Kardiomyopathie (z. B. nach Diphtherie) brauchen mehrere Jahre, um sich wieder voll zu erholen. Der Indikationsbereich muß um so enger begrenzt werden, je härter das Fasten durchgeführt wird. Bei reinem Null-Kalorien-Tee- bzw. Wasserfasten sind die Grenzen der Anpassungsfähigkeit des Organismus rascher erreicht als beim Buchinger-Fasten mit ca. 250 kcal pro Tag. Mit Zugabe von Buttermilch in steigender Dosierung bis zu 1 l pro Tag kann die Fastenindikation auf verschiedene Stadien progrediente bzw. aggressive Hepatopathien ausgedehnt werden. Durch Zugabe kleiner Mengen von Haferschleimsuppen und Magermilch zwei- bis dreimal 1/8 l pro Tag können auch Patienten mit Ulcus ventriculi-duodeni und Gastritis vom Fasten profitieren.

Mängel an Vitaminen und Vitalstoffen stellen keine Gegenindikation mehr dar, vorausgesetzt, daß man nicht nur mit null Kalorien fastet und die fehlenden Vitamine, Minerale und Vitalstoffe ergänzt. So können die Mängel sogar schneller behoben werden als unter einer Vollernährung.

Fasten verlangt vom Patienten ein Mindestmaß an Einsicht in die biologischen Zusammenhänge und die seelische Bereitschaft und Kraft zum Verzicht. Sonst wird das Fasten als Strafe empfunden und zum ziel- und heillosen Hungern. Diese Einsicht und Bereitschaft kann nicht von jedermann vorausgestzt werden, wie etwa von manchen kindlich-jugendlich Unreifen, von Debilen und Dementen. Auch die Krankheit, gegen die selbst Götter vergeblich kämpfen, nämlich Unbeherrschtheit und Uneinsichtigkeit, gehört mit dazu.

Bei ausgesprochen hysterischen und hypochondrischen Verhaltensstörungen ist besondere Vorsicht am Platz. Meistens werden solche Patienten schon von sich aus das Fasten ablehnen und sich eher zu einer angemessenen Diätform bereitfinden.

Echte Psychosen wie Schizophrenien und manisch-depressive Zustände schließen das Fasten nicht aus (*31, 64*), erlauben es aber nur unter den dafür notwendigen stationären Bedingungen und intensiver pflegerischer Betreuung. Ähnlich verhält es sich mit dem epileptischen Formenkreis; dann sind auch dabei erstaunlich günstige Fastenwirkungen erreicht worden.

Bei koronarer Herzerkrankung und Kardiomyopathie ist das strenge Null-Kalorien-Fasten abzulehnen, jedoch von den modifizierten Formen mit Zugabe von Obst- und Gemüsesäften, Getreideschleimen, Mager- und Buttermilch viel Gutes zu erwarten.

Wie überall richtet sich die Therapie streng nach den individuellen Gegebenheiten und Voraussetzungen des Patienten, die vorher diagnostisch so klar wie möglich abzugrenzen sind.

# III. Methode

## Die Übergangsdiät im Vorfasten

Ein diätetisch abgestufter Übergang im Verlauf von drei Tagen gewährleistet den reibungslosen Einstieg in das Fasten: Erster Tag milde Rohkost mit ca. 850 kcal (*Plan 1*), zweiter Tag strenge Rohkost mit ca. 600 kcal (*Plan 2*), dritter Tag 1 kg Obst (Äpfel und Orangen) über den Tag verteilt, ca. 500 kcal. Tags darauf Fastenbeginn mit den Maßnahmen der Darmreinigung. Diese Zellulose- und pektinreiche Nahrung wirkt durch ihre Quellfähigkeit wie ein Besen und Schieber zugleich, die den Transport und die Ausscheidung des Darminhaltes intensivieren und beschleunigen. Danach findet das Glaubersalz des ersten Fastentages quellfähiges Substrat, um auf Anhieb den größeren Teil des Enddarms in voluminösen Entleerungen von Ingesta befreien zu können.

Auf diese Weise läßt sich der erhöhte, nicht selten spastische Dickdarmtonus im Bereiche des Zäkums, der Flexura hepatica, des Sigmoids und des Anus langsam abbauen. Sonst verhindert dieser erhöhte Tonus an den Schlüsselpositionen die reguläre Entleerung, und das Glaubersalz bringt nur etwas Flüssigkeit zum Vorschein, ja, es kann sogar passieren, daß sogar das Glaubersalz nicht gleich wieder zum Vorschein kommt. Am meisten erstaunt oder gar empört darüber sind gerade die Patienten, die es mit dem Einstieg so besonders eilig hatten.

Es hat überwiegend psychische Gründe, wenn dieser sich über zwei bis vier Tage hinziehende Übergang bei vielen Patienten so unbeliebt ist. Sie möchten nämlich die weniger angenehme Prozedur der Darmreinigung durch Einläufe oder Glaubersalz mög-

## Plan 1 Milde Rohkost

| Morgens: | 2 Backpflaumen | 75 kcal |
| | 1 Müsli oder 10 g Eden | 80 kcal |
| | 50 g Magerquark | 40 kcal |
| | 1 Knäcke | 30 kcal |
| | | 225 kcal |
| Mittags: | 1 Tasse Gemüsebrühe | 25 kcal |
| | 1 große Salatplatte | 150 kcal |
| | 150 g Kartoffeln mit | |
| | 100 g Vollmilch püriert | 150 kcal |
| | | 325 kcal |
| Abends: | 1 Vollkornbrötchen | 120 kcal |
| | 10 g Margarine | 80 kcal |
| | 1 Apfel 125 g | 75 kcal |
| | 1 Tasse Gemüsebrühe | 25 kcal |
| | | 300 kcal |
| alles zusammen | | 850 kcal |

## Plan 2 Strenge Rohkost

| Morgens: | 2 Backpflaumen | 75 kcal |
| | 1 kleines Müsli | 75 kcal |
| | | 150 kcal |
| Mittags: | 1 große Salatplatte | 150 kcal |
| | 125 g Schalkartoffeln | 100 kcal |
| | 150 ml Buttermilch | |
| | mit Sanddorn | 50 kcal |
| | | 300 kcal |
| Abends: | 1 Apfel 125 g | 75 kcal |
| | 1 Bioghurt 150 g | 75 kcal |
| | | 150 kcal |
| alles zusammen: | | 600 kcal |

*Weitere Pläne Seite 169ff.*

lichst schnell hinter sich bringen. Außerdem ist bei ihnen das Rad der gewohnten Betriebsamkeit noch in vollem Schwung. Nach dem Motto »Was Du heute kannst besorgen, das verschiebe nicht auf morgen« möchten sie am liebsten das Glaubersalz bereits bei der Ankunft am Bahnhof oder in der Empfangshalle serviert bekommen. Selbst Patienten, die wiederholt gefastet haben, lassen sich nur ungern von dieser Eile abbringen und sehen die Notwendigkeit erst ein, wenn sie unangenehme Erfahrungen gemacht haben. Kopfschmerzen, Schlafstörungen, schlechte Laune bis zur Weltuntergangsstimmung verstärken sich auf diese Weise und halten länger an als üblich. Die so gestörte und ungenügende Darmentleerung beeinträchtigt den ganzen Fastenverlauf. Vor allem stören dann auch vermehrt Hungergefühle, die sonst nur eine kurze und unbedeutende Rolle spielen.

Schon einige Patienten haben mir hinterher bekannt, daß sie in solch einer Situation an Flucht gedacht haben und nur die Furcht vor der Blamage sie abgehalten habe, die Koffer zu packen und zu verschwinden. Einer unter tausend reißt dann aber tatsächlich doch aus. Einer von ihnen war der bekannte, inzwischen zu seinen Vätern versammelte Schriftsteller *Bemelmans*. Er hat aus seinem dramatischen Erlebnis eine köstliche Geschichte geformt: »How I took the cure« (7).

Die Minimalforderung vor dem Fastenbeginn ist ein vegetarischer Imbiß am Abend des Anreisetages, darauf folgend ein Reis- oder Obsttag und erst am Morgen der Einstieg in das Fasten. Am Obsttag werden 1 bis 1,5 kg Obst der Jahreszeit in drei Portionen gereicht. Äpfel und Orangen sind mit am verträglichsten und sollten deshalb immer mit dabeisein. Eingeweichtes Trockenobst wie Backpflaumen und Feigen können bei Darmträgheit dazugegeben werden. Den gleichen Zweck mit Warmspeise erfüllt der Reistag. Dreimal täglich werden je 50 g Avorio- oder Voll-Reis gedünstet angeboten, morgens und abends mit Apfelkompott oder geriebenem Apfel, mittags mit Tomatensoße. Er ist bei rohkost- und süßempfindlichen Patienten zu bevorzugen. Auch über einen Kartoffeltag mit dreimal 500 Gramm gedünsteten Kartoffeln und Tomatensoße ist ein Einstieg möglich. Äquivalente Mengen Haferbrei empfehlen sich bei diabetischen Patienten.

Viele Faster sind der Meinung, daß sie durch den sofortigen Einstieg in das Fasten rascher und mehr Gewicht abnehmen würden. Das Gegenteil ist der Fall. Durch den stufenweisen Übergang gelingen sowohl die Darmentleerung wie die Umstellung auf die innere Ernährung wesentlich besser. Der in drei Tagen durchgeführte stufenweise Übergang bringt mindestens die gleiche Gewichtsabnahme, und das ohne die beschriebenen Nachteile.

## Der erste Fastentag, Darmreinigung

Als altbewährtes Mittel zur beschleunigten Enddarmentleerung und Darmreinigung setzen wir das Glaubersalz ein in der Dosis von etwa 0,5 g pro kg Körpergewicht. Da sich die Mehrzahl unserer Patienten zwischen 60 und 90 kg bewegt, läßt sich in diesem Bereich die Dosis auf 40 g Glaubersalz auf 3/4 l lauwarmem Wassers standardisieren. Wenn nötig, wird individuell dosiert. So bekommen sehr übergewichtige pykno-athletische Patienten 50 g Glaubersalz, leptosome, schlankwüchsige nur 30 oder 20 g Glaubersalz, entsprechend reduziert sich dann die Trinkmenge auf 1/2 l. Bei Mengen unter 20 g zeigt das Bittersalz bessere Wirkung, wir geben dann 10 g auf 1/4 l Wasser. Dazu wird etwas Himbeerwasser gereicht, um das Schlucken zu erleichtern und den unangenehmen Nebengeschmack zu überspielen.

Werden mineralische Abführmittel nicht vertragen oder abgelehnt, so leisten zwei bis drei Eßlöffel Rizinusöl, mit warmem Kräutertee hinuntergespült, den gleichen Dienst. Sind im Einzelfall beide Möglichkeiten nicht zumutbar, so wird mit einem Einlauf von 1/2–1 l Kamillentee begonnen. Nicht selten führt hierbei der Schwenkeinlauf in Knie-Ellbogen-Lage zu den besten Resultaten.

Zur Fortsetzung der Darmreinigung im weiteren Fastenverlauf werden normalerweise solche Einläufe dreimal wöchentlich so schonend wie möglich verabfolgt. Nicht selten werden Einläufe strikt abgelehnt, manchmal mit der Begründung, jeden Tag spontan Stuhlgang zu haben. Darauf sollte man sich besser nicht verlassen. Es ist dann sinnvoller, im gleichen Rhythmus jeweils zwei Kaffeelöffel Bittersalz auf ein Glas Wasser morgens nüchtern zu geben.

Diese Maßnahmen sollen durchaus individuell gehandhabt und entsprechend häufiger oder seltener zur Anwendung kommen. Es ist erstaunlich, welche Stuhlmengen dabei bis in die vierte Fastenwoche hinein noch entleert werden können. Die regelmäßige Palpation des Abdomens läßt Rückschlüsse auf noch vorhandene Restfüllungen und damit die Steuerung der abführenden Maßnahmen zu.

Bei manchem überdehnten Gas-Kot-Bauch ist das ein- oder mehrmalige Darmbad mit interpolierten Glauber- oder Bittersalzgaben die einzige Möglichkeit, innerhalb dreier Fastenwochen eine ausreichende Darmentleerung zu erzielen.

Dem Trockendarmbad ist im Fasten wegen der anfälligen Kreislaufregulation der Vorzug gegenüber einem subaqualen zu geben. Gelegentlich widersetzt sich ein kurvenreiches oder spastisches Sigma dem Einströmen des Kamillentees. Hier vermag die schon erwähnte Knie-Ellbogen-Lage Abhilfe zu schaffen.

Beim Darmbad muß der Patient unter laufender Kontrolle bleiben, um unangenehme Begleiterscheinungen, etwa durch zu rasches Einströmen von Wasser oder Verletzungen der Rektumschleimhaut mit dem Katheter durch ungeschickte Bewegungen, zu verhindern.

Gegenüber Kolonmassagen ist während der Fastenzeit Zurückhaltung nötig. Oft wird damit eine abdominelle Spastik ausgelöst und der allgemeine Vagotonus unangenehm verstärkt. Ich habe sie deshalb nur im Diätaufbau nach dem Fasten in Einzelfällen eingesetzt, wenn genügend Zeit zur Verfügung stand. Dann können sie eine wertvolle Hilfe beim Ingangbringen einer gestörten Darmmotorik sein.

## Die Fastengetränke

Die Fastenärzte früherer Zeiten wie *Thanner* und *Dewey* in den USA, *Guelpa* in Frankreich, *v. Segesser* und *Berholet* in der Schweiz, *Riedlin, Möller* und *Kapferer* in Deutschland haben nur Wasser und Kräutertees gegeben. Über die notwendige Trinkmenge hatte man damals andere Absichten, man begnügte sich mit ca. 1 l pro Tag oder weniger (*150*). *O. Buchingern sen.* hat keine festen Trinkmengen angegeben, sondern sich am individuellen Bedürfnis und Durstgefühl orientiert. Im Hinblick auf die toxische Gesamtsituation (*Eichholz*) und die allgemein erhöhte Stoffwechselbelastung unserer Patienten wird es notwendig, sich im Fasten wenigstens insgesamt 2 l pro Tag an Flüssigkeit einzuverleiben. Wider Erwarten stößt diese Empfehlung bei vielen auf wenig Gegenliebe. Auch *Buchinger* stellt schon fest, daß Faster merkwürdig wenig trinken. Es sind vor allen Dingen Frauen, die angeben, beim besten Willen nicht mehr als 3/4 bis 1 l pro Tag trinken zu können. Bei solchen Patienten findet sich häufig ein hochgestellter, satziger Urin und eine entzündliche Reizung der Schweißdrüsenausgänge. Nicht selten wird zum Ausgleich der Kamillentee beim Einlauf ganz oder teilweise zurückgehalten.

Andererseits gibt es auch Krankheitsbilder, bei denen eine Einschränkung der täglichen Trinkmenge am Platz ist, wie z. B. eine dekompensierte Herzinsuffizienz mit Ödematose. Die Trinkmenge muß also im Bedarfsfall individuell festgelegt werden.

Nicht weniger wichtig als die Menge ist die Auswahl der Fastengetränke. Der Faster wird nämlich in dieser Hinsicht immer wählerischer. Großer Beliebtheit erfreuen sich im allgemeinen die mittäglichen warmen Gemüsebrühen, die normalerweise kaum eines Blickes gewürdigt würden. 1/4 l des gesiebten Absuds von Tomaten, Karotten, Kartoffeln und Sellerie wird im täglichen Wechsel mit Kräutern, Hefeextrakten und einer Prise Meersalz gewürzt gereicht. In manchen Fällen, z. B. bei Hypertonikern, muß diese Prise entfallen. Nicht wenige ziehen diese mineral- und vitaminreiche Brühe ihrer Würze und Wärme wegen auch am Abend den sonst üblichen Obstsäften vor (*80*). Es sind vor allem auch die Süß- und Säureempfindlichen, die auf Obstsäfte mit Reizzuständen der Magen- und Dünndarmschleimheit reagieren und sich deshalb mit der Gemüsebrühe wohler fühlen.

Bei den Kräutertees sollte man auf Auswahl und gute Zubereitung achten, denn die zumeist Kaffee oder Tee gewohnten Patienten sind von der Reizstärke ihrer gewohnten Getränke zu abgebrüht, um einfachen Kräutertees noch Geschmack abgewinnen zu können. Normalerweise reichen wir abwechselnd blähungswidrigen Kümmel-Fenchel-Pfefferminz-Tee, die magenberuhigenden Schafgarben- und Kamillentees, die schweißtreibenden Lindenblüten- und Salbeitees, die harntreibenden Kirschenstiel-, Hagebutten-, Weidenröschen- oder Othosiphontees. Ein Zitronenschnitz, bei Gichtpatienten der Saft einer ganzen Zitrone, wird jeweils dazu gereicht, nachmittags außerdem noch zwei Kaffeelöffel Bienenhonig.

Auch bei guter Zubereitung und reichlicher freier Auswahl kann man im Fasten solche Kräutertees überbekommen und zieht dann Mineral- oder Quellwasser vor. Für den abendlichen Viertelliter Obstsaft werden an Vitamin C-reiche und relativ zuckerarme Sorten bevorzugt. Dabei verdient der Apfelsaft seiner Bekömmlichkeit und guten Verträglichkeit wegen als erster erwähnt zu werden. Eine Vielzahl von weiteren Möglichkeiten steht zu Gebote: Säfte von Grapefruit, Orange, Quitte, Maracuja. Die Säfte von Birnen, Kirschen, Pfirsichen und Aprikosen sind oft zu süß und sollten deshalb verdünnt werden.

Gemüsesäfte werden zur Abwechslung dazwischengeschaltet: Karotten, Rote Beete, schwarzer Rettich, Kohl, Sauerkraut. Davon genügt eine kleinere Menge, ca. 100 g. Frischgepreßte biologische Produkte sollten bevorzugt werden. Da diese nicht immer in ausreichender Menge erhältlich sind, kommen an deren Stelle auch qualifizierte Flaschensäfte in Frage. Bei süßempfindlichen Magenpatienten ist größte Vorsicht am Platze. Diese sollten anstelle der Obstsäfte die warmen Gemüsebrühen oder einen dünnen Haferschleim bekommen.

Am neutralsten ist das Angebot an Wasser. Gute Quellwässer mit geringem Festsubstanzgehalt dienen der Aufgabe als Flüssigkeitsersatz und Transportmedium am besten. Mineralwässer sollten nach ihrem Indikationsbereich im Bedarfsfall verordnet werden (Schwefel-Jod-Eisen-Bikarbonat-Bitterwässer). Mit diesem Getränkeprogramm besteht genügend Spielraum, um dem individuellen Geschmack und dem Bedürfnis des einzelnen gerecht zu werden. Gegenüber dem Null-Kalorien-Fasten erleichtert die eben beschriebene Zugabe von Gemüsebrühen, Obstsäften und Honig mit ca. 150–200 kcal das Fasten subjektiv und objektiv.

Eine wachsende Anzahl vor allem älterer Patienten benötigt darüber hinaus die Zugabe kleiner, aber hochwertiger Eiweißmengen in Form von Buttermilch, zweimal 1/8 l bis zweimal 1/4 l pro Tag. Damit läßt sich die Fastenindikation erweitern, die Fastendauer verlängern und die Verträglichkeit allgemein verbessern. Neben älteren Patienten kommen für diese Variante vor allem Erstfaster und chronisch Kranke mit Normal- bzw. Untergewicht in Frage. Außerdem wird dadurch die körperliche Übungsfähigkeit und der Aktionsradius der Betreffenden beachtlich erweitert (*80*).

Auf alkoholische Getränke und auf Bohnenkaffee muß im Fasten vollständig verzichtet werden, selbstverständlich auch auf das Rauchen. Schwarztee kann im Sinne einer Medizin sparsam und ausschließlich morgens verordnet werden (*Tab. 16*).

Tabelle 16    Die Fastengetränke

| 8 Uhr | 10 Uhr | 12 Uhr | 14 Uhr | 18 Uhr | 20 Uhr | tagsüber | kcal |
|---|---|---|---|---|---|---|---|
| 1/4 l Tee + Zitrone (5 kcal) | | 1/4 l Tee + Zitrone (5 kcal) | 1/4 l Tee + Zitrone (5 kcal) | 1/4 l Tee + Zitrone (5 kcal) | | 1–1 1/2 l Mineral- wasser | 20 |
| 1/4 l Tee + Zitrone (5 kcal) | | 1/4 l Gemüse- brühe – salzlos – salzarm (20 kcal) | 1/4 l Tee + Zitrone (5) + 10 g Honig (30 kcal) | 1/4 l Obst- oder Gemüse- saft (150– 200 kcal) | | 1  1 1/2 l Mineral- wasser | 210–260 |
| 1/4 l Tee + Zitrone (5 kcal) | 1/8 l Butter- milch (45 kcal) | 1/4 l Gemüse- brühe, salzlos – salzarm (20 kcal) | 1/4 l Tee + Zitrone (5 kcal) | 1/4 l Obst- saft (150– 200 kcal) | 1/8 l Butter- milch (45 kcal) | 1 l Mineral- wasser | 300–350 ca. 10 g Eiweiß |
| 1/4 l Tee + Zitrone (5 kcal) | 1/4 l Butter- milch (90 kcal) | 1/4 l Gemüse- brühe, salzlos – salzarm (20 kcal) | 1/4 l Tee + Zitrone (5 kcal) | 1/4 l Obst- saft (150– 200 kcal) | 1/4 l Butter- milch (90 kcal) | | 390–460 ca. 20 g Eiweiß |

# Ruhe, Entspannung

Die vorprogrammierten Notfallfunktionen der Energieeinsparung, Erneuerung und Selbstheilung des Organismus im Fasten haben ihre ganz spezifische Rückwirkung auf das seelische Empfinden und Verhalten. Teilweise läßt sich auch diese Rückwirkung aus der Änderung neurohormonaler Steuerungsvorgänge erklären (s. S. 11). Es besteht eine Verwandtschaft mit dem Schlaf, dessen regenerative Vorgänge noch viel mehr mit Passivität und völligem Loslösen von der äußeren Existenz bis zur Bewußtseinsaufgabe einhergehen. Bei beiden beruht die Stärkung des vitalen Energiepotentials auf dem Zurückgehen zur eigenen Mitte. »Reculer pour mieux sauter« pflegt *Graf Dürckheim* dazu zu sagen (*41*). Fasten und betriebsame geschäftige Alltäglichkeit lassen sich ihrem Wesen nach nicht miteinander vereinbaren. Versucht man es trotzdem, so hat man nach beiden Seiten hin Einbußen hinzunehmen. Deshalb ist der Abstand von der gewohnten Umgebung, der Arbeit und der Familie und damit der gesamten aktuellen und chronischen Lebensproblematik unerläßlich, d. h. die Klausur.

Fasten braucht die Klausur nicht nur der seelischen Rückwirkung körperlicher Fastenvorgänge wegen. Der Einfluß der seelischen Gestimmtheit und der Gedankeninhalte auf das leibliche Geschehen sind schon allgemein, aber besonders im Fasten sehr bedeutsam.

Machen wir uns voll bewußt, welch immensen Einfluß die Summe unserer alltäglichen Gedanken auf alle leiblichen Funktionen, auf unser ganzes Befinden und letztlich auch Gesundheit haben. Überanstrengung, aggressive Gedanken, ängstliche Gefühle und negative Vorstellungen können regelrechte vegetative Stürme oder Blockaden auslösen, mit allen negativen Folgen. Umgekehrt führen Gedanken der Ruhe und Ruhe der Gedanken zur Überwindung von Angst und Ärger. Eine solche seelische Einstellung entspricht auch genau der leiblichen Fastensituation. Sie beeinflussen sich gegenseitig in ihrer ausgleichenden, ordnenden und harmonisierenden Wirkung.

Deshalb bedarf das Fasten einer besonderen Atmosphäre, die den veränderten leiblichen und seelischen Bedürfnissen gerecht wird mit Geborgenheit ausstrahlender Zuwendung und Ermunterung zur aktiven Selbsthilfe. Deshalb ist es nicht empfehlenswert, in einem normalen Krankenhaus, das nach anderen Gesichtspunkten orientiert und organisiert ist, unter anderen essenden Patienten zu fasten.

Schon die Auswahl der Landschaft ist wichtig. Noch mehr bedarf es eines kulturellen, aktiv künstlerisch organisierten Rahmens, der individuellen Führung und Betreuung, um das Fasten zu seiner vollen Wirkung zu bringen. Dies ist meist nur in einer darauf ausgerichteten Fastenklinik möglich.

Hat man den geeigneten Ort dafür gefunden, so wird man schnell gewahr, wieviel an Unruhe und Spannung noch mitgebracht wurde und wie sehr davon unsere Kräfte verbraucht, unsere Reserven erschöpft sind. Von allem nichts mehr sehen und hören wollen ist das beherrschende Verlangen. Es ist ein natürlicher Instinkt, der uns in die Stille führt, auch wenn sie am Anfang schwer zu bewältigen ist. Nur jetzt nicht gleich wieder programmierte Gesundheitskraftakte. Im Gegenteil, das Loslassen des überstrapazierten Leistungswillens ist in den ersten Fastentagen das Wichtigste. Aber wie ein Schwungrad auch nicht gleich stillsteht, wenn der Motor abgestellt wird, so klingt auch die seelische Erregung und gedankliche Dynamik durch Alltag und Reise nur langsam im Verlauf von einigen Tagen ab. Man setzt sie am besten in kleine Spaziergänge zum Kennenlernen der Umgebung um und übt sich in der obligaten täglich zweistündigen Mittagsruhe. Die entspannende Wirkung dieser Ruhezeit wird durch einen Prießnitzschen Leibwickel mit heißer Wärmeflasche über der Lebergegend und an den Füßen noch vertieft. Aus dem völlig Außer-sich-Sein von der Hektik des Lebenskampfes wird der Faster über eine wohltuende Leibfühlung wieder in die Mitte seiner selbst geführt. Außerdem vermehrt diese warme Leberpackung die Blutzirkulation in dem sonst ruhiggestellten Splanchnikusbereich und erleichtert Leber, Pankreas und Nieren die zu Fastenbeginn besonders aufwendige Stoffwechselarbeit (s. S. 21).

Nicht selten wird dieser Mittagsschlaf als tiefer und erquickender empfunden als die Nachtruhe, die, wie schon gesagt, im Fasten gewissen Schwankungen unterworfen ist. Darunter leidet die Erholung nicht, aber man darf sich dadurch auch nicht nervös machen lassen. Mit der Bewältigung der Stille ohne Schlafmittel aber haben doch etliche Schwierigkeiten, die Geduld erfordert (s. S. 48). Eine Reihe von leichten Übungen hilft, diese Schwierigkeiten zu überwinden. Für die meisten der im Kopfdenken Verhafteten ist das Wiedererlernen einer unbefangenen Leibfühlung notwendig.

1. Der einfühlsam erlebte Kontakt mit der eigenen Haut von innen her (Frau *Fuchs*) und dem Lagebewußtsein der Gliedmaßen bringt die ubiquitäre muskuläre Verhärtung überhaupt erst ins Bewußtsein. Aber erst dieses bewußte Erleben kann die dahinterstehende seelisch-vegetative Verkrampfung und in weiterer Folge die mimisch erstarrte Ausdruckspose des Leibes lösen. Der erste Schritt ist also das systematische Einüben dieser Leib- und Lagefühlung.

2. Verstärkt wird der Effekt durch aktive und passive Dehnungen des gesamten Bewegungsapparates, wie sie als Lösungstherapie (Frau *Schaarschuch*, Frau *Gindler*) entwickelt wurden.

3. Noch einen Schritt weiter geht die Eutonie (Frau *G. Alexander*), die nicht nur im Liegen, sondern auch im Sitzen, Stehen und in Bewegungen durch aktives und passives Dehnen die verkrampfte Muskulatur wieder zu einem normalen Tonus zurückbringen.

Solche Methoden verlangen vom Patienten aktives Einfühlen und Selbstkontrolle. Die Bereitschaft dazu muß oft erst durch Aufklärung über die tieferen leib-seelischen Zusammenhänge geweckt werden. Dann aber sind außerordentliche und langanhaltende Behandlungserfolge und beglückende Selbsterfahrungen zu erzielen.

Ganz in der Peripherie der Leiblichkeit entfalten gezielte Teil- und Vollmassagen, heiße Packungen mit Fango oder Heusäcken, ansteigende Teilbäder, warme Kräuterbäder ihre wohltuende Wirkung. Auch sie lösen muskuläre Verkrampfungen, bindegewebige Verquellungen und Gelosen und tragen mit zur Befreiung aus dieser schmerzhaften Starre bei. Diese Anwendungen sind allgemein sehr beliebt, kann man sich doch faul und genießerisch den spürsamen Händen erfahrener Therapeuten hingeben.

Eine weitere, inzwischen weltweit bekannte Entspannungsmethode, das autogene Training, geht den umgekehrten Weg. Diese geht primär von der Bewußtseinslage aus, um den Körper autosuggestiv von der Erregung zur Ruhephase umzuschalten. Diese Übung verlangt mehr Einsicht, Interesse und Mitwirkung. Belohnt wird der Übende durch das Erlebnis des gelösten Atems, der entspannten Schwere und der wohltuenden Wärme. Beherrscht man diese Übung, so kann sie gerade im Fasten eine große Hilfe zur Beruhigung und Schlaffindung darstellen. Als Anfänger braucht es Geduld, um durch die regelmäßige Einübung dieses bedingten Reflexes zu einer zuverlässigen Auslösbarkeit der positiven Reaktion zu gelangen. Am besten ist es, mit einer gewissen Nonchalance an die Sache heranzugehen und nicht mit einer schülerhaften Überkonzentration, welche die gedankliche Unruhe nur steigert und damit die leibliche Spannung erhöht. Schwere- und Wärmeerlebnis werden so durch den allzuguten Willen eher verhindert. Voraussetzung ist eben das Nichtwollen wie in einem Dolce far niente.

In der Oberstufe des autogenen Trainings wird das Festhalten positiver Gedanken zur Steigerung von Willenskräften und Konzentration zum Inhalt der Übung, den sog. formelhaften Vorsatzbildungen. Sie erleichtern den Selbsterziehungsprozeß z. B. bei der Entwöhnung von Genußgiften enorm. Solche Formeln werden mehrmals täglich fünf bis zehn Minuten lang in Gedanken wiederholt und lauten etwa: »Nikotin schädlich, ich rauche nicht, Alkohol überflüssig« usw. Auch das Gut-Zureden in schwierigen

Lagen kann vorweg geübt werden: «Ich bleibe ganz ruhig, nichts kann mich aus der Ruhe bringen, ich sehe das Gute« usw. Von hier aus ist nur ein kleiner Schritt zur Übung der Imagination. Das darin ausgelöste traumhafte Bildstreifendenken bringt eine weitere Qualität der seelischen Entspannung. *I.H. Schultz* empfiehlt das imaginierte Absinken auf den Meeresgrund.

Die von *Happich* entwickelte Methode der imaginierten Landschaft wurde von ihm zu einem regelrechten seelischen Meditationsweg ausgebaut. Im Anschluß an die Unterstufe des autogenen Trainings eigenen sich diese Übungstechniken besonders zur Findung und Ausbildung eines innerseelischen Raumes der Stille und Geborgenheit. Die formelhafte Vorsatzbildung erinnert ein wenig an *Coues*»Ich fühle mich jeden Tag in jeder Hinsicht besser und besser«! Dies sollte keineswegs dazu führen, ernsthafte Krankheitssymptome zu vertuschen und damit echte Heilungschancen zu verspielen, also keine, wenn auch noch so gut gemeinte Selbsttäuschung.

Jeder Übende weiß, wie schwer es sein kann, sich nicht von Alltagsgedanken ablenken und aus der Stille herausholen zu lassen. Die Ausfüllung des Gedankenraums durch stete Wiederholung einfacher Sprüche, Verse oder Mantrams ist hierbei eine große Hilfe. Zudem wird etwas von der Kraft des Gedankeninhalts spürbar. Jeder kennt solche ihm bedeutsame Stellen, z. B. aus dem Psalter, den Worten Jesu, den Upanischaden, dem Tao-Te-King oder dem Koran. Dem Vaterunser lassen sich so ganz neue Seiten und Wirkungen abgewinnen. Ich zitiere zur Auswahl einige Verse von *Angelus Silesius*, von *Rückert, Rilke, Busch* und *Morgenstern.*

In den letzten Tiefen aber verstummt jede Andacht, wird wortlos:
»Die größte Offenbarung ist die Stille« (*Laotse*).

Aus dem »Cherubinischen Wandersmann« von *Angelus Silesius*:

»Wer in sich selbst das ewige Wort erkennen will,
der weise Lärm und Unrast ab und werde still«.

Wer in sich selber sitzt, der höret Gottes Wort,
in tiefer Seelenruh, ganz ohne Zeit und Ort.

Nichts ist, das dich bewegt, du selber bist das Rad,
das aus sich selbsten läuft und keine Ruhe hat.

Mensch, was du liebst, in das wirst du verwandelt werden,
Gott wirst du, liebst du Gott, und Erde, liebst du Erden.«

Das edelste Gebet ist, wenn der Beter sich
in das, wovor er kniet, verwandelt inniglich.

Geschäftig sein ist gut, noch besser aber beten,
am besten stumm und still vor Gott den Herren treten.

Das Antlitz Gottes sehen ist alle Seligkeit,
von ihm verstoßen sein, das größte Herzeleid.

Mensch werde wesentlich, denn wenn die Welt vergeht,
so fällt der Zufall weg, das Wesen, das besteht.

O Mensch, wo läufst du hin, der Himmel ist in dir,
suchst du ihn anderswo, du fehlst ihn für und für.

*Friedrich Rückert:*

Vor Jedem steht ein Bild des, das er werden soll.
Solang er das nicht ist, ist nicht sein Friede voll!


*Rainer Maria Rilke:*

Ich lebe mein Leben in wachsenden Ringen, die sich über die Dinge ziehn,
ich werde den letzten vielleicht nicht vollbringen, aber beginnen will ich ihn.

Wolle die Wandlung!


*Wilhelm Busch:*

Haß als minus und vergebens wird vom Leben abgeschrieben,
positiv im Buch des Lebens steht verzeichnet nur das Lieben,
ob ein Minus oder Plus uns verblieben, zeigt der Schluß.


*Christian Morgenstern:*

Es leiht mir wunderbare Stärke
die Zuversicht, daß nimmermehr ich sterbe.

Ganz im Innern meiner selbst weiß ich gewiß,
mitten im Inferno lebe ich im Paradies.

Ich tue dies, weil ich es mir selbst schuldig bin.

Wer Lebendiges will verstehen,
muß ins Land des Todes gehen.

Noch haben wir an allem innerlich noch teil,
was außer uns an Bösem irgendwo geschieht.
Auch dies zu überwinden, führt allein zum Heil!

Ein Jeder soll den Weg des Andern achten,
wo zwei sich redlich zu vollenden trachten.

Das Wunder ist das einzige Reale,
es gibt nichts außer ihm!

Ich habe nur einen wahren und wirklichen Feind auf Erden,
und das bin ich selbst.


*Omar Khayyam:*

Ich sandte meine Seele ins Unsichtbare hinaus,
damit sie etwas vom Leben nach dem Tod ergründe,
doch bald schon kehrte sie zu mir nach Haus:
ich selbst bin Himmel und Hölle.

Fundierte Ausrichtung und geistige Nahrung aus der Bibel geben auch die Bücher von Dr. *Joseph Murphy*. Eines seiner Gebete lautet:

> Ich bin jetzt von Gott geführt.
> Seine Liebe erfüllt meine Seele.
> Gott inspiriert mich und erhält meinen Lebensweg,
> gegen Jedermann strahle ich Liebe und guten Willen aus.
> Mein Leben verläuft jederzeit unter göttlichem Gesetz.

## Bewegung und Übung

Nachdem die Bedeutung des Nichtstuns und der Entspannung so betont worden ist, könnte der Eindruck entstehen, nur die Ruhe kann es bringen. Jawohl, durchaus, sofern es sich um die Wiedergewinnung einer unerschütterlichen seelischen Gelassenheit handelt, nicht aber um körperliche Inaktivität oder gar Faulheit. Es wäre ein unverzeihlicher Fehler, wenn man glaubte, Faster schonen oder gar ins Bett legen zu müssen. Ebenso fehlerhaft wäre aber auch eine Überbeanspruchung.

Die ersten Tage sollen in Ruhe dem Einfasten und der allgemeinen Umstellung gewidmet werden. Das Bedürfnis nach Abschirmung und Nichtstun ist verständlicherweise ein Anliegen unterschiedlicher Dauer. Früher oder später regt sich der Unternehmungsgeist wieder. Dann öffnet spontaner Bewegungsdrang den Zugang zu körperlichen Übungen in Gymnastik, Wandern, Schwimmen.

Es ist Aufgabe der ärztlichen Überwachung, dafür zu sorgen, daß er nicht zu hastig und zu intensiv, sondern stufenweise erfolgt. So lassen sich unnötige und unangenehme Blutdruckschwankungen, Herzsensationen, Kreislaufstörungen, aber auch Sehnen- und Muskelrisse, Distorsionen usw. vermeiden.

Wo dieser Impetus ausbleibt, sollte der Patient vorsichtig zu seinen aktiven Möglichkeiten hingeführt werden. Dieses Hinführen soll sehr genau den individuellen Möglichkeiten und Fähigkeiten, z. B. im Einzelunterricht, angepaßt und kontrolliert werden. Die Weiterführung kann in drei bis vier Leistungsgruppen der Gymnastik und Wanderungen geschehen. Es liegt in der Natur der Sache, daß sich nicht wenige mit kleinen Spaziergängen auf ebener Strecke und mit leichten Dehnübungen und isometrischen Muskelspannungen begnügen müssen und dazwischen ganze Ruhetage verordnet werden.

Bei gesunden jungen oder sportlich trainierten Menschen sind auch wohldosierte längere Dauerläufe möglich. Erinnert sei hier wieder an die Marschleistung der fastenden Schweden, die in zehn Tagen die 500 km lange Strecke zwischen Göteborg und Stockholm zurücklegten (s. S. 39).

Zehn Tage lang jeweils 50 km zu Fuß marschieren ist an sich schon eine außergewöhnliche Leistung. Das für den Laien geradezu Unwahrscheinliche daran ist, daß diese Männer im Alter zwischen 17 und 53 Jahren in dieser ganzen Zeit nichts gegessen haben. Allerdings haben sie reichlich Wasser, nämlich ca. 2,7 l pro Tag getrunken ohne jeden kalorischen Zusatz. Alle elf Teilnehmer kamen bei auffallender körperlicher und seelischer Frische in Stockholm an. Bei der Wiederholung 1964 mußten bei dem gleichen Marsch von den 19 Teilnehmern zwei wegen Fußbeschwerden (verursacht durch Narben nach Kriegsverletzungen) einen Tag lang gefahren werden, ansonsten erreichte auch diese Gruppe wohlbehalten ihr Marschziel (*1,2*). Bei fünf Teilnehmern der letzten Gruppe wurden regelmäßig Körpergewicht, Grundumsatz, Stickstoffbilanz,

Fettumsatz und mittels radioaktiver Isotopen der Wasserumsatz bestimmt. Der Gewichtsverlust dieser so untersuchten Gruppe betrug in diesen zehn Tagen pro Kopf 9 kg, davon waren 5 kg Fett, 3 kg Wasser und 1 kg Eiweiß. Damit befinden wir uns, selbst bei dieser großen Anstrengung, noch weit innerhalb der Toleranzgrenze sowohl für das Fettdepot wie für das Reserve-Eiweiß. Unter normalen Fasten- und Trainingsbedingungen wird der Eiweißverlust wesentlich geringer sein, nämlich in drei Fastenwohen zwischen 15 und 25 g pro Tag, zusammen also etwa 650 g. Dagegen haben die marschierenden Schweden in zehn Tagen 1 kg Eiweiß verloren, d. h. pro Tag 100 g. Zu einem Eiweißverlust von 1 kg kommt es unter normalen Fastenbedingungen erst nach ca. 40 Fastentagen. Der Eiweißverbrauch geht also im Fasten immer mehr zurück (s. S. 22).

Von einem riskantem Eiweißverlust oder einer körperlichen Überforderung kann so lange keine Rede sein, wie man sich an die individuellen, durch eingehende Untersuchung abgesicherten Gegebenheiten hält.

Demgegenüber muß aber ausdrücklich betont werden, daß Marschleistungen solcher Art als Grenzbelastung und nicht als Standardübung anzusehen sind. Voraussetzung dafür sind eine stabile Konstitution und systematisches Training, wenn man keine Katastrophe riskieren will. Der Tübinger Sportmediziner *Jeschke* spricht von einem dreijährigen Lauftraining, bis das Herz dazu fähig sei, dreimal wöchentlich einen Lauf von 50 km durchzuhalten. Damit will ich nicht sagen, daß dreimal wöchentlich 50 km Langlauf das erstrebenswerte Optimum für jedermann wäre. Viele bringen dazu weder die anlagemäßigen noch lebensgeschichtlichen Voraussetzungen mit. Sie laufen eher Gefahr, ihre Lebenserwartung damit abzukürzen, anstatt zu verlängern. Das Training soll Spaß machen und nicht eine zusätzliche Pflichtübung werden. Jeder muß sein Optimum, auch im Fasten, selber finden. Auch die Untersuchungen von *Ritter* (*186*) und *Jungmann* (*111, 112*) bestätigen, daß Übung im Fasten kein Risiko, sondern außerordentlich sinnvoll ist.

Körperliche Bewegung und Übung sind eine Grundfunktion menschlichen Lebens, deren Vernachlässigung zu einer Verkümmerung des Bewegungsapparates, vor allem der Muskulatur, und hier besonders des Herzens führen muß. Zum Vergleich sei hier an die Inaktivitätsatrophie der Muskulatur z. B. nach Knochenbrüchen sowie an das Faulenzerherz erinnert, das vor dem Röntgenschirm schlaff wie ein Pfannkuchen dem Zwerchfell aufliegt.

Harte körperliche Arbeit gibt es für die Mehrheit unserer Bevölkerung seit Jahrzehnten nicht mehr, Maschinen, Apparate und Motoren haben sie ihr abgenommen. Die meisten Schwerarbeiter bedienen heutzutage nur noch Maschinen und sind dabei selber schwer geworden.

Standen anno 1800 jedem Menschen ca. 3/4 PS an Leistungsvermögen zur Verfügung, so sind es heute mehr als 1.000 PS.

Deshalb gehört die sportliche Betätigung und Übung breiter Bevölkerungskreise zum allgemeinen Gesundheitsprogramm. Es ist in erster Linie die Aufgabe der Ärzte, auf die Folgen dieser Mißstände hinzuweisen und die Menschen wieder zur sportlichen Aktivität hinzuführen.

Auch im Fasten ist ein konditionierender Aufbau des Bewegungsapparates und der Muskulatur möglich und sollte deshalb auf individuelle Weise durchgeführt werden. Gerade der Faster braucht ein Mindestmaß an Bewegung, um zu verhindern, daß anstelle der Fettreserven mehr Muskulatur als entbehrlich abgebaut wird.

Bewegung und Übung als solche sind, wie alle Grundfunktionen des Lebens, lustbetont. Die Wiederentdeckung der Bewegungsfreude ist für viele Faster ein großes Geschenk. Nicht nur das leibliche Wohlbefinden wächst mit der Gymnastik- und Wanderstunde, auch seelische Spannungen werden dabei abreagiert, die psychische Balance stabilisiert.

Dazu kommt, daß durch nichts die periphere Durchblutung stärker aktiviert werden kann als durch die Bewegung. Das betrifft nicht nur die Beine, sondern vor allem das Herz und das Gehirn. Immer wieder läßt sich beobachten, daß Adipöse, die im Fasten systematisch trainieren, nicht nur Fett ab-, sondern Muskulatur wieder aufbauen.

Ebenso wichtig wie das Muskeltraining sind die dehnenden Übungen der Gelenkkapseln, Sehnen und periostalen Muskelansätze. Ohne diese regelmäßig geübten Dehnungen sind wir der unerbittlichen Schrumpfungstendenz allen Bindegewebes ausgeliefert, und das bedeutet zunehmende Einengung des Bewegungsspielraumes. Dem kann mit einem Repertoire aus dem Yoga abgeleiteter Dehnpositionen systematisch entgegengewirkt werden. Hier ergeben sich Berührungspunkte mit der Lösungstherapie und der Eutonie.

Einen besonderen Stellenwert in der Bewegungstherapie nimmt das Schwimmen ein, befinden wir uns ja dabei in einem anderen Medium, dem Wasser, das durch seinen Auftrieb das Körpergewicht nahezu aufhebt. Damit wird automatisch die zur aufrechten Haltung wie zur Überwindung der Erdanziehung nötige Muskelspannung aufgehoben. Ist das Wasser dazu noch warm, so nimmt die entspannende Wirkung auf Muskel-, Sehnen- und Kapseltonus noch zu und damit der Bewegungsspielraum.

Im Fasten sollte das Wasser nicht zu kalt sein, um keine Unterkühlungen zu riskieren, aber auch nicht zu heiß, denn damit wächst die Kollapsneigung, besonders beim Ausstieg aus dem Wasser. Am besten ist eine Temperatur zwischen 26 und 30°, worin auch der Faster sich längere Zeit im Wasser tummeln und Bewegungsübungen machen kann. Das kommt besonders den bewegungsbehinderten Arthrotikern und Rheumatikern zustatten, die damit ihr notwendiges Bewegungspensum erfüllen und mit der Wassergymnastik ihren Bewegungsspielraum erweitern können.

## Physikalische Therapie

Der Wohnkomfort mit dauergeheizten Räumen und permanenter Bewegungsmangel stellen nur wenige Anforderungen an das thermische Adaptationsvermögen. Zwei wesentliche Grundfunktionen unseres Körpers, Bewegung und Beweglichkeit sowie die Wärmeregulation, welche eng mit der Kreislaufsteuerung gekoppelt sind, drohen zu verkümmern. Statt dessen versetzt uns eine überwiegend intellektuelle Tagesarbeit bei optisch-akustischer Dauerbelastung in permanente Willensanspannung, deren mimischer Ausdruck nicht nur in das Gesicht, sondern ebenso in die gesamte Haltemuskulatur vor allem der Wirbelsäule projiziert wird. Diese im gesamten Bewegungsapparat erzeugte Spannung kann nur selten oder gar nicht in eine angemessene Bewegungsform umgesetzt werden. Wird dies zur jahre- und jahrzehntelangen Gewohnheit, so kommen die vielfältigen Haltungsschäden, speziell der Wirbelsäule zustande. Der so entstandene Muskelhartspann und die Gelosen lösen sich weder in Ruhe, noch in der Entspannung, noch im Schlaf auf; selbst Dehnungshaltung und gymnastische Übungen reichen allein nicht aus. Hier bringt die physikalische Therapie die oft unerläßliche Hilfe zum optimalen Behandlungserfolg (s. S. 93).

Alle diese Anwendungen betreffen als erstes die Haut als Integument, ausgedehntestes Sinnesorgan und wichtigsten Wärmeregulator zugleich. Anwendungen über die

Haut betreffen deshalb nicht nur die darunterliegenden Muskelschichten, sondern immer auch den segmentalen reflektorischen Organbereich.

## Massagen

Im Fasten bevorzuge ich gezielte Teilmassagen zwei- bis dreimal wöchentlich in die vorwiegend betroffenen Bezirke, seltener ein- bis zweimal wöchentlich Vollmassage. Sie unterstützen die aktiven Bemühungen zur Bewahrung oder Wiederherstellung der Beweglichkeit und lösen schmerzhafte Gelosen und Verspannungen. Bindegewebsmassagen verordne ich im Fasten so gut wie gar nicht, weil die damit verbundenen neuralen Anregungen im Fasten schlecht vertragen werden. Wegen ihrer allgemeinen entspannenden Wirkung erfreuen sich Fuß- und Beinmassagen wachsender Beliebtheit. Der statisch meist überlastete Fuß findet in der Behandlung oft zu wenig Beachtung.

## Wasseranwendungen

Indizierte Warmbäder bis ca. 39° C, mit und ohne Kräuterzusätze, werden im Fasten gut vertragen, bei Hypotonikern als Kräuterbad mit Hautbürstung. Ähnlich verhält es sich mit den Wirbelbädern. Bei Unterwassermassagen ist eine gewisse Zurückhaltung geboten.

Kneippgüsse sollten infolge der veränderten Thermodynamik nur auf vorerwärmte Partien bzw. wechselwarm gegeben werden. Da auch sonst kreislaufstabile Patienten im Fasten kritische Regulationsphasen erleben, sollte auf Blitzgüsse ganz verzichtet werden. Dagegen sind ansteigende Arm- oder Fußbäder gut bekömmlich.

## Das Trockenbürsten

Das Trockenbürsten verdient ganz besondere Beachtung und wird deshalb bei uns den Fastern zur Selbstübung beigebracht. Es trägt zur Stabilität des Kreislaufs, besonders morgens und nach der Bettruhe nachmittags, bei und wird vor Antritt des Spaziergangs sehr wohltuend empfunden.

## Packungen, Wickel, Umschläge

Sie werden bedarfsgerecht verordnet. Der Prießnitzsche Leibwickel mit Wärmeflasche zur Mittagsruhe ist beim Buchinger-Fasten ja obligat. Besonders wirkungsvoll und angenehm zugleich sind die heißen Heublumensäcke, die an die betreffenden Gelenk- und Muskelpartien, eventuell kombiniert mit nachfolgenden Teilmassagen, angebracht werden. In steigendem Maße kommen auch bei Arthrosen und rheumatischen Erkrankungen Eisbeutel und Eiswickel zur erfolgreichen Anwendung. Sie haben eine deutliche schmerzstillende Wirkung.

## Elektrotherapie

Auch Kurzwellen, Ultra-Kurzwellen und Kippschwingungen können bei entsprechender Indikation zur Anwendung kommen.

Bei allen Anwendungen ist die auch sonst gültige Regel, den Patienten an allen unbehandelten Partien gut abzudecken und warmzuhalten, im Fasten von besonderer Wichtigkeit. Gleich wichtig ist die mindestens halbstündliche Nachruhe in der Horizontalen.

Der Kontakt größerer Hautpartien mit der frischen Luft vollzieht sich heutzutage bei vielen Gelegenheiten in ausreichendem Maße und braucht deshalb nicht besonders als

Luftbad verordnet zu werden. Anders verhält es sich mit dem Sonnenbad. Hierbei wird bekanntlich eher zuviel des Guten getan. Das Passiv-in-der-Sonne-Liegen, um sich bräunen zu lassen, geschieht hauptsächlich aus kosmetischen Gründen, um gut und erholt auszusehen. Wer nicht braun gebrannt vom Urlaub oder der Kur zurückkommt, erhält von seiner Umwelt schlechte Zensuren. Das »Du siehst aber schlecht aus« ist ein gefürchteter psychischer Keulenschlag.

Der gesundheitliche Wert dieser auch apparativen Überbestrahlung ist äußerst zweifelhaft. Mit Sicherheit altert dadurch die Haut schneller und disponiert mehr zu Karzinomen. Die zeitlich begrenzte Bewegung in der Sonne bei Sport und Spiel ist sinnvoll, die direkte Bestrahlung von Gesicht und Kopf durch entsprechende Bewegung eher zu vermeiden. Auch indirekte Bestrahlung bräunt die Haut, wenn auch etwas langsamer, mit Sicherheit aber weniger nachteilig.

Bei gezielten Indikationen wie Acne vulgaris und Psoriasis sind andere Aspekte entscheidend und rechtfertigen dann auch eine stärkere Bestrahlungsdosis. Offenbar wachsen mit dem Fasten dabei die Erfolgschancen.

## Die Pflege der Haut

Im Fasten nimmt der Hautturgor durch die Einschmelzung subkutanen Fettgewebes langsam ab. Knetmassagen und Trockenbürsten, auch im Gesicht, steigern die Durchblutung und verhindern den Abbau elastischer Elemente. Sinnvoll ist die Kombination mit der Einreibung feuchter, Vitamin-F-haltiger und rasch einziehender Cremes mehrmals täglich. Die Poren der Haut sollten dadurch nicht verstopft werden, da sie an der Ausscheidungsarbeit im Fasten mitbeteiligt sind. Tonisierende und erfrischende Allgemeinwirkung im Gesicht und am Hals entfalten Masken aus einer cremig angerührten Quark-Öl-Mischung mit reichem Vitamin-F-Gehalt.

## Medikamentöse Therapie

Eine wachsende Zahl von Patienten kommt mit einer immer breiteren Palette different wirksamer Arzneimittel zur stationären Aufnahme. Die meisten nehmen diese Arzneimittel regelmäßig und systematisch, die anderen mehr sporadisch und nach Bedarf. Es ist selten, daß ein Patient einmal überhaupt keine Medikamente einnimmt. Die überwiegende Mehrzahl dieser Medikamente soll die Folgen von Streß, Über- und Fehlernährung und die daraus resultierenden Risikofaktoren symptomatisch kompensieren. Wie schon beschrieben, greift das Fasten ursächlich in diese vielschichtige Pathogenese ein und macht damit die Mehrzahl dieser Medikamente überflüssig. Andererseits wäre es aber verkehrt, alle Medikamente sofort auf einen Schlag abzusetzen. Unangenehme oder gar gefährliche Entzugserscheinungen wären die Folge. Das gilt besonders für Betablocker und Psychopharmaka.

Da durch die Fastenwirkung ein großer Teil der eingenommenen Medikamente entbehrlich wird, müssen sie stufenweise abgebaut werden. Dazu gehören neben den schon genannten die Schlafmittel und Tranquillizer, ein Großteil der Antihypertensiva, Antiarrhythmika, Kardiaka und koronar wirksame Mittel.

Von vornherein sofort abgesetzt werden müssen die Diuretika, die Antidiabetika und die Antikoagulanzien. Da den Patienten von ihren behandelnden Ärzten zu Recht eingebleut wurde, diese Mittel unter allen Umständen einzunehmen, macht es manchmal Mühe, ihnen klar zu machen, daß dies nun für das Fasten nicht mehr gilt.

Außerdem werden gleich zu Beginn alle substituierenden Fermentkombinationen, Antazida, Antihistaminika nicht mehr benötigt.

Unverändert weitergeführt werden muß dagegen eine zu Recht durchgeführte Digitalisierung, eine Substitutionstherapie mit Schilddrüsenhormonen, eine antiasthmatische Basisbehandlung. Selbstverständlich entscheidet im Einzelfall immer die subtile Verlaufskontrolle über die Planung der medikamentösen Zusatzversorgung. Im Fasten besteht die große Chance, alle Grundfunktionen, unabhängig von Arzneimitteln, wieder in ein harmonisches Gleichgewicht zu bringen, wozu die beschriebenen physiotherapeutischen, diätetischen und psychologischen Hilfsmethoden wesentlich beitragen können. Selbstverständlich wird man nicht alle Medikamente um jeden Preis weglassen. Häufig ist es schon ein großer Fortschritt, wenn es gelungen ist, die Gesamtzahl der eingesetzten Medikamente stark zu verringern und statt dessen solche mit gar keinen oder geringeren Nebenwirkungen anzuwenden. Dazu kommen bevorzugt folgende Pflanzenextrakte zum Einsatz: Baldrian, Hopfen, Johanniskraut, Weißdorn, Mistel, Ginster, Arnika, Wasserhanf, Roßkastanie, Echinacea, Orthosiphon.

Folgende homöopathische Medikamente haben sich in bestimmten Fastensituationen bewährt: Anacardium, Belladonna, Calcium carbonicum, Cuprum aceticum, Dulcamara, Ferrum phosphoricum, Magnesium phosphoricum, Mercurius bijodatus, Nux vomica, Robinia, Sulfur, Veratrum album.

Diese Mittel setzen an den fastenbedingten Regulationsstörungen, vor allem bei älteren Menschen, an: Durchschlafstörungen, abdominelle Spasmen und Nüchternreaktion, hypotone Kreislaufregulationsstörung, venös-lymphatische Stauung, verminderte Diurese, Kälteempfindlichkeit, Hautreaktionen, Muskelkrämpfe, Stimmungsschwankungen.

In wachsendem Umfang müssen bei unseren Patienten Vitamine und Minerale substituiert werden (*82, 85*). Das hängt ebenfalls mit dem allgemeinen Arzneimittelmißbrauch zusammen, vor allen Dingen an Laxantien und Diuretika, aber auch Psychopharmaka. Am häufigsten tritt dadurch ein Kaliummangel auf, aber auch Calcium und Magnesium können nur ungenügend ersetzt werden. Immer häufiger fallen außerdem durch Lithiummangel bedingte Depressionsformen auf, die möglicherweise ebenfalls auf diese Weise provoziert werden können.

Fehl- und Überernährung gehen immer mit Mängeln an Vitamin C- und B-Komplex einher, bei Laxantienmißbrauch sind auch die Bakterienflora und Vitamin-K-Produktion gestört. Am häufigsten wird durch eine Blutungsneigung an den Schleimhäuten diese Situation deutlich gemacht. Wahrscheinlich hängt eine gestörte Akkommodation auch mit einem relativen Vitamin-A-Mangel zusammen.

Wir geben der gezielten Substitution in ausreichender Dosierung den Vorzug vor Kombinationspräparaten. Über die Substitution hinaus haben größere Mengen an Vitamin C, aber auch an $B_1$ und $B_{12}$ einen psychotropen stimulierenden Effekt, der die Fastenwirkung erfreulich ergänzen kann.

Versuche, durch Medikamente die Gewichtsabnahme zu beschleunigen, haben bisher keine greifbaren Erfolge gebracht. Wie schon beschrieben, lehnen wir die Verabfolgung von Schilddrüsenhormonen zu diesem Zweck ab. Auch sind nach den bisherigen Erfahrungen Gaben von Wachstumshormon und HCG (human chorion gonadotropin) nicht in der Lage, die Gewichtsabnahme zu beschleunigen oder zu intensivieren.

Ganz allgemein wird man sich in der medikamentösen Behandlung ganz nach der individuellen Situation und nach dem unbedingt notwendigen Bedarf richten; nach dem Prinzip des nil nocere mit sparsamstem Medikamenteneinsatz die größtmögliche Wirkung zu entfalten, das ist ärztliche Kunst. Wenn aber Medikamente eingesetzt werden, dann natürlich in der adäquaten Dosierung.

Mit dem bisher Gesagten soll auch deutlich gemacht werden, daß ein therapeutisches Fasten unbedingt unter stationären Bedingungen stattfinden muß (*36*).

## Die unspezifische rhinopharyngeale Provokation (das sogenannte Roedern)

Als durch regelmäßige Hungerphasen der Urzeit die vegetative Gesamtumschaltung auf den sparsamsten neurohormonalen Synergismus programmiert wurde, war der Mensch noch härteren Ausleseprinzipien unterworfen als heute. Nur wer trotz Nahrungslosigkeit eine stabile Kreislaufregulation mit ausreichender Wärmeversorgung und voll intakter Immunabwehr behielt, konnte überleben. Zwar funktioniert diese Programmierung bei den verwöhnten Gegenwartsmenschen immer noch erstaunlich gut, doch können heutzutage gerade in diesen Bereichen am ehesten gewisse Schwächen auftreten (s. S. 32).

Mit besonderem ärztlichem Spürsinn für das therapeutisch Richtige und zugleich Einfache hat *O. Buchinger sen.* eine Reihe von in dieser Richtung wirksamen Methoden von *H. Roeder* übernommen und als Hilfsmethode in sein therapeutisches Programm eingebaut. Diese ist von *O. Buchinger jun.* übersichtlich zusammengefaßt, bei *B. Wilkens* in Hannover veröffentlicht worden (*26*). Dieses Büchlein wird jedem Interessierten zur Lektüre empfohlen. Hier soll der Bedeutung wegen nur eine kurze Zusammenfassung gegeben werden. Ort der Handlung sind die Schleimhäute und Lymphdrüsen des Nasen-Rachen-Raums. Das erste Ziel dieser Roeder-Methode ist die Besei-

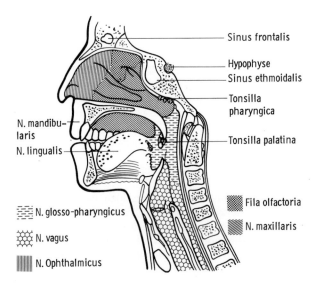

Abb. 75  Die sensible (sensorische) Schleimhautinnervation des Kopf-Hals-Eingeweide-Traktes am Medianschnitt dargestellt (rechte Schnitthälfte) aus: *Pernkopf, E.: Atlas der topographischen und angewandten Anatomie des Menschen, 2. Auflage. Urban · & Schwarzenberg, München 1980)*

tigung einer lymphatischen Ausscheidungsbehinderung mit gleichzeitiger Anregung der Infektabwehr an dieser häufigsten Eintrittspforte aller infektiösen Erreger überhaupt (*12, 167*). Dazu einige anatomisch-physiologische Vorbemerkungen (*Abb. 75*). Wie Schildwachen sind die Gaumen-, Rachen- und Zungentonsillen im Waldeyerschen Rachenring gelagert, um den oberen Körpereingang vor unerwünschten Eindringlingen abzuschirmen. Dazu kommen noch zahlreiche in die Schleimhaut des Rachens und des Zungengrundes eingebettete Lymphfollikel. Alle zusammen sind ihrer Struktur nach auf Produktion und Sekretion einer Exolymphe angelegte Drüsen mit entsprechenden Ausführungsgängen. Hierdurch werden mit jedem Kauakt und Schlucken humorale Antikörper, Bakterizide, Muzine und vor allem T- und K-Lymphozyten sowie überwiegend γ-Interferon in die Mundhöhle und den Rachenraum hinein abgegeben. *Richtsmeier* (zit. nach *v. Ruppert 191*) hat in diesem System ca. eine Milliarde Lymphozyten gezählt, die ebensoviel Interferon enthalten wie die Gesamtzahl der Blutlymphozyten. Interferon wirkt direkt antiviral und zytostatisch und aktiviert außerdem Killerlymphozyten und humorale Antikörper.

Als Überlauf des gesamten lymphatischen Systems haben diese Drüsen außerdem Ausscheidungs- und Entgiftungsfunktion. So werden mit dieser Exolymphe auch Bakterientoxine, Fremdeiweiße und Impfstoffe wie z. B. Pockenlymphe ausgeschieden. Narbige Veränderungen und Sekretpfropfen in den Drüsenkanälen können diese Aufgabe erheblich behindern. Dadurch ist nicht selten die gesamte Drüsenfunktion blockiert. Diese läßt sich durch das sanfte rhythmische Absaugen der Gaumenmandel mit einer kleinen gestielten Glasglocke und Gummiballon beseitigen. Dabei kommen oft erstaunliche Mengen geronnener Sekrete und Eiterpfropfen zum Vorschein. Außerdem wird durch diese Manipulation die Durchblutung der Drüsen angeregt. Da sich die Rachenmandel auf diese Weise nicht erreichen läßt, wird sie mit einem gekrümmten Watteträger ausgewischt und angeregt.

Auch im Sekret der Nasenschleimhaut sind humorale Antikörper, Bakterizide und fermenthaltige Muzine wie Lymphozyten enthalten. Außerdem ist das Epithel mit Zilien besetzt, welche eingedrungene Bakterien und Fremdkörper mechanisch wieder

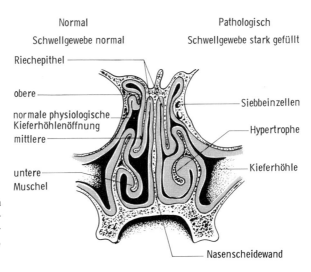

Abb. 76 Querschnitt durch das Nasenlumen (aus: *Ruppert, V., W. Rüdiger*: Rhinitisfibel, 3. Aufl. Schwarzeck, München 1982)

Normal
Schwellgewebe normal

Pathologisch
Schwellgewebe stark gefüllt

Riechepithel

obere

normale physiologische Kieferhöhlenöffnung

mittlere

untere Muschel

Siebbeinzellen

Hypertrophe

Kieferhöhle

Nasenscheidewand

nach außen befördern. Durch exogene Überreizung ist sie häufig ödematös verquollen und hypertrophiert oder durch chronisch entzündliche Prozesse atrophiert und mit Borken besetzt (*Abb. 76, 77 u. 78*). Atmung und Vorerwärmung der Luft werden dadurch mehr oder weniger behindert, die Abwehrfunktionen liegen total darnieder.

Durch das langsame Einbringen eines dünnen mit ätherischen Ölen beschickten Watteträgers werden Borken und zähe Schleimmassen entfernt, die Durchblutung und Erwärmung der Schleimhaut angeregt und die Nasenatmung erleichtert. Die regelmäßige, wenn nötig tägliche Wiederholung dieser Prozedur fördert die Regeneration dieser Epithelien und die Wiederherstellung der ziliaren Funktion. Damit sind die wesentlichen Voraussetzungen für eine Beseitigung der Infektanfälligkeit geschaffen.

Mit dem morgendlichen Aufziehen eines Schluckes kalten Wassers (bzw. physiologischer Meersalzlösung) durch jedes Nasenloch läßt sich dann längerfristig eine freie Nasenatmung und stabile Abwehrlage gegen Virusinfekte erreichen, zumal Korrelationen zwischen Nasen- und Bronchialschleimhaut bestehen (*167, 216*).

Oft spielt in der Pathogenese der rhinopharyngealen Infekte die paradoxe Kapillarreaktion der Nasenschleimhaut auf Kaltreize eine entscheidende Rolle. Anstelle einer sekundären Vasodilatation nach kurzdauernder initialer Engstellung bleibt die Vasokonstriktion bestehen oder nimmt gar zu. Es kommt zu präkapillären serösen Extravasaten, Histaminausschüttung und Ödembildung, worunter vor allem das Flimmerepithel leidet. Damit wächst der unspezifische Gewebstropismus für Viren und ihre Haftfähigkeit nimmt zu. Die in den katarrhalischen Sekreten sich rasch vermehrenden Viren werden zu Schrittmachern für andere Erreger, vorwiegend Streptokokken. Ist es schon so weit gekommen, dann ist das Roedern der Nase nicht mehr am Platz, ebensowenig aber auch die schleimhautabschwellenden Sprays, welche durch fortgesetzte Vasokonstriktion die Symptome verschlimmern.

Hier sind ansteigende Teilbäder, besonders der Unterarme, aber auch der Füße (38–42–45° C, zehn bis 30 Minuten) notwendig. Sie heben über kollaterale Vasodilatation die Durchblutungsstörung auf und führen zur Entquellung der Nasenschleimhaut.

Auf diese Weise läßt sich eine in den meisten Fällen ausreichende Infekt- und Grippeprophylaxe betreiben. Zur vorbeugenden Grippeimpfung braucht man also nur zu greifen, wenn Abhärtung durch Kältereize und Provokation durch Roedern nicht mehr ausreichen sowie bei ausgesprochener Anfälligkeit durch Exposition im Publikumsverkehr.

Die immer noch viel zu häufig durchgeführte Tonsillektomie ließe sich durch konsequente Durchführung solch einfacher Maßnahmen noch weiter einschränken (*99*).

Auf keinen Fall darf die Tonsillektomie einseitig nur abgelehnt werden. Es gibt nicht wenige Patienten, denen nach abszedierenden und rezidivierenden Tonsilliditen allein die Tonsillektomie die Befreiung von Migränen, rheumatischen Beschwerden und anderem gebracht hat. Zuerst und vorher jedoch sollte man alle anderen Möglichkeiten ausschöpfen. Auch hier kommt es, wie überall in der Medizin, auf die richtige Diagnose und Indikationsstellung an.

Das zweite Ziel des Nasen-Roederns ist die Anregung des Kreislaufs. Die Nasen-Rachen-Schleimhaut ist reich mit sensiblen Nerven ausgestattet. In der obersten Nasenmuschel beherrscht der Riechnerv das Feld, in die übrigen Bereiche teilen sich die Trigeminusäste (N. ophthalmicus, N. mandibularis, N. maxillaris), der N. lingualis sowie der N. glossopharyngicus und Vagus (*s. Abb. 75*).

Das parasympathische System ist über das Ganglion pterygopalatinum, der N. sympathicus über das Ganglion cervicale craniale und den N. petrosus profundus in allen

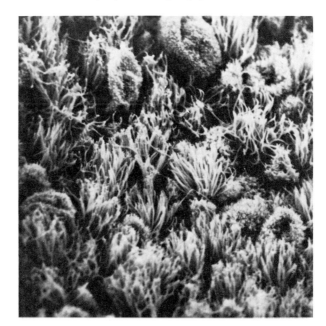

Abb. 77 Aufsicht auf normales Flimmerepithel des Gesunden (20 000fach, Cambridge Stereoscan Elektronenmikroskop, Dokumentation Zyma GmbH, München)

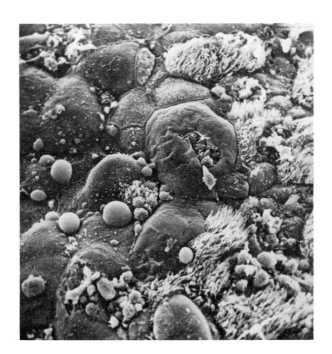

Abb. 78 Defektes Epithel. Das Epithel und die Flimmerhaare sind mit zähen Schleimmassen, Detritus und Bakterien (Diplokokken) bedeckt und eingehüllt, so daß eine geordnete Kinetik nicht mehr möglich ist (50 000-fach, Cambridge Stereoscan Elektronenmikroskop, Zyma GmbH, München)

Bereichen vertreten. Durch Berühren bestimmter Zonen im Rachen werden Schluck-, Würg- und Brechreflex ausgelöst. Das kann auch beim Absaugen der Mandeln passieren. Durch bewußt ruhiges und gleichmäßiges Atmen lassen sich diese Reaktionen vermeiden bzw. unterdrücken.

Durch die Berührung der sehr empfindlichen Nasenschleimhaut werden nicht nur Niesreflexe ausgelöst. Es kommt auch zu einer beachtlichen sympathikotonen Allgemeinreaktion mit kurzem Atemstopp, Blutdruckanstieg und Beschleunigung der Herzaktion. Damit verbunden ist eine Anregung der Vigilanz. Dieser Effekt läßt sich durch Aufbringen von ätherischen Ölen (Pineole, Eukalyptusöl usw.) bzw. aggressiven Gasen wie Ammoniak noch verstärken. Früher waren die Ammoniak entwickelnden Riechsalze als Kreislaufstimulans zur raschen Selbsthilfe viel im Gebrauch. Wer erinnert sich nicht an den Hilferuf *Gretchens* im Faust: »Nachbarin, Euer Fläschchen!«?

Mit der Nasenbehandlung ist immer auch eine belebende Allgemein- und Kreislaufwirkung verbunden, die von den Fastenden meist wohltuend empfunden wird. Manche Hypotonie und Adynamie knieckebeiniger Faster (*O. Buchinger*) läßt sich auf diese einfache Weise beheben.

Der kalte Dauergesichtsguß von ca. einer Minute, am besten mit der Handbrause vor der Badewanne, kombiniert mit der kalten Nasendusche empfiehlt sich bei der morgendlichen Aufstehflaute, nicht nur im Fasten, sondern durchaus zum Dauergebrauch. Diese Maßnahmen sind intensiver und länger kreislaufwirksam als etwa Bohnenkaffee oder Schwarztee und vor allen Dingen frei von deren lästigen Neben- und Nachwirkungen.

Nach Operationen der Nasennebenhöhlen ist Vorsicht am Platz, und bei Allergikern sollte das Auswischen ganz unterbleiben. Hier empfiehlt sich die Nasenspülung mit lauwarmer Meersalzlösung.

Bei der Rhinopathia vasomotorica führen nicht nur thermische und chemische Reize, sondern auch mechanische zu Obstruktion der Nasenatmung. Die Rezeptoren liegen in der Nasenschleimhaut selber, der afferente Teil des Reflexbogens läuft parasympathisch über den N. petrosus superficialis major zum Ganglion pterygopalatinum. Dort erfolgt die Umschaltung cholinergisch über die Rr. nasales posteriores zur glatten Gefäßmuskulatur und den Schleimdrüsen der Nasenschleimhaut, über den N. zygomaticus zur Tränendrüse. Es resultiert eine Schwellung und Ödematose der Nasenschleimhaut mit vermehrter Schleim- und Tränensekretion (*Abb. 75, 76 u. 78*).

Über gekreuzte Reflexbögen kann via Nase auch ein hyperreaktives Bronchialsystem erreicht und eine Reflexbronchokonstriktion ausgelöst werden. So ist bei Rhinitis vasomotorica und asthmatischer Bronchitis zunächst Zurückhaltung geboten. Durch vorsichtiges Auspinseln mit indifferenten Ölen läßt sich eine stufenweise taktile Desensibilisierung einleiten, welche die Nasenschleimhaut gegen äußere Reizeinwirkungen widerstandsfähiger macht und damit auch eine hyperreaktive Bronchialschleimhaut besser abschirmt.

Nach *Fröse* (zit. nach *O. Buchinger jun., 26*) können durch solche taktile Reize der Nasenschleimhaut über parasympathische Reflexbögen auch Funktionsstörungen im Bauch und Beckenraum, z. B. eine nasale Dysmenorrhö, beeinflußt werden.

# Die Fastendauer

Es gibt keine untrüglichen Zeichen für ein natürliches Ausgefastetsein (*23, 62, 124*). Weder der Grad der Zungenreinigung noch das Verschwinden des Mundgeruchs oder auch die Leere des Enddarms geben die entscheidenden Kriterien. Schon eher kann ein wild elementares Hungergefühl die Aufkündigung der seelischen Fastenbereitschaft bedeuten (*91 bis 94*).

Entscheidend für die Bestimmung einer angemessenen Fastendauer ist die richtige Einschätzung der substantiellen und vitalen Energiereserven. Mit der Messung von Körpergröße und -gewicht, eventuell auch noch der Hautfaltendicke (Suprailiakalfalte oder vordere Axillarfalte) läßt sich die substantielle Reserve hinreichend genau bestimmen. Differenziertere Methoden (*35, 40*) erlauben die anteilige Trennung der Fettgewebsmasse von der fettfreien Körpermasse (lean body mass). Die Fettreserven sind somit ziemlich genau meßbar, nicht aber die Eiweißreserven, welche in der lean body mass mit enthalten sind (*Abb. 79*).

In Abhängigkeit vom Körpergewicht verfügen Menschen gleicher Größe über unterschiedliche Energiereserven (*Tab. 17*). Die Überlebenszeit bei Nahrungslosigkeit wächst mit den verfügbaren Energiereserven. Bisher wurde dabei den Eiweißreserven die Hauptbedeutung zugemessen. In Abhängigkeit von der Atrophie der Haupteiweißträger, der Muskeln, sprach man von Dystrophie I., II. und III. Grades mit zunehmender Irreversibilität.

Kürzlich wurde bei der Sektion eines irischen Häftlings, der nach 63tägiger Nahrungsverweigerung Hungers starb, eine dominierende Fettatrophie gesehen. In diesem finalen Abbauprozeß sind also beide Strukturelemente, Eiweiß und Fett, gleichbedeutend beteiligt.

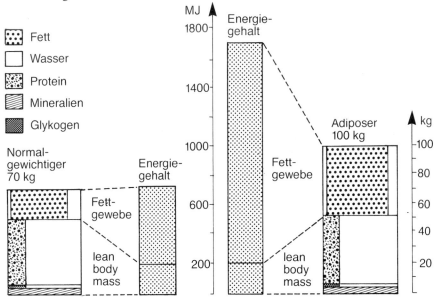

Abb. 79  Energiegehalt und -speicher des Menschen in Abhängigkeit von der Körperzusammensetzung (nach *Ditschuneit u. Wechsler* 1981)

Tabelle 17    Energiereserven in kcal bei 170 cm großen Personen in Abhängigkeit vom Körpergewicht (T. = Tausend)

|  | 60 kg | | 70 kg | | 80 kg | | 90 kg | |
|---|---|---|---|---|---|---|---|---|
| Fettreserve | 6 kg | 54 T. | 10 kg | 90 T. | 15 kg | 135 T. | 25 kg | 225 T. KAL |
| Eiweißreserve | 2,5 kg | 10 T. | 3 kg | 12 T. | 3,5 kg | 14 T. | 4 kg | 16 T. KAL |
| KH-Reserve | 0,5 kg | 2 T. | 0,75 kg | 3 T. | 1 kg | 4 T. | 1,25 kg | 5 T. KAL |
| | | | | | | | | |
| Ges. Energie-Reserve ca. | 66 T. | | 105 T. | | 153 T. | | 246 T. | KAL |
| Fastendauer bei 2.500 kcal/tgl. | 28 Tage | | 42 Tage | | 60 Tage | | 100 Tage | |

Schon 1917 hatte ein anderer irischer Revolutionär, *Mc Swiney*, als Häftling auf die gleiche Weise sein Leben nach 72 Tagen beendet (*23*). Die Überlebensdauer normalgewichtiger Menschen liegt also je nach den Umständen zwischen 60 und 80 Tagen bei völligem Nahrungsentzug. Sehr aufschlußreich ist auch ein Bericht vom Südkurier vom 24.9.79 über einen 18jährigen robusten Häftling, der von seinen Wärtern vergessen worden war. Erst nach 18 Tagen wurde er aus seiner mißlichen Lage befreit und sofort ins Krankenhaus gebracht. Er hatte in diesen 18 Tagen von 78 auf 54 kg um 24 kg abgenommen. Das besonders Bemerkenswerte daran ist, daß er ja nicht nur nichts zu essen, sondern auch keine Getränke bekam. Er hatte sich durch das Auflecken von Kondenswasser an den Wänden und am Boden über die Runden gebracht und konnte nach dreiwöchiger Rehabilitation ohne erkennbare bleibende Schäden wieder aus dem Krankenhaus entlassen werden. Leider hat mir der behandelnde Krankenhausarzt auf meine Anfrage keine Antwort gegeben.

Aus all dem wird deutlich, daß an den von verschiedenen Fastenärzten durchgeführten langen Fastenbehandlungen nichts Mirakulöses ist. So ließ *Möller* (*163*) einen chronisch Kranken 65 Tage lang fasten, *Dewey* einen anderen 70 Tage, *Hazzard* 75 Tage, *Darrington* 79 Tage und das mit Erfolg (*23*). Bei mir hat eine sehr adipöse junge Frau 92 Fastentage, ein 39jähriger extrem adipöser Mann 161 Tage ohne Probleme und sehr erfolgreich durchgestanden. *Ditschuneit u. Pfeiffer* (*35*) berichten von einem Patienten, den sie ohne gröbere Störungen 180 Tage lang haben fasten lassen. Außerdem wird von ihnen *Thompson* u. Mitarb. in den USA zitiert, welche bei einem übergewichtigen Patienten eine 249tägige Fastenperiode erfolgreich durchgeführt haben sollen.

Die biblischen 40 Fastentage, die uns früher als ein sagenhaftes Wunder erschienen waren, rücken in den Bereich realisierbarer Wirklichkeit. Für nicht wenige unserer Mitbürger wäre eine solche Fastenzeit unter sachgemäßer Information und Führung ohne Risiko durchführbar. Diese Feststellung ist für den therapeutischen Teil des Fastens wichtig. Zweifellos liegt das Optimum des therapeutischen Fastens für die meisten bei 21 Tage. Nicht selten aber wird die Ausdehnung auf bis zu 40 Tage – auch ohne Adipositas – erforderlich.

Aber nicht nur von den Energiereserven, auch von anderen Faktoren hängt die Ausdehnung einer Fastenperiode ab. So ist der Zustand der Blutgefäße, vor allem der Endstrombahn, mitbestimmend. Arteriosklerotische Veränderungen, Elastizitätsverlust und Ablagerungen in den Endothelien beeinträchtigen die Diffusionsvorgänge um so mehr, je geringer der Perfusionsdruck wird. Im Rahmen eines verminderten Betriebsdruckes des Gesamtkreislaufs kann es im Fasten zur Unterschreitung des Erfordernisdruckes in solchen begrenzten Bereichen kommen, und die Versorgung der sog. letzten Wiesen leidet Not. Die positive Fastenwirkung der Kreislaufentlastung kann bei diesen besonders $O_2$-bedürftigen und stoffwechselaktiven Organen Gehirn, Herz, Leber und Nieren so ins Negative umschlagen.

Auch chronisch entzündliche und nekrotisierende Prozesse können bei größerem Ausmaß eben da vom Fastenkreislauf und -stoffwechsel nicht mehr ausreichend erreicht und aufgearbeitet werden, ist doch die Umstellung auf den Null-Kalorien-Fastenstoffwechsel für jede einzelne Zelle ein enzymatischer Kraftakt, der in dieser Intensität speziell von angeschlagenen Organen nicht immer oder nicht mehr ganz bewältigt werden kann. Unter solchen Umständen muß sogar mit einer Abschwächung statt einer Stärkung der Abwehr und Regenerationskraft gerechnet werden. Fastendauer wie Fastenintensität richten sich also ganz selbstverständlich nach den individuellen Gegebenheiten und Voraussetzungen. Für die Mehrzahl der Faster sind 14 bis 28 Fastentage angemessen, wobei dem Buchinger-Fasten mit ca. 200 kcal pro Tag in Form vitamin- und mineralreicher Gemüsebrühen und Obstsäfte gegenüber dem Null-Kalorien-Fasten der Vorzug einzuräumen ist. Auf diese Weise wird die Verträglichkeit besser und die Indikation breiter. Wie schon erwähnt, bringt die Zugabe von zweimal 1/8 bis zweimal 1/4 l Buttermilch täglich noch breitere Anwendungsmöglichkeiten und kann ein therapeutisches Fasten bei chronisch allergischen und rheumatischen, meist mageren Patienten, soweit erforderlich, auch auf fünf oder sechs Wochen ausgedehnt werden.

Andererseits gibt es natürlich Fälle, in denen die Toleranzgrenze schon nach sieben, zehn oder fünf Tagen erreicht ist oder ein einzelner Karenztag im Rahmen einer Heilkost genügt.

Auch hier gilt der Satz des *Paracelsus*: »Die Dosis bestimmt, ob aus einer Arznei ein Heilmittel wird oder Gift.« Das gilt auch für das Fasten als einer starken Arznei. Bezüglich der Härte und Ausdehnung des Fastens kommt es wesentlich auf die Erfassung persönlicher Möglichkeiten und die Feinabstimmung der therapeutischen Indikation an.

Darüber hinaus gibt es natürlich Situationen und Fälle, in denen das Fasten überhaupt nicht in Frage kommt (s. Gegenindikationen).

Oft ergibt sich die definitive Fastendauer erst aus dem Verhalten während des Fastenverlaufs, wonach es ratsam oder notwendig werden kann, entweder abzukürzen oder zu verlängern. Ist, wie zumeist, der gesamte Behandlungszeitraum von vornherein festgelegt, so muß unbedingt Spielraum für eine genügend lange Nachfastendiät eingeplant werden. Es leuchtet ja unmittelbar ein, daß nach einem mehr oder weniger langen therapeutischen Fasten nicht sofort mit der vorher gewohnten, meist fehlerhaften Alltagskost begonnen werden kann.

So wie der Einstieg in das Fasten mit tiefgreifenden vegetativen Umstellungen verbunden ist, verhält es sich auch bei der Rückkehr von der inneren zur äußeren Ernährung. Diese kann deshalb nur stufenweise und der individuellen Situation voll angepaßt erfolgen. Für diese Umstellung in den Nachfastentagen sind durchschnittlich ein Drittel der Fastentage, mindestens aber vier volle Tage zu veranschlagen. Bei Gesunden, die zehn Tage und weniger fasten, kann man sich auch schon einmal mit drei Nachfastentagen begnügen.

Je früher im Leben und vorbeugender das Fasten begonnen wird, desto härter (null Kalorien mit Wasser oder Tee), länger (drei bis sechs Wochen) und belastender (Körperschulung, Gymnastik, Wandern, Laufen, Schwimmen) wird es mit optimalem Erfolg durchgeführt werden können.

Je weiter jedoch krankhafte Veränderungen an den wichtigsten Organen und Gefäßen vorgeschritten sind, desto leichter (Zusatz von Obstsäften, Gemüsebrühen, Haferschleim, Honig, Buttermilch usw.), zeitlich kürzer und körperlich schonender (kleine Spaziergänge, leichte Gymnastik, Dehnhaltungen, isometrische Übungen, Wassergymnastik) muß das Fasten sein, um die gewohnte erfolgreiche und heilsame Wirkung zu entfalten und nachteilige Zwischenfälle zu vermeiden.,

Die Anpassungsfähigkeit an die im Fasten erfolgende allgemeine vegetative Umschaltung ist bei Jugendlichen unter zwölf Jahren meist noch nicht so groß, bei älteren Menschen über 60 Jahren schon wieder kleiner als beim Durchschnitt der Menschen der mittleren Altersstufe. Bei Jugendlichen muß auch die Wachstumsphase mit berücksichtigt werden.

## Fastenbrechen, Nachfastendiät

Am letzten Fastentag wird mittags, anstelle der sonst üblichen Gemüsebrühe, der erste Apfel, nachmittags gegen 15 Uhr der zweite Apfel gegeben. Sie sollten mit Andacht lange und gut gekaut werden. Ist das aus technischen Gründen nicht möglich, werden sie gerieben. Manche ziehen den gedünsteten Apfel vor. Abends gegen 18 Uhr gibt es, anstelle des Obstsaftes, eine sämige Kartoffelsuppe. Wie viele Fastenbrecher haben mir schon spontan berichtet, daß diese Kartoffelsuppe die beste ihres Lebens gewesen sei und daß sie diese trotzdem gar nicht ganz bewältigen konnten. Manche fühlten sich schon nach dem ersten Apfel satt.

Der Appetit ist also größer als das Fassungsvermögen. Man fühlt sich schnell satt. Das ist ja auch voll verständlich, ist doch der Magen-Darm-Trakt noch enggestellt, die Produktion der Verdauungsfermente und Sekrete noch spärlich. Erst mit dem Nahrungsreiz, der stufenweise von Tag zu Tag gesteigert wird, kommt diese vermehrt in Gang. Entsprechend steigt die dazu notwendige Durchblutung im Splanchnikusbereich wieder an.

Im Nachfasten wird die verabfolgte Nahrungsmenge stufenweise von 600 kcal (um auf KJ zu kommen, muß die Kalorienzahl mit 4,187 multipliziert werden) am ersten Aufbautag auf 800 kcal am zweiten Aufbautag, 1.000 kcal am dritten Aufbautag und 1.600 kcal am vierten Aufbautag gesteigert. Eine reduzierte Form beginnt mit 500 kcal am ersten Aufbautag und endet mit 1.200 kcal am vierten Aufbautag. Die Nachfastendiät ist fleisch- und fischfrei, ihre Zusammensetzung zwar variabel, aber gut ausgewogen (*16, 23, 62*). Im Einzelfall wird im Anschluß an den jeweils ausgewählten Plan die weiterführende Kostform nach Zusammensetzung und Kalorienzahl in den Grundzügen besprochen. Detailliert ausgearbeitete Pläne sind nur bei wirklich Stoffwechselkranken (Diabetiker, Gichtiker, Hyperlipidämiker usw.) notwendig. Sie bleiben selbst dann noch oft genug unbefolgt oder gar ungelesen in den Schubladen liegen, wenn manifeste Krankheitssymptome dazu motivieren sollten. Damit teilen sie das Schicksal vieler in Millionenauflage erschienenen Erfolgsdiätbücher. Erfolg für wen, ist hier die Frage.

Entscheidend ist immer wieder, ob es gelingt, den Patienten für seine Gesundheit zu interessieren und ihm die Mitarbeit so einleuchtend und leicht wie möglich zu machen. Das soll nicht die Züchtung von Gesundheitsneurotikern bedeuten, auch wenn wir jetzt auf die regelmäßige Verdauung und den Stuhlgang zu sprechen kommen.

Der erste Stuhlgang nach dem Fasten verdient besondere Beachtung. Er sollte sich in der Regel bis zum dritten Nachfastentag spontan einstellen. Verzögerungen treten dann ein, wenn Enddarmschleimhaut und Stuhlspitze zu trocken geworden sind und das Gleitvermögen dadurch beeinträchtigt wird. Dann muß ein kleiner Glyzerin- oder Kamilleneinlauf Abhilfe schaffen, und der Stuhlgang läuft anschließend wieder normal weiter. Selbst die durch Laxantienmißbrauch überdehnten und erschlafften Gedärme haben sich nach dem Fasten meist so gut entleert und tonisiert, daß sie wieder ohne Hilfsmittel funktionieren.

Ein Dauererfolg ist jedoch nur mit einer wohlschmeckenden pektin- und faserreichen Vollwertkost zu erreichen. Bewährt hat sich auch der frühmorgens nüchtern getrunkene milchsauer vergorene Sauerkrautsaft, der wenig Kochsalz enthält. Bei löffelweiser Zugabe von Weizenkleie oder Leinsamen zu den Hauptmahlzeiten muß anschließend genügend getrunken werden, um die darin enthaltene Zellulose genügend zur Quellung zu bringen, sonst können im Extremfall, gottlob ganz selten, ileusartige Zustände auftreten.

Direkt tonussteigernd wirken Kolonmassagen, indirekt reflektorisch gezielte Bindegewebs- und Fußsohlenreflexzonenmassagen auf die Darmmotorik.

Der Übergang zu der im Einzelfall angemessenen oder notwendigen Grundkostform gelingt nach dem Fasten weit besser und fällt dem Betreffenden leichter, als es im Alltag möglich wäre. Die Empfindlichkeit für den Eigengeschmack der Nahrung ist wieder geweckt worden, auch das Verlangen nach Kochsalz geht auf den Normalbedarf von ca. 5 g pro Tag zurück. Durch geschickt kombinierte Gewürze wird selbst eine kochsalzzusatzfreie Kostform annehmbarer.

Auch das sonst so bedrängende Süßverlangen ist nach dem Fasten stark vermindert, wodurch sich zwanglos Kalorien einsparen lassen. Eine der Voraussetzungen dafür sind das langsame schweigende Essen und intensives Kauen. Daß man dabei nicht gleichzeitig Radio hören oder fernsehen kann, versteht sich von selber. Das Essen ist doch an sich schon ein Genuß, den es richtig auszukosten gilt. Das macht nicht nur Vergnügen, sondern man merkt auch rechtzeitig, wenn der Magen Sättigung meldet. Lasse ich mich aber durch Lesen, Hören, Sehen und Sprechen beim Essen davon ablenken, so überhöre ich das Signal und gewöhne mir mit der Zeit eine regelrechte Überfütterung mit allen Nachteilen an. Nicht wenige können schon eine Stunde nach dem Essen nicht mehr genau sagen, was sie eigentlich gegessen haben.

Gerade dieser Sättigungsreflex funktioniert nach dem Fasten wieder besonders gut und nachhaltig. Das kann nicht nur monate-, sondern auch jahrelang anhalten. Aber dieses Sättigungsgefühl muß beachtet und gepflegt werden. Das ist mit ein Teil jener mühsamen Kleinarbeit, die *O. Buchinger sen.* so besonders am Herzen lag.

Auch im Nachfasten wird die Mittagsruhe eingehalten und – jetzt mehr nach Bedarf – der warme Leibwickel gegeben. Mit einem einleitenden autogenen Entspannungstraining wird sie zur erholsamen und genußreichen Siesta. Anscheinend muß sich der Mittel- und Nordeuropäer erst dazu erziehen. Aber bei der heute üblichen Arbeitsbelastung lohnt sich diese Gewöhnung.

Die Flüssigkeitsmenge neben der Nahrungszufuhr kann jetzt auf ca. einen Liter pro Tag begrenzt werden, enthält doch die Nahrung an sich schon einen hohen Wasseranteil. Eine Einschränkung der Flüssigkeitszufuhr ist höchst selten nötig, umgekehrt kann diese Menge auch bei Bedarf überschritten werden, z. B. wenn der Urin zu dunkel und konzentriert werden sollte.

Die körperliche Aktivität wird unvermindert weitergeführt. Dabei macht sich jetzt wieder die Fülle des Leibes bemerkbar. Statt der Leichtigkeit und Beschwingtheit in der Bewegung wird man sich wieder seiner Erdenschwere bewußt. Das ist besonders am zweiten und dritten Nachfastentag der Fall. Erst dann, meist im Zusammenhang mit der ersten Stuhlentleerung, ist auch dieser Rückschalteffekt überwunden. Deshalb läßt sich frühestens am vierten Nachfastentag, manchmal erst nach einer Woche, das Fazit der zurückliegenden Fastenzeit ziehen. Die objektiven Erfolge sind in der überwiegenden Mehrzahl erfreulich bis außergewöhnlich, was einen entsprechenden Niederschlag im subjektiven Erleben und Empfinden der Patienten findet (*91*). Das ist für den behandelnden Arzt eine große Befriedigung.

Es folgen fünf verschiedene Diätpläne für die ersten vier Nachfastentage. Sie sind nach den Prinzipien einer vollwertigen laktovegetarischen Ernährung aufgebaut und sehr gut und leicht verträglich. Der Aufbauplan A kann unmittelbar in die normale Kostform zu Hause übergeführt werden (*Plan 3*).

Der Aufbauplan B ist für die Fortsetzung einer Ernährung mit reduzierter Kalorienzahl gedacht (*Plan 4*). Nicht wenige, besonders ältere Leute, haben Mühe mit der Verdauung der Rohkost. Dem trägt Plan C Rechnung (*Plan 5*).

Für manifeste Diabetiker ist die Begrenzung des Kohlenhydratanteils wie im Aufbauplan D wichtig (*Plan 6*).

Seltener kommt es vor, daß eine Allergie gegen Milchprodukte besteht, der der Plan E Rechnung trägt (*Plan 7*).

Alle diese Nachfastenpläne sollen den Fastern die laktovegetarische Ernährung schmackhaft machen und sie dazu bewegen, sie als Basis einer nachfolgenden Dauerkostform zu übernehmen, wobei Fleisch und Fisch als Zukost gedacht sind. Eine solche Kost énthält alle zum gesunden Leben erforderlichen Vitamine und Mineralstoffe. Wichtig ist der hohe Anteil nicht chemisch vorbehandelter Gemüserohkost, frisch gemahlener Getreideprodukte und Vollkornbrote, der Pflanzenmargarine mit hohem Anteil an essentiellen Fettsäuren (Vitamin F) sowie fettarmer Milch- und Käsesorten (Bioghurt, Magerquark, Magermilch, Buttermilch usw.) (*4, 48, 89, 97, 101, 104, 105, 106, 107, 117, 118, 147, 165, 194, 197, 224, 228*) (*Plan 8 u. 9*).

Dazu sind drei bis sechs Eier pro Woche aus mehr küchentechnischen Gründen tolerabel, Fisch und Fleisch sind dabei nicht unbedingt erforderlich. Wer darauf nicht verzichten will, sollte sie so sparsam wie möglich, ca. zwei- bis dreimal wöchentlich mit einbeziehen.

Im Interesse eines länger anhaltenden Sättigungseffektes sind drei mittlere und zwei kleinere Mahlzeiten für viele gesünder als zwei bis drei große. Auch hier sollte man sich ganz nach dem persönlichen Bedarf richten. Wer morgens nichts essen mag, sollte sich nicht dazu zwingen, wer abends unter Völlegefühl leidet, begnüge sich mit leichter Kost (*9, 10*).

Ist noch weitere Gewichtsabnahme erforderlich, so eignet sich dazu der aufgeführte laktovegetarische Neun-Tages-Plan, der durchaus individuell variabel gestaltet werden kann (*Plan 10*).

# Plan 3   Aufbauplan A

| 1. Aufbautag (600 kcal) | kcal | | | kcal |
|---|---|---|---|---|
| morgens: | 15 g Weizenbrei mit 100 g Apfelmus | 80 | 15 Uhr: Tee mit 2 Sch. Zwieback | 40 |
| | 2 Backpflaumen (50 g) | 100 | | |
| | Kräutertee oder Malzkaffee | – | abends: 1 St. Melone (200 g) | 30 |
| mittags: | Grüner Salat | 20 | 1 T. Gemüsesuppe | 30 |
| | 100 g Kartoffelbrei | 100 | 1 Sch. Knäckebrot | 40 |
| | 150 g Spinat mit 5 g Hefeflocken | 50 | 50 g Kräuterquark | 50 |
| | 100 g Dickmilch | 60 | Kräutertee oder Malzkaffee | – |

| 2. Aufbautag (800 kcal) | kcal | | | kcal |
|---|---|---|---|---|
| morgens: | 1 Feige (25 g, eingeweicht) | 70 | 15 Uhr: 1 Bioghurt (150 g) | 60 |
| | 1 Sch. Grahambrot (25 g) | 70 | | |
| | 50 g Kräuterquark pikant | 50 | | |
| | Kräutertee oder Malzkaffee | – | abends: 1 St. Frischobst (100 g) | 50 |
| | | | Eierförmchen (1,5 Eier) | 130 |
| mittags: | Kopfsalat mit Möhrenrohkost | 60 | 1 Tomate | 20 |
| | 15 g Reis | 50 | 1 Sch. Knäckebrot | 40 |
| | 2 St. Tomatengemüse | 40 | 1/4 Gervais oder ca. 1/2 Buko | 80 |
| | 10 g geriebener Käse | 30 | + Kümmel | |
| | 1 Apfel (100 g) | 50 | Kräutertee oder Malzkaffee | – |

| 3. Aufbautag (1.200 kcal) | kcal | | | kcal |
|---|---|---|---|---|
| morgens: | 2 Backpflaumen (50 g) | 100 | 15 Uhr: 1 St. Obst (200 g) | 100 |
| | 1 kleines Müsli | 120 | | |
| | 1 Weizenschrotbrötchen | 80 | | |
| | 5 g Reform-Margarine | 30 | | |
| | 15 g Honig | 50 | | |
| | Kräutertee oder Malzkaffee | – | abends: 1 St. Frischobst | 100 |
| mittags: | Gemischte Salatplatte | 60 | Hirsotto mit Tomatentunke u. | 90 |
| | 1 Tasse Gemüsebrühe | – | 3 Sch. Soja-Zart | 190 |
| | 200 g Pellkartoffeln mit | 180 | | |
| | 100 g Kräuterquark | 100 | Kräutertee oder Malzkaffee | – |

| 4. Aufbautag (1.600 kcal) | kcal | | | kcal |
|---|---|---|---|---|
| morgens: | 2 Backpflaumen | 100 | 15 Uhr: 1 St. Obst (200 g) | 100 |
| | 1 kleines Müsli | 120 | | |
| | 1 Weizenschrotbrötchen | 80 | abends: 1 St. Frischobst | 100 |
| | 50 g Quark pikant | 50 | Warmspeise nach Plan | 180 |
| | 15 g Honig | 50 | 1/4 Gervais + 1/2 Tomate | 80 |
| | Kräutertee oder Malzkaffee | – | 2/3 Camembert | 90 |
| | | | 1 Sch. Grahambrot oder 2 Sch. | |
| mittags: | Salatplatte | 60 | Knäckebrot | 75 |
| | Warmspeisen nach Plan | 400 | 10 g Reform-Margarine | 75 |
| | Fruchtcocktail | 40 | Kräutertee oder Malzkaffee | – |

## Plan 4    Aufbauplan B mit verminderter Kalorienzahl

| 1. Aufbautag (500 kcal) | kcal | | | kcal |
|---|---|---|---|---|
| morgens: 15 g Weizenbrei mit 100 g Apfelmus | 80 | 15 Uhr: | Tee mit 1 Sch. Zwieback | 20 |
| 2 Backpflaumen (50 g) | 100 | | | |
| Kräutertee oder Malzkaffee | – | | | |
| | | abends: | | |
| mittags: Grüner Salat | 20 | | 1 T. Gemüsesuppe | 30 |
| 50 g Kartoffelbrei | 50 | | 1 Sch. Knäckebrot | 40 |
| 150 g Spinat mit 5 g Hefeflocken | 50 | | 50 g Kräuterquark | 50 |
| 100 g Dickmilch | 60 | | Kräutertee oder Malzkaffee | – |

| 2. Aufbautag (750 kcal) | kcal | | | kcal |
|---|---|---|---|---|
| morgens: 1 Feige (25 g, eingeweicht) | 70 | 15 Uhr: | 1 Bioghurt (150 g) | 60 |
| 50 g Kräuterquark pikant | 50 | | | |
| Kräutertee oder Malzkaffee | – | abends: | 1 St. Frischobst (100 g) | 50 |
| | | | Eierförmchen (1,5 Eier) | 150 |
| mittags: Kopfsalat mit Möhrenrohkost | 60 | | 1 Tomate | 20 |
| 15 g Reis | 50 | | 1 Sch. Knäckebrot | 40 |
| 2 St. Tomatengemüse | 40 | | 1/4 Gervais oder ca. 1/2 Buko | 80 |
| 10 g geriebener Käse | 30 | | + Kümmel | |
| 1 Apfel (100 g) | 50 | | Kräutertee oder Malzkaffee | – |

| 3. Aufbautag (1.000 kcal) | kcal | | | kcal |
|---|---|---|---|---|
| morgens: 2 Backpflaumen (50 g) | 100 | 15 Uhr: | 1 St. Obst (200 g) | 100 |
| 1 kleines Müsli | 120 | | | |
| 1 Scheibe Knäckebrot | 40 | | | |
| 15 g Honig | 50 | | | |
| Kräutertee oder Malzkaffee | – | abends: | | |
| mittags: Gemischte Salatplatte | 60 | | Hirsotto mit Tomatentunke u. | 90 |
| 1 Tasse Gemüsebrühe | – | | Sch. Soja-Zart | 120 |
| 200 g Pellkartoffeln mit | 180 | | 1 Sch. Knäckebrot | 40 |
| 100 g Kräuterquark | 100 | | Kräutertee oder Malzkaffee | – |

| 4. Aufbautag (1.200 kcal) | kcal | | | kcal |
|---|---|---|---|---|
| morgens: 1 kleines Müsli | 120 | 15 Uhr: | 1 St. Obst (200 g) | 100 |
| 2 Backpflaumen (eingeweicht) | 100 | | 1 Bioghurt 150 g | 60 |
| 1 Weizenschrotbrötchen | 80 | | | |
| Kräutertee oder Malzkaffee | – | abends: | 1 St. Frischobst | 100 |
| | | | red. Warmspeise nach Plan | 100 |
| mittags: Salatplatte | 60 | | 1/4 Gervais + 1/2 Tomate | 80 |
| red. Warmspeise nach Plan | 300 | | 1 Sch. Grahambrot | 60 |
| Fruchtcocktail | 40 | | Kräutertee oder Malzkaffee | – |

# Plan 5  Aufbauplan C ohne Rohkost

| 1. Aufbautag (ca. 600 kcal) | | kcal | | | kcal |
|---|---|---|---|---|---|
| morgens: | 15 g Weizenbrei mit 100 g Apfelmus | 80 | 15 Uhr: | Tee mit 1 Sch. Zwieback | 20 |
| | 2 Backpflaumen (50 g, eingeweicht) | 100 | | | |
| | Kräutertee oder Malzkaffee | – | | | |
| | | | abends: | 50 g Bananen (1/2) | 50 |
| mittags: | 1 kl. Glas Möhrensaft | 20 | | 1 T. Gemüsesuppe | 30 |
| | 100 g Kartoffelbrei | 100 | | 1 Sch. Knäckebrot | 40 |
| | 150 g Spinat mit 5 g Hefeflocken | 50 | | 50 g Kräuterquark | 50 |
| | 100 g Dickmilch | 60 | | Kräutertee oder Malzkaffee | – |

| 2. Aufbautag (ca. 800 kcal) | | kcal | | | kcal |
|---|---|---|---|---|---|
| morgens: | 1 Feige (25 g, eingeweicht) | 70 | 15 Uhr: | 1 Bioghurt (150 g) | 60 |
| | 1 Sch. Grahambrot | 70 | | | |
| | 50 g Kräuterquark pikant | 60 | | | |
| | Kräutertee oder Malzkaffee | – | | | |
| | | | abends: | 100 g Birnenkompott | 50 |
| mittags: | 200 g Möhrensaft | 50 | | Eierförmchen (1,5 Eier) | 130 |
| | 15 g Reis | 50 | | 1 kl. Glas Tomatensaft | 20 |
| | 2 St. Tomatengemüse | 40 | | 1 Sch. Knäckebrot | 40 |
| | 10 g geriebener Käse | 30 | | 1/4 Gervais + Kümmel | 80 |
| | 100 g Apfelmus | 50 | | Kräutertee oder Malzkaffee | – |

| 3. Aufbautag (ca. 1.200 kcal) | | kcal | | | kcal |
|---|---|---|---|---|---|
| morgens: | 2 Backpflaumen (50 g, eingeweicht) | 100 | 15 Uhr: | 1 Bioghurt (150 g) | 60 |
| | 1 kleines Müsli | 120 | | 1 Sch. Knäckebrot | 40 |
| | 1 Weizenschrotbrötchen | 80 | | | |
| | 5 g Reform-Margarine | 30 | | | |
| | 15 g Honig | 50 | | | |
| | Kräutertee oder Malzkaffee | – | | | |
| | | | abends: | 200 g Apfelkompott | 100 |
| mittags: | 200 g Möhrensaft | 60 | | Hirsotto mit Tomatentunke und | 90 |
| | 1 T. Gemüsebrühe | – | | 40 g Tartex | 100 |
| | 200 g Pellkartoffeln mit | 180 | | 2 Sch. Knäckebrot | 80 |
| | 100 g Kräuterquark | 100 | | Kräutertee oder Malzkaffee | – |

| 4. Aufbautag (ca. 1.600 kcal) | | kcal | | | kcal |
|---|---|---|---|---|---|
| morgens: | 2 Backpflaumen (50 g, eingeweicht) | 100 | 15 Uhr: | 200 g Kompott | 100 |
| | 15 g Weizenbrei mit 100 g Apfelmus | 80 | | | |
| | 1 Weizenschrotbrötchen | 80 | | | |
| | 50 g Quark | 50 | abends: | Warmspeise nach Plan | 200 |
| | 15 g Honig | 50 | | 1/4 Gervais + Kümmel | 80 |
| | Kräutertee oder Malzkaffee | – | | 2/3 Camembert | 90 |
| | | | | 1 Sch. Grahambrot oder | |
| mittags: | 200 g Möhrensaft | 60 | | 2 Sch. Knäckebrot | 80 |
| | Warmspeise nach Plan | 500 | | 10 g Reform-Margarine | 80 |
| | Quarkspeise | 50 | | Kräutertee oder Malzkaffee | – |

## Plan 6    Aufbauplan D mit Berechnung bei Diabetes mellitus

**1. Aufbautag (600 kcal = KH 100 g, F 10 g, E 30 g)**

morgens: 15 g Weizenbrei mit 100 g Apfelmus
Kräutertee oder Malzkaffee

10 Uhr:    100 g Dickmilch

mittags:    Grüner Salat
100 g Kartoffelbrei
150 g Spinat mit 5 g Hefeflocken
1 Bioghurt (150 g)

15 Uhr:    1/2 Pampelmuse

abends: 1 Apfel (150 g)
1 T. Gemüsesuppe
1 Sch. Knäckebrot
50 g Kräuterquark
Kräutertee oder Malzkaffee

21 Uhr:    1 Gl. Buttermilch

---

**2. Aufbautag (800 kcal = KH 100 g, F 20 g, E 50 g)**

morgens: 2 Sch. Knäckebrot
5 g Reform-Margarine
50 g Kräuterquark
Kräutertee oder Malzkaffee

10 Uhr:    1/2 Pampelmuse

mittags:    Salatteller
15 g Reis
Tomatengemüse
10 g geriebener Käse
100 g Apfelmus

15 Uhr:    1 Bioghurt (150 g)

abends: Eierförmchen (1,5 Eier)
1 Tomate
1 Sch. Knäckebrot
1/4 Gervais + Kümmel
Kräutertee oder Malzkaffee

21 Uhr:    1 Gl. Buttermilch

---

**3. Aufbautag (1.000 kcal = KH 120 g, F 30 g, E 30 g)**

morgens: 1 kleines Müsli
1 Weizenschrotbrötchen
5 g Reform-Margarine
1 Tomate
Kräutertee oder Malzkaffee

10 Uhr:    100 g Dickmilch

mittags:    gemischte Salatplatte
1 T. Gemüsebrühe
100 g Pellkartoffeln
50 g Kräuterquark
100 g Diabetikerkompott

15 Uhr:    1/2 Pampelmuse

abends: Frischobst
Hirsotto mit Tomatentunke und
1 Soja-Würstchen
Kräutertee oder Malzkaffee

21 Uhr:    1 Gl. Buttermilch

---

**4. Aufbautag (1.200 kcal = KH 120 g, F 40 g, E 80 g)**

morgens: 1 kleines Müsli
1 Weizenschrotbrötchen
50 g Kräuterquark
1 Tomate oder 1 St. Melone
Kräutertee oder Malzkaffee

10 Uhr:    1 Apfel (150 g netto)

mittags:    Salatplatte
Warmspeise nach Plan

15 Uhr:    1 Bioghurt (150 g)

abends: Frischsalat
reduzierte Warmspeise
1 Sch. Knäckebrot
1/4 Gervais
Frischobst
Kräutertee oder Malzkaffee

## Plan 7  Aufbauplan E (ohne Milchprodukte)

| 1. Aufbautag (ca. 600 kcal) | kcal | | kcal |
|---|---|---|---|
| morgens: 15 g Weizenbrei mit | | | |
| 100 g Apfelmus | 80 | 15 Uhr:  Tee mit 2 Sch. Zwieback | 40 |
| 2 Backpflaumen | | | |
| (50 g, eingeweicht) | 100 | | |
| Kräutertee oder Malzkaffee | – | | |
| | | abends: 1 St. Melone (200 g) | 30 |
| mittags:  1 kl. Glas Möhrensaft | 20 | 1 T. Gemüsesuppe | 30 |
| 100 g Kartoffelschnee | 100 | 1 Sch. Knäckebrot | 40 |
| 150 g Spinat mit 10 g Hefeflocken | 50 | 1/2 Ei – gefüllt | 50 |
| 1 Banane | 60 | Kräutertee oder Malzkaffee | – |

| 2. Aufbautag (ca. 800 kcal) | kcal | | kcal |
|---|---|---|---|
| morgens: 1 Feige (25 g, eingeweicht) | 70 | 15 Uhr:  1 St. Obst (200 g) | 100 |
| 1 Sch. Grahambrot | 70 | | |
| 5 g Reform-Margarine | 30 | | |
| 15 g Honig | 50 | | |
| Kräutertee oder Malzkaffee | | | |
| | | abends: 1 St. Frischobst | 50 |
| mittags:  Kopfsalat und Möhrenrohkost | 60 | Eierförmchen (1,5 Eier) | 130 |
| 15 g Reis | 50 | 1 Tomate | 20 |
| 2 St. Tomatengemüse | 40 | 1 Sch. Knäckebrot | 40 |
| 10 g Hefeflocken | – | 20 g Tartexaufstrich | 50 |
| 100 g Apfelmus | 50 | Kräutertee oder Malzkaffee | – |

| 3. Aufbautag (ca. 1.200 kcal) | kcal | | kcal |
|---|---|---|---|
| morgens: 2 Backpflaumen | | | |
| (50 g, eingeweicht) | 100 | 15 Uhr:  1 St. Obst (200 g) | 100 |
| 1 kleines Müsli | 120 | | |
| 1 Weizenschrotbrötchen | 80 | | |
| 5 g Reform-Margarine | 30 | | |
| 15 g Honig | 50 | | |
| Kräutertee oder Malzkaffee | – | | |
| | | abends: 1 St. Frischobst | 100 |
| mittags:  gemischte Salatplatte | 60 | Hirsotto mit Tomatentunke und | 90 |
| 1 T. Gemüsebrühe | – | 3 Sch. Soja-Zart | 190 |
| 200 g Pellkartoffeln | 180 | | |
| vegetarisches Gulasch | | | |
| (2 Soja-Zart) | 100 | Kräutertee und Malzkaffee | – |

| 4. Aufbautag (ca. 1.600 kcal) | kcal | | kcal |
|---|---|---|---|
| morgens: 2 Backpflaumen | 100 | 15 Uhr:  1 St. Obst (200 g) | 100 |
| 1 kleines Müsli | 120 | | |
| 1 Weizenschrotbrötchen | 80 | abends: 1 St. Frischobst | 100 |
| 5 g Reform-Margarine | 30 | Warmspeise nach Plan | 200 |
| 1 Tomate | 20 | 1 Sch. Grahambrot | 70 |
| Kräutertee oder Malzkaffee | – | 2 Sch. Knäckebrot | 80 |
| | | 10 g Margarine | 70 |
| mittags:  Salatplatte | 60 | 1 Gurke | 10 |
| Warmspeise nach Plan | 400 | 50 g pikanter Tartexaufstrich | 120 |
| Fruchtcocktail mit Mandelmus | 40 | Kräutertee oder Malzkaffee | – |

## Plan 8    Verschiedene Vollwert-Müsli

| a) nach *Bircher* variiert | Eiweiß | Fett | Kohlen-hydrate | kcal |
|---|---|---|---|---|
| 10 g Weizen geschrotet | 1,2 | 0,2 | 6,9 | 35 |
| 2 g Sonnenblumenkerne geschrotet | 0,3 | 0,6 | 0,3 | 8 |
| 2 g Sesam | 0,4 | 1,0 | 0,4 | 12 |
| 1 g Leinsamen | 0,2 | 0,3 | 0,1 | 4 |
| 1 g Weizenkeime | 0,3 | 0,1 | 0,5 | 4 |
| 1 g Rosinen | + | / | 0,6 | 3 |
| 20 g Magerquark (1 Eßl.) | 3,4 | 0,2 | 0,4 | 18 |
| 60 g Apfel | + | / | 7,2 | 30 |
| 2 g Nüsse gemahlen | 0,3 | 1,2 | 0,3 | 14 |
| 1 g Agar-Agar | / | / | + | / |
| 2 g Soja-Milchpulver | 0,3 | 0,5 | 1,0 | 10 |
| 2 g Honig | + | / | 1,6 | 6 |
| 2 g Sanddorn | + | / | 1,2 | 5 |
| 2 g Mandeln | 0,4 | 1,1 | 0,3 | 13 |
| 2 g Zitronensaft | + | / | 0,2 | 1 |
| | 6,8 g | 5,2 g | 21 g | 163 kcal |

| b) nach *Kousmine* | Eiweiß | Fett | Kohlen-hydrate | kcal |
|---|---|---|---|---|
| 10 g Leinöl (2 Teel.) | + | 10,0 | / | 93 |
| 20 g Magerquark (4 Teel.) | 3,4 | 0,2 | 0,4 | 18 |
| Saft v. 1/4 Zitrone | + | / | 0,8 | 4 |
| 60 g Banane (1/2 Stück) | 0,5 | / | 9,6 | 60 |
| 10 g Weizenschrot | 1,2 | 0,2 | 6,9 | 35 |
| 4 g grobgemahlene Nüsse | 0,6 | 2,4 | 0,6 | 28 |
| | 5,7 g | 12,8 g | 18,3 g | 238 kcal |

## Plan 9 Verwendungsmöglichkeiten von Magerquark

### 1. Quark pikant (für 1 Person)

Für Brotaufstrich nimmt man 50 g Quark pro Person und rührt mit wenig Milch, Buttermilch oder Sauermilch cremig. Als Hauptgericht, z. B. zu Pellkartoffeln, werden 100–150 g Quark benötigt und entsprechend mehr Flüssigkeit, damit eine Tunke entsteht. Nach Bedarf und Verwendungszweck kann 1 Prise Salz oder Kräutersalz und 1 Teelöffel Sonnenblumen- oder Leinöl zugegeben werden. Einige Tropfen Zitronensaft geben immer einen frischen Geschmack.

| | | | | | |
|---|---|---|---|---|---|
| 1 Eßl. Quark | = | 50 g | = | 44 | kcal |
| 1 Teel. Öl | = | 7 g | = | 65 | kcal |
| 10 g Vollmilch | | | = | 6,1 | kcal |
| 10 g Sauermilch | | | = | 7,4 | kcal |

### Quark mit Gewürzen

| | |
|---|---|
| Paprikaspread oder Paprikapulver | Meerrettich |
| Curry | Tomatenmark |
| Kümmel oder Kümmelpulver | feingeschnippelte Zwiebeln |
| Vitam-R (auch mit Kräutern oder salzarm) | gehackte Kapern |
| | geriebene Gewürzgurke |

| | | | | | |
|---|---|---|---|---|---|
| 1 gestr. Eßl. Tomatenmark | = | 10 g | = | 5 | kcal |
| 10 g Zwiebeln | | | = | 4,2 | kcal |
| 5 g Vitam-R | | | = | 10 | kcal |

### Quark mit Kräutern,

möglichst frisch aus dem Garten, aber auch getrocknet oder eingefroren

| | | |
|---|---|---|
| Petersilie | Schnittlauch | Kerbel |
| Dill | Zitronenmelisse | Liebstöckel |
| Borretsch | Basilikum | Fenchel grün |
| Kresse | Knoblauch | |

mit feingeschnittenen Zwiebelröhrchen auch miteinander mischen

Kalorien können vernachlässigt werden, da ganz wenig, z. B. 10 g Petersilie = 2,5 kcal, 10 g Schnittlauch = 6,2 kcal

### Quark mit rohem Gemüse

| | |
|---|---|
| Rettich, Schnittlauch oder Petersilie | Karotte, Apfelfriate und gemahlene Nüsse |
| Zwiebeln, Apfel, Curry und 1 Eßl. Öl | Blumenkohl und Tomatenketchup |
| Sellerie und Apfel | Blumenkohl, Apfel, Muskatblüte und Zitronensaft |
| Gurke und roter oder gelber Paprika | geriebener Meerrettich und Apfel |
| Kohlrabi und Senf | Rettich (rot, weiß, schwarz), |
| | Kümmel und Kräutersalz |

| | | | | | |
|---|---|---|---|---|---|
| 1 Stück Rettich | = | 75 g | = | 15 kcal |
| 1 kleine Karotte | = | 70 g | = | 22 kcal |
| 1/2 kl. Apfel | = | 35 g | = | 20 kcal |
| 1 EßI. Öl | = | 12 g | = | 111 kcal |
| 9 Haselnüsse | = | 10 g | = | 70 kcal |
| Blumenkohlröschen | = | 75 g | = | 15 kcal |
| 1 Stück Sellerie | = | 50 g | = | 14 kcal |
| 1 EßI. Friate | | | = | 65 kcal |
| 1 Stück Kohlrabi | = | 60 g | = | 15 kcal |

## Quarkmayonnaise (für 3–4 Personen)

1 Eigelb, 1 EßI. Senf, 1 Teel. Zitronensaft oder Apfelessig, 1/2 Tasse = 6 EßI. Öl und bis zu 4 EßI. Quark = 350 kcal, würzen mit Kräutersalz, Vitam-flüssig (Petersilie, gehackte Zwiebel, geriebene Gewürzgurke, Paprikapulver, Muskat, Tomatenwürfel, 1/2 gehacktem, hartgekochtem Ei). 1 Ei = 87 kcal.

## Brotaufstrich mit Quark zum Kaloriensparen

*Tartexbrotaufstrich* verlängern wir zur Hälfte mit Quark und würzen nach mit Zwiebeln, Salz, Majoran und gehackten Kräutern.

| | | | | |
|---|---|---|---|---|
| 1 EßI. Tartex | = | 50 g | = | 120 kcal |
| 100 g Mischung | | | ca. | 170 kcal |

## Schmelzkäse

eingepackt auf dem heißen Deckel eines Kochtopfes schmelzen, auspacken, glattrühren, zur Hälfte mit Quark mischen, würzen mit Gewürzgurke, Zwiebeln und Paprika.

| | | |
|---|---|---|
| 100 g Heirler Schmelzkäse fettarm | = | 190 kcal |
| 100 g Mischung | ca. | 135 kcal |

## Eigelbpaste:

1 hartgekochtes Eigelb durchpassieren, 1 EßI. Quark, Salz, Senf oder Dill oder Tomatenmark oder Vitam-R.

## Quark mit geriebenem Hartkäse

oder zerdrücktem Camembert, Edelpilzkäse, verrührtem Gervais mit Paprika oder Curry gewürzt.

## 2. Quark süß (für 1 Person)

Wir können den Magerquark süß verwenden als

a) **Brotaufstrich:** 1 EßI. Magerquark = 50 g u. Süßungsmittel u. Saft oder Obst u. Gewürz, mit Marmelade

b) Nachspeise: 2 EßI. Quark = 100 g, angerührt mit 1/2 Tasse Milch, Buttermilch oder Sauermilch bzw. Saft und/oder Obst und Gewürzen

c) Mixgetränk: 1 EßI. Quark = 50 g u. 1/4 l Buttermilch oder Milch oder Saft mit Süßungsmittel, Gewürz, evtl. mit zerkleinertem Obst

| | | | | |
|---|---|---|---|---|
| 1 Eßl. Quark | = | 50 g | = | 44 kcal |
| 1/4 l Vollmilch | | | = | 76 kcal |
| 1/4 l Sauermilch | | | = | 92 kcal |
| 1/2 Tasse Milch | | | = | 75 g |
| 1/4 l Buttermilch | | | = | 45 kcal |

## Wir süßen mit

Honig, Demeter-Zuckerrübensirup, Rohrzuckermelasse (in der Schweiz erhältlich), Apfelfriate, Sanddorn honiggesüßt, vollreifem Obst, z. B. Bananen, kleingeschnittenem und evtl. eingeweichtem Dörrobst (Datteln, Feigen, Aprikosen, Pflaumen, Bananen, Rosinen), Birnendicksaft (Topigran, Birnel), für Diabetiker mit Fruchtzucker oder Sionon.

| | | | | |
|---|---|---|---|---|
| 1/2 Teel. Honig | = | 10 g | = | 30 kcal |
| 1 Eßl. Friate | | | = | 65 kcal |
| 1 Teel. Sanddorn | = | 7 g | = | 15 kcal |
| 3 Datteln ohne Kern | = | 24 g | = | 70 kcal |
| 1 geh. Teel. Rosinen | = | 10 g | = | 27 kcal |
| 1 geh. Teel. Fruchtz. | = | 10 g | = | 40 kcal |
| Sionon | = | 10 g | = | 38 kcal |

## Quark mit rohem Obst

| | |
|---|---|
| Erdbeeren | Erdbeeren u. Bananen |
| Himbeeren | Brombeeren |
| Heidelbeeren | Äpfeln, Orangen, Bananen |
| Ananas | geschn. Aprikosen |
| Melonen | Grapefruit |

| | | | | |
|---|---|---|---|---|
| 1 kl. Banane ohne Schale | = | 75 g | = | 67 kcal |
| 1/2 mittelgr. Orange | = | 65 g | = | 35 kcal |
| 6 mittelgr. Erdbeeren | = | 75 g | = | 50 kcal |
| 1/2 kl. Apfel | = | 35 g | = | 20 kcal |
| 1/2 Grapefruit | = | 100 g | = | 32 kcal |

## Quark mit Fruchtsäften

Mit Muttersäften – dies sind reine dampfentsaftete Fruchtauszüge ohne jegliche Zugabe von Zucker, z.B. aus Erdbeeren, Sanddorn, Heidelbeeren, Himbeeren, Johannisbeeren, Brombeeren, Kirschen (verdünnen 1:2).
Mit Diabetikersäften aus: Heidelbeeren, Kirschen, schw. Johannisbeeren, Preiselbeeren, Grapefruit, Orangen.

| 100 g Muttersaft | | | | | |
|---|---|---|---|---|---|
| Heidelbeere | = | 25 kcal | Kirsche | = | 37 kcal |
| Brombeere | = | 34 kcal | schw. Johannisbeeren | = | 43 kcal |

| 100 g kalorienarme Diabetikersäfte mit Fruchtzucker | | | | | |
|---|---|---|---|---|---|
| Heidelbeeren | = | 60 kcal | Kirschen | = | 60 kcal |
| schw. Johannisbeeren | = | 55 kcal | Preiselbeeren | = | 55 kcal |
| Grapefruit | = | 38 kcal | Orangen | = | 38 kcal |
| Wildfrucht | = | 38 kcal | Tropenfrucht | = | 38 kcal |

**Quark mit Marmeladen**

Am besten nehmen wir Diabetikermarmeladen, kalorienreduziert, die mit Fruchtzucker gesüßt sind.

| | |
|---|---|
| Erdbeer | Orange |
| Aprikose | Sauerkirsch |
| Heidelbeer | schw. Johannisbeere |
| 100 g haben jeweils     =     122 kcal | |

**Gewürze für süße Quarkspeisen**

Vanilleschote oder Naturvanille gemahlen, Zimt gemahlen, Nelkenpulver, Ingwer gerieben, Veilchenwurzelpulver, abgeriebene Zitronen- und Orangenschale, Zitronensaft, Kaffeepulver, Kakao, Schokoladenstreusel.

*Quarkcremes* mit
Preiselbeerkompott
mit Vanilleschnellpudding
mit Vanilleschnellpudding u. Rhabarberkompott
mit Schokoladenschnellpudding
mit Schokoladenschnellpudding u. gemahlenen Nüssen
mit Zitronenschnellpudding
mit Kirschkompott u. Zimt
mit Ananas aus der Dose

Sämtliche Quark-Obst-Speisen lassen sich unter Zugabe von Flocken, Getreideschrot, Nüssen, Trockenobst sofort in abwechslungsreiche Müslis verwandeln und ergeben eine sättigende, leichte Mahlzeit.

### 3. Quarkgerichte

*Pikanter Quarkauflauf* (4–5 Personen) = 1.250 kcal
500 g Quark, 170 g roher Reis, jedoch schon gegart (oder Buchweizen, Hirse, Grünkern, Weizen ganz oder geschrotet, Hafer, Gerste), 2 Eigelb, 2 Eiweiß schaumig geschlagen, etwas geriebene Zwiebel, Kräutersalz, Muskat, Spur Curry, Petersilie, Majoran, Basilikum.

Alle Zutaten gut zusammenmischen, zuletzt den steifen Eischnee unterheben und in einer gefetteten Auflaufform bei 200°, mittlere Schiene 1/2 Stunde backen.
Beilage: Nur eine Rohkostplatte oder auch Tomatensoße ohne Mehl.
Abwandlung: Die gleiche Masse mit etwas Haferflocken oder Semmelbröseln fester zubereiten,
– zu Klößen formen und in Salzwasser garen,
– zu Bratlingen formen, in der Teflonpfanne braten,
– als Füllung für Paprika, Tomaten oder Gurken.

**Süßer Quarkauflauf** (4–5 Personen) = 1.490 kcal

2 Eigelb und 2 flache EL Fruchtzucker zus. schaumig rühren, 500 g Quark, 170 g rohen Reis, jedoch schon gegart in 1/2 Milch – 1/2 Wasser (oder Hirse, Getreidegrütze, Vollkornflocken, Vollgrieß), Saft und Schale 1/2 Zitrone, 20 g Rosinen, evtl. geriebene Nüsse dazurühren, 2 steife Eischnee unterheben. In gefetteter Auflaufform im Backofen bei 180° mittlere Schiene 40 Minuten backen.
Beilage: Apfelkompott oder -mus, Fruchtsaft als Soße, z. B. verdünnter Aprikosensaft oder Hagebuttenmus mit Apfelsaft.

**Canelloni** (Gefüllte Teigröllchen mit Quark) (4 Personen) = 1.860 kcal

Nudelteig: 1 Ei, 3 Eßl. Wasser, ca. 250 g Achimer Spezialmehl (helleres Vollkornmehl, Type 1050), 25 g Reformmargarine
Füllung: 300 g Quark, 250 g gegarter u. feingewiegter Spinat, 1 Ei, 1/2 feingeschnippelte Zwiebel, 2 Eßl. Weizenkeime, 2 Eßl. Reibkäse, Muskat, Salz, etwas Semmelbrösel.
Einen Nudelteig bereiten aus den angegebenen Zutaten und 1 Std. ruhen lassen. Hierauf dünn ausrollen und in rechteckige Stücke, ca. 5 × 10 cm, schneiden. Die Füllung zubereiten, auf die Rechtecke streichen u. diese zu Rollen formen; in eine gefettete Auflaufform geben u. eine nicht zu dicke Tomatensoße aus 1 geh. Eßl. Vollkornmehl, 1 Eßl. Tomatenmark, 10 g Margarine, etwas Friate u. Salz darübergießen. 1 – 2 Eßl. Reibkäse darauf verteilen. Im Backofen bei mittlerer Hitze 40 Minuten backen.
Beilage: Frischsalat, Rohkostplatte.

---

## Plan 10   Kalorien-Tagespläne

---

Zum Verständnis der Tagespläne 1 – 9 (Seite 180 – 189) sei folgendes gesagt: Auf der linken Seite ist der Tagesplan für ca. 1.200 kcal zu finden und darunter die ergänzenden Nahrungsmittel, um auf 1.500 kcal am Tag zu kommen, deren Menü-Summen auf der rechten Seite stehen. Es handelt sich hierbei meistens um ein vollwertiges Fett oder Vollkornbrot. Natürlich liegt es an jedem einzelnen, ob er statt dessen lieber die Frischkost erweitern will, aber auch dann kommt man nicht ganz ohne Fett aus.

## Die Rohkost-Vorspeisen

Die Rohkost-Vorspeisen = RK ∅ −− sind im ∅ mit 110 kcal angegeben. Dies variiert natürlich und setzt sich wie folgt zusammen:

| je 100 g | E | F | KH | kcal | je 100 g | E | F | KH | kcal |
|---|---|---|---|---|---|---|---|---|---|
| Kopfsalat | 2 | − | 2 | 15 | 50 g Kresse | 2 | − | 2 | 11 |
| Rote Beete | 2 | − | 8 | 37 | Blumenkohl | 2 | − | 4 | 28 |
| Sauerkraut | 2 | − | 4 | 26 | Rote Beete | 2 | − | 8 | 37 |
| | 6 | − | 14 | 78 | | 5 | − | 14 | 76 |
| Endivien | 2 | − | 2 | 17 | Feldsalat | 2 | − | 3 | 21 |
| Karotten | 1 | − | 7 | 34 | Rote Paprika | 1 | − | 5 | 28 |
| Gurken | − | − | 1 | 10 | Schwarzwurzeln (50 g) | − | − | 8 | 37 |
| | 3 | − | 10 | 61 | | 3 | − | 16 | 86 |
| Feldsalat | 2 | − | 3 | 21 | Spinat 50 g | 1 | − | 1 | 12 |
| Sellerie | 2 | − | 7 | 38 | Fenchel 50 g | 1 | − | 4 | 25 |
| Tomaten | | − | 3 | 19 | Rote Beete | 2 | − | 8 | 37 |
| | 4 | − | 13 | 78 | | 4 | − | 13 | 74 |
| Chicoree | 1 | − | 2 | 16 | Rosenkohl 50 g | 2 | − | 3 | 26 |
| Blaukraut | 2 | − | 5 | 27 | Tomaten | − | − | 3 | 19 |
| Zucchini | 1 | − | 5 | 28 | Sellerie | 2 | − | 7 | 38 |
| | 4 | − | 12 | 71 | | 4 | − | 13 | 83 |

Diese Salate werden mit den Salatsoßen 1−3 des Buchinger-Kochbuches S. 10 gemacht, die 20 oder 30 kcal haben, also im ∅ 110 kcal ergeben, oder S. 14

| | E | F | KH | kcal | | E | F | KH | kcal |
|---|---|---|---|---|---|---|---|---|---|
| Blumenkohl | 5 | 4 | 8 | 84 | Chicoree S. 11 | 3 | 2 | 4 | 14 |
| 100 g Gurke | − | − | 1 | 10 | Karotte S. 15 | 1 | 1 | 10 | 54 |
| 50 g Kopfsalat | 1 | − | 1 | 7 | 50 g grüner | − | − | 3 | 14 |
| 1. Salatsoße | 1 | 1 | 2 | 21 | Paprika | | | | |
| | | | | | 3. Salatsoße | 1 | 2 | 2 | 30 |
| | 7 | 5 | 12 | 122 | | 5 | 5 | 19 | 112 |

Oder alle dreierlei Salate roh anrichten und mit Buttermilchsoße Nr 1 übergießen. Empfehlenswert ist auf jeden Fall, jeweils drei Rohkost-Gemüse zu wählen, also 1 Blattsalat *auf* der Erde, 1 Wurzelsalat *unter* der Erde, 1 Gemüsefrucht-Salat *über* der Erde, und viele Kräuter quer durch den Garten.

● Die Seitenzahlen in den Plänen beziehen sich auf die Rezepte des Buchinger-Kochbuches »200 Rezepte für fleischlose Tage«. Eine einfache Gemüsebeilage wird *ohne Fett* gedünstet oder gedämpft, gewürzt und gesalzen am Schluß. Überhaupt salzen wir sparsam, Rohkost überhaupt nicht, aber würzen recht abwechslungsreich.

| **1** | 1.200 kcal | | | | 1.500 kcal | | | |
|---|---|---|---|---|---|---|---|---|
| | E | F | KH | kcal | E | F | KH | kcal |

*Frühstück*

| | | | | | | | | |
|---|---|---|---|---|---|---|---|---|
| 125 g Süßmilch = 1/8 l | 4 | 4 | 6 | 75 | | | | |
| 30 g trock. Pflaumen, eingeweicht | – | – | 23 | 100 | | | | |
| 1 Eßl. = 2 g Cornflakes | – | – | 2 | 10 | | | | |
| 2 Eßl. = 10 g Kleie | – | – | – | 28 | | | | |
| 1 kl. Apfel = 100 g | – | – | 12 | 50 | | | | |
| | 4 | 4 | 43 | 263 | | | | |
| + 1/8 l Süßmilch | 4 | 4 | 6 | 75 | | | | |
| + 1 Eßl. Cornflakes | 1 | – | 2 | 10 = | 9 | 8 | 51 | 348 |

*Zwischenmahlzeit*

| | | | | | | | | |
|---|---|---|---|---|---|---|---|---|
| 1 Leinsamenbrot | 4 | – | 12 | 60 | | | | |
| 5 g Margarine | – | 4 | – | 37 | | | | |
| 2 EL = 60 g Stachelbeeren | – | – | 6 | 33 | | | | |
| | 4 | 4 | 18 | 130 = | 4 | 4 | 18 | 130 |

*Mittagessen*

| | | | | | | | | |
|---|---|---|---|---|---|---|---|---|
| RK Ø | 5 | 2 | 15 | 110 | | | | |
| 50 g Sojaspaghetti | 12 | 6 | 24 | 215 | | | | |
| 1/4 Bs Pastaasciutta (Granovita) | 15 | 5 | 12 | 140 | | | | |
| | 32 | 13 | 51 | 465 | | | | |
| + S. 65 Quarkcreme m. Früchten | 18 | 1 | 8 | 115 = | 50 | 14 | 59 | 580 |

*Zwischenmahlzeit*

| | | | | | | | | |
|---|---|---|---|---|---|---|---|---|
| 125 g Melone | – | – | – | 15 | | | | |
| + 50 g Heidelbeeren | – | – | 7 | 31 = | – | – | 7 | 46 |

*Abendessen*

| | | | | | | | | |
|---|---|---|---|---|---|---|---|---|
| S. 39 Spargelsülze m. Eiercremesoße | 11 | 13 | 3 | 170 | | | | |
| 1 Sch. = 50 g Pumpernickel | 3 | – | 25 | 120 | | | | |
| 100 g Radieschen | 1 | – | 4 | 19 | | | | |
| 100 g Gurke | – | – | 1 | 10 | | | | |
| | 15 | 13 | 33 | 319 | | | | |
| + 10 g Eden | – | 8 | – | 76 = | 15 | 21 | 33 | 395 |
| Tagessumme: | 55 | 34 | 145 | 1177 | 78 | 47 | 168 | 1499 |

| 2 | 1.200 kcal | | | | 1.500 kcal | | | |
|---|---|---|---|---|---|---|---|---|
| | E | F | KH | kcal | E | F | KH | kcal |
| *Frühstück* (Weizenbrei zum Abführen) | | | | | | | | |
| 15 g Weizenschrot | 1 | – | 10 | 50 | | | | |
| 1/8 l Wasser | – | – | – | – | | | | |
| 100 g Apfelmus | – | – | 12 | 40 | | | | |
| 2 Backpflaumen = trocken 20 g | – | – | 11 | 50 | | | | |
| 1/2 Banane 50 g | – | – | 10 | 60 | | | | |
| | 1 | – | 43 | 200 | | | | |
| + 1 Sch. = 25 g Vollkornbrot | 4 | – | 12 | 60 | | | | |
| 5 g Margarine | – | 4 | – | 36 | | | | |
| 50 g Hüttenkäse | 15 | 5 | 1 | 54 = | 20 | 9 | 56 | 350 |
| *Zwischenmahlzeit* | | | | | | | | |
| 1/4 l Buttermilch | 5 | – | 5 | 45 | | | | |
| 1 Eßl. Heidelbeer-Konzentrat | – | – | 2 | 9 | | | | |
| | 5 | – | 7 | 54 = | 5 | – | 7 | 54 |
| *Mittagessen* | | | | | | | | |
| RK Ø | 5 | 2 | 15 | 110 | | | | |
| S. 18 Blumenkohlauflauf | 18 | 16 | 19 | 298 | | | | |
| S. 68 Kirschenkaltschale | 1 | 1 | 4 | 185 | | | | |
| | 24 | 19 | 38 | 592 | | | | |
| + 5 g = 1 Eßl. Sonnenblumenöl | – | 5 | – | 46 = | 24 | 24 | 38 | 638 |
| *Zwischenmahlzeit* | | | | | | | | |
| 50 g Holex-Kakao-Instant-Mix | 4 | 1 | 12 | 75 | | | | |
| 1 Ta. Wasser | – | – | – | – | | | | |
| 2 Eßl. = 10 g Kleie | – | – | – | 28 | | | | |
| | 4 | 1 | 12 | 103 | | | | |
| + 1 Birne = 100 g | – | – | 13 | 59 = | 4 | 1 | 25 | 162 |
| *Abendessen* (Phagsalat) | | | | | | | | |
| 100 g = 2 1/2 Sch. Phag | 18 | 4 | 5 | 131 | | | | |
| 1 kl. = 50 g Tomate | – | – | 1 | 9 | | | | |
| 50 g Gewürzgurke | – | – | 1 | 5 | | | | |
| 1/2 = 80 g Joghurt | 4 | 3 | 4 | 18 | | | | |
| 5 g = 1 Eßl. Öl, Zitr.-Saft, Kräuter | – | 5 | – | 46 | | | | |
| Vitamin flüssig, Zwiebel, Paprika | | | | | | | | |
| 2 Sch. = 20 g Knäcke | 2 | – | 15 | 80 | | | | |
| | 24 | 12 | 36 | 289 | | | | |
| + 1 Sch. = 30 g Schnittkäse 30 % F | 11 | 6 | – | 100 = | 35 | 18 | 36 | 389 |
| Tagessumme: | 58 | 32 | 136 | 1239 | 88 | 52 | 162 | 1594 |

| **3** | E | F | KH | kcal | | E | F | KH | kcal |
|---|---|---|---|---|---|---|---|---|---|
| | | 1.200 kcal | | | | | 1.500 kcal | | |

| | E | F | KH | kcal | | E | F | KH | kcal |
|---|---|---|---|---|---|---|---|---|---|
| *Frühstück* | | | | | | | | | |
| 1 Magerjoghurt | 7 | – | 8 | 60 | | | | | |
| 1 Apfel | – | – | 12 | 50 | | | | | |
| 1 Eßl. = 10 g Rosinen | – | – | 6 | 27 | | | | | |
| 2 Eßl. = 20 g Weizenschrot, über Nacht eingeweicht | 2 | – | 15 | 70 | | | | | |
| | 9 | – | 41 | 207 | | | | | |
| + 1 TL = 10 g Haselnüsse | 2 | 6 | 2 | 70 | = | 11 | 6 | 43 | 277 |
| *Zwischenmahlzeit* (Mandelmix) | | | | | | | | | |
| 20 g Mandelmus | 4 | 12 | 3 | 130 | | | | | |
| 125 g Warmwasser | – | – | – | – | | | | | |
| 1 Teel. = 10 g Honig | – | – | 8 | 30 | | | | | |
| 1 Eßl. Sanddorn ohne Zucker | – | – | – | 8 | | | | | |
| | 4 | 12 | 11 | 168 | | | | | |
| + 2 Sch. Vollkornzwieback o. Zucker | 3 | 2 | 6 | 55 | = | 7 | 14 | 17 | 223 |
| *Mittagessen* | | | | | | | | | |
| RK ∅ | 5 | 2 | 15 | 110 | | | | | |
| S. 43 Weizenschrotauflauf | 15 | 9 | 36 | 293 | | | | | |
| Tomatensoße ohne Mehl | 1 | – | 8 | 43 | | | | | |
| | 21 | 11 | 59 | 446 | = | 21 | 11 | 59 | 446 |
| *Zwischenmahlzeit* | | | | | | | | | |
| 1 Apfel (100 g) | – | – | 12 | 50 | | | | | |
| + 1 EL = 15 g Weizenkeime | 4 | 1 | 6 | 60 | = | 4 | 1 | 18 | 110 |
| *Abendessen* | | | | | | | | | |
| S. 14 Rote Beete RK | 2 | 2 | 8 | 50 | | | | | |
| 1 Sch. = 25 g VK-Brot | 4 | – | 12 | 60 | | | | | |
| 5 g Margarine | – | 4 | – | 37 | | | | | |
| | 6 | 6 | 20 | 147 | | | | | |
| + 100 g = 2 Eßl. Meerrettichquark | 17 | – | 2 | 88 | = | 23 | 6 | 22 | 235 |
| Tagessumme: | 40 | 29 | 131 | 968 | | 66 | 38 | 159 | 1291 |

*Rezept Tomatensoße ohne Mehl*
je 100 g Lauch, Karotte, Zwiebel, Sellerie, Lorbeer, Nelke, Knoblauch in trockenem Topf leicht bräunen (hebt den Geschmack), 200 g Tomatenstücke dazu, Deckel zu und gardünsten. 2 Eßl. Tomatenmark gut unterrühren, durch ein Drahtsieb passieren, würzen mit Meersalz, Vitam, Thymian = ergeben ca. 500 g, kann für einige Tage auf Vorrat gemacht werden. 100 g = 1,5 E – F 8 KH 43 kcal.

| **4** | 1.200 kcal | | | | | 1.500 kcal | | | |
|---|---|---|---|---|---|---|---|---|---|
| | E | F | KH | kcal | | E | F | KH | kcal |
| *Frühstück* (Müsli) | | | | | | | | | |
| 100 g Orangensaft = 1/10 l | – | – | 9 | 54 | | | | | |
| 2 Eßl. = 21 g grobe Mischflocken | 1 | – | 7 | 35 | | | | | |
| 1 kl. Apfel | – | – | 12 | 52 | | | | | |
| 1 Teel. = 5 g Haselnüsse | 1 | 3 | – | 35 | | | | | |
| 1 Eßl. = 10 g Rosinen | – | – | 6 | 227 | | | | | |
| + 1 Sch. = 25 g VK-Brot | 2 | – | 12 | 60 | | | | | |
| + 5 g Margarine | – | 4 | – | 37 | | | | | |
| + 20 g Heirler-Schmelzkäse o/Fett | 8 | – | 1 | 50 | = | 12 | 7 | 46 | 350 |
| *Zwischenmahlzeit* (Mixgetränke) | | | | | | | | | |
| 1 gr. Eßl. = 50 g Magerquark | 8 | – | 1 | 44 | | | | | |
| 1/10 l Erdbeer-Muttersaft | – | – | – | 50 | | | | | |
| 1/10 l Wasser | – | – | – | – | | | | | |
| 1 Teel. = 10 g Honig | – | – | 8 | 30 | | | | | |
| | 8 | – | 9 | 124 | = | 8 | – | 9 | 124 |
| *Mittagessen* | | | | | | | | | |
| RK ∅ | 5 | 2 | 15 | 110 | | | | | |
| 5 g Eden | – | 4 | – | 36 | | | | | |
| 2 Krautwickel, gef. m. | | | | | | | | | |
| Sojahackfleisch u. Kartoffeln, Ei, | | | | | | | | | |
| Kräuter, Salz | 19 | 2 | 30 | 213 | | | | | |
| Soße gebunden m. 1 Eßl | | | | | | | | | |
| 10 g Hefeflocken | 5 | – | 3 | 44 | | | | | |
| | 29 | 8 | 48 | 403 | | | | | |
| + 150 g Pellkartoffeln | 3 | – | 19 | 85 | = | 32 | 8 | 67 | 488 |
| Dessert: Apfelschnee aus | | | | | | | | | |
| 200 g Äpfeln | – | – | 6 | 104 | | | | | |
| Eischnee, Zimt, Zitr.-Sch., Natreen | 4 | – | – | 12 | | | | | |
| | 4 | – | 6 | 116 | = | 4 | – | 6 | 38 |
| *Zwischenmahlzeit* | | | | | | | | | |
| 1/10 l Karottensaft | – | – | – | 55 | | | | | |
| + 1 Teel. = 2 1/2 g Sonnenbl.-Öl | – | 2 | – | 23 | = | – | 2 | – | 78 |
| *Abendessen* | | | | | | | | | |
| S. 66 Quarkauflauf mit Fruchtsoße | | | | | | | | | |
| ohne 20 g Margarine | 12 | 3 | 18 | 152 | | | | | |
| S. 63 Zebrastreifen | 12 | 5 | 20 | 178 | | | | | |
| 100 g Selleriesalat ohne Öl | 2 | – | 7 | 45 | | | | | |
| | 26 | 8 | 45 | 375 | = | 26 | 8 | 45 | 375 |
| Tagessumme: | 69 | 19 | 142 | 1173 | | 82 | 25 | 173 | 1453 |

| **5** | 1.200 kcal | | | | 1.500 kcal | | | |
|---|---|---|---|---|---|---|---|---|
| | E | F | KH | kcal | E | F | KH | kcal |

*Frühstück*

| | | | | | | | | |
|---|---|---|---|---|---|---|---|---|
| 30 g Weizengel | 3 | – | 33 | 110 | | | | |
| 1/4 l Wasser | – | – | – | – | | | | |
| 1 Apfel od. 2–3 Eßl. Beeren | – | – | 12 | 50 | | | | |
| 1 Eßl. = 15 g saure Sahne (10 % F) | – | 2 | – | 20 | | | | |
| | 3 | 2 | 45 | 180 | | | | |
| + 10 g Leinsamen | 2 | 4 | 1 | 45 | | | | |
| + 10 g = 1 Teel. Honig | – | – | 8 | 30 | = | 5 | 6 | 54 | 255 |

*Zwischenmahlzeit*

| | | | | | | | | |
|---|---|---|---|---|---|---|---|---|
| 1 Sch. = 25 g VK-Brot | 4 | – | 22 | 60 | | | | |
| 5 g Vitaquell | – | 4 | – | 37 | | | | |
| 50 g Camembert (30 % F) | 11 | 6 | 1 | 107 | | | | |
| | 15 | 10 | 23 | 204 | | | | |
| + 100 g Weintrauben | – | – | 17 | 74 | = | 15 | 10 | 40 | 278 |

*Mittagessen*

| | | | | | | | | |
|---|---|---|---|---|---|---|---|---|
| Rohkost ⌀ | 5 | 2 | 15 | 110 | | | | |
| 50 g (roh) Vollreis | 3 | 1 | 36 | 185 | | | | |
| S. 41 = 1 Phagschnitte | 11 | 4 | 4 | 99 | | | | |
| Tomatensoße ohne Mehl | 1 | – | 8 | 43 | | | | |
| | 20 | 7 | 63 | 437 | | | | |
| + 1 St. Chicoree gedünstet | 1 | – | 2 | 16 | | | | |
| + 10 g = 2 Eßl. Sonnenbl.öl über | – | 10 | – | 93 | | | | |
| Rohkost und Warmspeise | | | | | = | 21 | 17 | 65 | 546 |

*Zwischenmahlzeit*

| | | | | | | | | |
|---|---|---|---|---|---|---|---|---|
| 20 g Heidelbeer-Konzentrat | – | – | 4 | 18 | | | | |
| 1/4 l Buttermilch | 5 | – | 5 | 45 | | | | |
| | 5 | – | 9 | 63 | = | 5 | – | 9 | 63 |

*Abendessen*

| | | | | | | | | |
|---|---|---|---|---|---|---|---|---|
| S. 59 Frühlingsei auf Ananas | 14 | 8 | 6 | 156 | | | | |
| 1 Sch. = 50 g Pumpernickel | 3 | – | 25 | 125 | | | | |
| 5 g Vitaquell | – | 4 | – | 36 | | | | |
| | 17 | 12 | 31 | 317 | | | | |
| + S. 15 100 g Karottensalat | 1 | 1 | 10 | 54 | | | | |
| + 20 g Tartex | 1 | 3 | 2 | 50 | = | 19 | 16 | 43 | 421 |
| Tagessumme: | 60 | 31 | 171 | 1201 | | 65 | 49 | 211 | 1563 |

| 6 | 1.200 kcal | | | | 1.500 kcal | | | |
|---|---|---|---|---|---|---|---|---|
| | E | F | KH | kcal | E | F | KH | kcal |

*Frühstück* (Porridge)

| | E | F | KH | kcal | E | F | KH | kcal |
|---|---|---|---|---|---|---|---|---|
| 1/8 l = 125 g Wasser, 1 Pr. Salz | | | | | | | | |
| 2 Eßl. = 18 g Haferflocken | 2 | 1 | 12 | 70 | | | | |
| 1/8 l = 125 g süße Milch darüber | 4 | 4 | 6 | 75 | | | | |
| 100 g Obst | – | – | 16 | 70 | | | | |
| | 6 | 5 | 34 | 215 | | | | |
| + 1 Sch. = 25 g Vollkornbrot | 4 | – | 22 | 60 | | | | |
| + 5 g Eden | – | 4 | – | 36 | | | | |
| + 10 g Tartex | 1 | 3 | 2 | 50 = | 11 | 12 | 58 | 361 |

*Zwischenmahlzeit*

| | E | F | KH | kcal | E | F | KH | kcal |
|---|---|---|---|---|---|---|---|---|
| 1/4 l = 125 g Obstsaft | | | | | | | | |
| m. Fruchtzucker od. Sionon | | | | | | | | |
| z. Abführen | – | – | 10 | 80 | | | | |
| 10 Stück = 10 g Haselnüsse | 1 | 6 | 1 | 70 | | | | |
| | 1 | 6 | 11 | 150 = | 1 | 6 | 11 | 150 |

*Mittagessen*

| | E | F | KH | kcal | E | F | KH | kcal |
|---|---|---|---|---|---|---|---|---|
| RK ∅ | 5 | 2 | 15 | 110 | | | | |
| S. 46 pikante Quarkklöße | 13 | 3 | 8 | 114 | | | | |
| 100 g Karottengemüse | 1 | – | 7 | 34 | | | | |
| 100 g Erbsengemüse | 3 | – | 11 | 66 | | | | |
| 5 g Sonnenblumenöl | – | 5 | – | 46 | | | | |
| | 22 | 10 | 41 | 370 | | | | |
| + S. 77 Currysoße als Einlaufsoße ohne Margarine | 1 | 4 | 2 | 70 = | 23 | 14 | 43 | 440 |

*Zwischenmahlzeit*

| | E | F | KH | kcal | E | F | KH | kcal |
|---|---|---|---|---|---|---|---|---|
| 100 g = 1/10 l Rote-Beete-Most | – | – | 5 | 60 | | | | |
| 3 Sch. = 30 g VK-Zwieback | – | – | 11 | 120 | | | | |
| | – | – | 16 | 180 = | – | – | 16 | 180 |

*Abendessen*

| | E | F | KH | kcal | E | F | KH | kcal |
|---|---|---|---|---|---|---|---|---|
| S. 58 Champignon-Toast | 16 | 6 | 38 | 276 | | | | |
| 50 g Kopfsalat | 1 | – | 1 | 7 | | | | |
| 1 gr. Tomate = 100 g | – | – | 3 | 19 | | | | |
| | 17 | 6 | 42 | 302 = | 17 | 6 | 42 | 302 |
| Tagessumme: | 46 | 27 | 144 | 1217 | 52 | 38 | 170 | 1433 |

| 7 | 1.200 kcal | | | | | 1.500 kcal | | | |
|---|---|---|---|---|---|---|---|---|---|
| | E | F | KH | kcal | | E | F | KH | kcal |

*Frühstück*

| | E | F | KH | kcal | | E | F | KH | kcal |
|---|---|---|---|---|---|---|---|---|---|
| 1 Magerjoghurt | 5 | – | 5 | 60 | | | | | |
| 1 Eßl. = 5 g Kleie | – | – | – | 7 | | | | | |
| 1 Eßl. = 10 g Leinsamen | 2 | 3 | 1 | 55 | | | | | |
| 100 g Orange | – | – | 9 | 54 | | | | | |
| | 7 | 4 | 15 | 176 | | | | | |
| + 100 g Banane | 1 | – | 21 | 90 | = | 8 | 4 | 36 | 266 |

*Zwischenmahlzeit*

| | E | F | KH | kcal | | E | F | KH | kcal |
|---|---|---|---|---|---|---|---|---|---|
| 1 Sch. = 10 g Knäckebrot | 1 | – | 7 | 40 | | | | | |
| 20 g Schnittkäse 30 % F | 6 | 4 | – | 64 | | | | | |
| 1 Glas Mineralwasser | 7 | 4 | 7 | 104 | | | | | |
| + 5 g Eden | – | 4 | – | 37 | = | 7 | 8 | 7 | 141 |

*Mittagessen*

| | E | F | KH | kcal | | E | F | KH | kcal |
|---|---|---|---|---|---|---|---|---|---|
| RK ∅ | 5 | 2 | 15 | 110 | | | | | |
| 1 Artischocke = 160 g | 3 | – | 18 | 91 | | | | | |
| 1 Eßl. = 15 g Mayonnaise | – | 12 | – | 115 | | | | | |
| gemischt m. 1 Eßl. = | | | | | | | | | |
| 50 g Magerquark | 7 | – | 6 | 44 | | | | | |
| Muskat, Senf, Zitr.-Saft, Kräutern, | | | | | | | | | |
| Paprika, Salz, Wasser, | | | | | | | | | |
| 150 g Pellkartoffeln | 3 | – | 28 | 127 | | | | | |
| | 18 | 14 | 67 | 487 | | | | | |
| + 1 EL Mayonnaise | – | 12 | – | 115 | = | 18 | 26 | 67 | 602 |

*Zwischenmahlzeit*

| | E | F | KH | kcal | | E | F | KH | kcal |
|---|---|---|---|---|---|---|---|---|---|
| 1/2 = 150 g Grapefruit | – | – | 15 | 48 | | | | | |
| 1 Eßl. = 15 g Weizenkeime | 2 | 1 | 4 | 40 | | | | | |
| 2 = 10 g Datteln o/Sirup | – | – | 7 | 30 | | | | | |
| | 3 | 1 | 26 | 118 | = | 3 | 1 | 26 | 118 |

*Abendessen*

| | E | F | KH | kcal | | E | F | KH | kcal |
|---|---|---|---|---|---|---|---|---|---|
| S. 62 Käsekugeln in Pumpernickel | 16 | 5 | 21 | 197 | | | | | |
| S. 15 Karottensalat | 1 | 1 | 10 | 54 | | | | | |
| 1 Sch. = 25 g VK-Brot | 4 | – | 22 | 60 | | | | | |
| | 21 | 6 | 53 | 311 | | | | | |
| + 5 g Eden | – | 4 | – | 37 | | | | | |
| + 1 Sch. = 10 g Knäcke | 1 | – | 7 | 38 | = | 22 | 10 | 60 | 386 |
| Tagessumme: | 56 | 29 | 168 | 1196 | | 58 | 49 | 196 | 1513 |

| **8** | 1.200 kcal | | | | 1.500 kcal | | | |
|---|---|---|---|---|---|---|---|---|
| | E | F | KH | kcal | E | F | KH | kcal |
| *Frühstück* | | | | | | | | |
| 45 g = 1 Weißbrötchen | 3 | – | 29 | 145 | | | | |
| 45 g = 1 Sch. Leinsamenbrot | 4 | – | 22 | 115 | | | | |
| 5 g Margarine | – | 4 | – | 37 | | | | |
| 2 TL = 15 g Diab.-Marmelade | – | – | 8 | 40 | | | | |
| | 7 | 4 | 59 | 237 | | | | |
| + 100 g Mirabellen | – | – | 16 | 67 = | 7 | 4 | 75 | 304 |
| *Zwischenmahlzeit* | | | | | | | | |
| 1/8 l Wasser, | | | | | | | | |
| 1/8 l Erdbeer-Muttersaft | – | – | 4 | 50 | | | | |
| 10 g = 2 Eßl. Kleie | – | – | – | 28 | | | | |
| | – | – | 4 | 78 | | | | |
| + 10 g Weizenkeime | 3 | 1 | 4 | 40 = | 3 | 1 | 8 | 118 |
| *Mittagessen* | | | | | | | | |
| RK Ø | 5 | 2 | 14 | 110 | | | | |
| 100 g Pellkartoffeln zu | 2 | – | 19 | 85 | | | | |
| Ei im Gervaisnest S. 45 | 21 | 7 | 2 | 159 | | | | |
| 100 g Rote-Beete-Gemüse | 2 | – | 8 | 37 | | | | |
| 100 g Lauchgemüse | 2 | – | 6 | 38 | | | | |
| | 32 | 9 | 50 | 429 | | | | |
| + 2 Eßl. = 10 g Sonnenblumenöl | – | 10 | – | 93 = | 32 | 29 | 50 | 522 |
| *Zwischenmahlzeit* | | | | | | | | |
| 1/4 l = 250 g Sauermilch | 12 | 10 | 12 | 185 | | | | |
| 1 Teel. = 10 g Zuckerrübensirup | – | – | 2 | 30 | | | | |
| Zimt | 12 | 10 | 14 | 215 = | 12 | 10 | 14 | 215 |
| *Abendessen* | | | | | | | | |
| 50 g Feldsalat | 1 | – | 1 | 11 | | | | |
| 5 g Öl | – | 5 | – | 45 | | | | |
| S. 55 Buchweizenköpfchen | 3 | 1 | 24 | 120 | | | | |
| | 4 | 6 | 25 | 156 | | | | |
| + 25 g Reibekäse | 7 | 7 | – | 90 = | 11 | 13 | 25 | 246 |
| Tagessumme: | 55 | 29 | 152 | 1115 | 65 | 57 | 172 | 1405 |

| 9 | E | F | KH | kcal | E | F | KH | kcal |
|---|---|---|----|------|---|---|----|------|
| | | 1.200 kcal | | | | 1.500 kcal | | |

*Frühstück*

| | E | F | KH | kcal | E | F | KH | kcal |
|---|---|---|----|------|---|---|----|------|
| 1/2 = 50 g Grapefruit | – | – | 15 | 48 | | | | |
| 2 = 10 g naturtrockene Datteln | – | – | 7 | 30 | | | | |
| 1 EßI. = 15 g Weizenkeime | 2 | 1 | 4 | 40 | | | | |
| 2 Sch. = 20 g Knäckebrot | 2 | – | 15 | 80 | | | | |
| 5 g Margarine | – | 4 | – | 36 | | | | |
| | 4 | 5 | 41 | 234 | | | | |
| + 15 g Diabetiker-Marmelade | – | – | 2 | 40 | | | | |
| 1 gr. EßI. = 50 g Magerquark | 8 | – | 1 | 44 | = 12 | 5 | 44 | 318 |

*Zwischenmahlzeit*

| | E | F | KH | kcal | E | F | KH | kcal |
|---|---|---|----|------|---|---|----|------|
| 1 Magerjoghurt | 5 | – | 5 | 60 | | | | |
| 1 EßI. = 10 g Fertigmüsli ohne Zucker | – | – | 1 | 31 | | | | |
| | 5 | – | 6 | 91 | | | | |
| + 100 g Aprikosen | – | – | 12 | 54 | = 5 | – | 18 | 145 |

*Mittagessen*

| | E | F | KH | kcal | E | F | KH | kcal |
|---|---|---|----|------|---|---|----|------|
| RK ∅ | 5 | 2 | 15 | 110 | | | | |
| S. 48 gratinierter Weizen | 20 | 12 | 28 | 260 | | | | |
| 125 g Mangoldgemüse | 2 | – | 4 | 29 | | | | |
| 1 EßI. = 15 g saure Sahne f. Soße | – | 3 | – | 30 | | | | |
| | 27 | 17 | 47 | 429 | | | | |
| + 100 g Karottengemüse | 1 | – | 7 | 34 | | | | |
| + 5 g = 1 EßI. Öl | – | 5 | – | 46 | = 28 | 22 | 54 | 509 |

*Dessert: Geleespeise*

| | E | F | KH | kcal | E | F | KH | kcal |
|---|---|---|----|------|---|---|----|------|
| 1/2 dl/ 3 EßI. = 50 cm³ Kirschsaft | – | – | 6 | 30 | | | | |
| 1 dl = 100 cm³ Wasser, 1 Pr. Zimt, | | | | | | | | |
| Ingwer, Natreen, 1 Msp. Agar-Agar | – | – | – | 5 | | | | |
| 50 cm³ Vanille-Milch ohne Zucker | 1 | – | 2 | 18 | | | | |
| | 1 | – | 8 | 53 | = 1 | – | 8 | 53 |

*Zwischenmahlzeit*

| | E | F | KH | kcal | E | F | KH | kcal |
|---|---|---|----|------|---|---|----|------|
| 100 g Birne | – | – | 13 | 59 | | | | |
| 2 Batscheider süße Kekse | 1 | 1 | 4 | 38 | | | | |
| | 1 | 1 | 17 | 97 | = 1 | 1 | 17 | 97 |

*Abendessen* (süßer Quarktoast)

| | | | | | | | | | |
|---|---|---|---|---|---|---|---|---|---|
| 2 Slank-Brotscheiben | 10 | 6 | 14 | 105 | | | | | |
| 2 Eßl. = 100 g Magerquark | 17 | – | 2 | 88 | | | | | |
| 1/2 Ei | 3 | 3 | – | 43 | | | | | |
| 1 Eßl. = 15 g Weizenkeime | 2 | 1 | 4 | 40 | | | | | |
| 1 Teel. = 5 g Fruchtzucker | – | – | 5 | 20 | | | | | |
| 100 g Himbeeren gedünstet ohne Wasser, Natreen | 1 | – | 8 | 40 | | | | | |
| | 33 | 10 | 36 | 336 | = | 35 | 10 | 36 | 336 |
| Tagessumme: | 71 | 33 | 155 | 1240 | | 82 | 38 | 177 | 1458 |

# Schwierigkeiten im Nachfasten

Wird das Fasten vor Erreichen der dritten Woche gebrochen, d. h. vor der Umstellung auf die überwiegende eigene Fettverbrennung, so ist häufiger mit Nachreaktionen an bekannten Krisenherden zu rechnen als bei längerem Fasten. Das ist besonders bei rheumatischen und allergischen Erkrankungen der Fall. Es treten Muskel-, Sehnen- und Gelenkschmerzen, Haut- und Schleimhautreaktionen oder Atemkrisen auf. Aufgestaute Galle kann sich noch in explosiven Durchfällen entleeren. Dann erst kommt auch ein verstärkter Ikterus mit der damit verbundenen allgemeinen Flaute schnell zum Abklingen. Auch jetzt noch können, wenn auch selten, Gallen- oder Nierensteine in Bewegung kommen.

Mit der erneuten Nahrungsaufnahme setzt auch die dazu notwendige Umverteilung der Blutzirkulation ein. Der Splanchnikusbereich öffnet sein immenses Kapillargebiet und eine große Menge Blut strömt dorthin ab. Der gesamte periphere Gefäßwiderstand wird dadurch reduziert, und der Blutdruck fällt in diesen drei ersten Aufbautagen nicht nur systolisch, sondern vor allen Dingen diastolisch in charakteristischer Weise noch einmal ab. Das kann sich in anderen Gefäßprovinzen, speziell dem Gehirn, als Entzugserscheinung bemerkbar machen, z. B. als Schwindel, allgemeines Unbehagen oder Schwäche. Ältere Erstfaster reagieren häufiger in diesem Sinne als junge Leute oder jahre- bzw. jahrzehntelange Routinefaster. Für sie ist der paradiesische Zustand des unbeschwerten Fastens jäh, doch glücklicherweise nur für kurze Zeit unterbrochen (*23, 64*).

Bis zum vierten Nachfastentag ist die Umstellung meist vollzogen und ein neuer normaler Gleichgewichtszustand wiederhergestellt. Gerade in diesen Tagen kann sich Fehlverhalten wie längeres Autofahren, langes Stehen, Sonnenbaden, zu heißes Baden prekär auswirken. Es kommt zu Kreislaufstörungen, Herzrhythmusstörungen, ja Kollapszuständen. Meist ist die sofortige Ruhelage mit Beinhochlagerung ausreichend, um solche Zustände zu beheben. Nur selten werden medikamentöse Hilfen erforderlich.

Wird die vorgeschriebene salzarme Aufbaudiät nicht eingehalten, so kann es durch eine einzige kochsalzreiche Mahlzeit andernorts zu plötzlichen massiven Ödemen an den Beinen kommen. Auch hierdurch wächst die Tendenz zur hypotonen Kreislaufregulationsstörung, ebenfalls am meisten wieder im Zusammenhang mit längerem Autofahren durch die vertikale Beschleunigung. Kopfschmerzen bis hin zu Migräneanfällen können dadurch ausgelöst werden. Fehlverhalten im Diätaufbau kann solchermaßen einen nicht geringen Teil der guten und heilsamen Fastenwirkung zunichte machen.

Ist es, trotz aller beschriebenen Maßnahmen, nicht gelungen, bis zum vierten Tag eine ausreichende Stuhlentleerung zu bewerkstelligen (s. S. 167), so muß ein Kamilleneinlauf, eventuell zusammen mit einem Sennesblättertee Abhilfe schaffen. Ganz selten einmal können sich in der überdehnten Ampulla recti bei gleichzeitigem analem Sphinkterkrampf Kotballen aufstauen, die sich nur noch manuell und durch Sphinkterdehnung entfernen lassen.

Es gibt nicht wenige Patienten, die sich für ihr heroisches Fasten schon in den ersten Aufbautagen im nächstbesten Schlemmerlokal belohnen müssen. Dabei verträgt der Magen in dieser Phase gebratenes Fleisch und erhitztes Fett schlecht und reagiert daraufhin oft mit Übelkeit und Erbrechen. Konzentrierte Alkoholika und Eis sind oft die Ursache für Sodbrennen und länger anhaltende Magenbeschwerden. Die systematische Überwachung der Nachfastendiät ist deshalb im Interesse eines optimalen Behandlungserfolges unerläßlich.

# IV. Psychologie

## Die seelische Bewältigung des Fastens

Das Fasten als Heilmethode ist heutzutage so bekannt, daß nur selten einmal einer davon noch gar nichts gehört hat. Vor die persönliche Entscheidung gestellt, erhebt sich dennoch für viele die bange Frage: »Kann man überhaupt leben ohne zu essen, zwei, ja drei Tage lang oder noch länger?« Sie befürchten, dadurch schwach und krank zu werden oder gar sterben zu müssen (7)! Dahinter stecken Unwissenheit, Unerfahrenheit, Angst vor dem Ungewissen und Angst vor der Entbehrung. Diese Angst kann bei nicht wenigen so dominieren, daß sie sich freiwillig nie zu einem Fasten bereitfinden würden. Selbst im Krankheitsfall schieben sie die Entscheidung soweit wie möglich hinaus.

Für wenige andere aber ist dies überhaupt kein Problem. Sie schaffen diesen Sprung ins Ungewisse ohne Mühe, selbst unter normalen oder gar ungünstigen äußeren Umständen. Gewiß kommt es hierbei sehr auf den Grad seelischer Reife an.

Aber auch konstitutionelle Besonderheiten sprechen ein entscheidendes Wort mit. So sind es häufig die mit einem üppigen Potential an Verdauungssekreten und Fermenten und mit einer großen Zahl aufnahmebereiter Fettzellen ausgestatteten Pykniker, die schon beim Denken an das Fasten größere innere Widerstände entwickeln. Manche schaffen – wie schon gesagt – diese große Hürde zum Fasten nie, andere nur mit großer Willensanstrengung, Vorbehalten und mit Selbstverleugnung. Sie brauchen deshalb unbedingt die Unterstützung des Fastenarztes und seiner Helfer. Die Bedeutung einer ausführlichen Information über die Fastentherapie ist für den Anfänger deshalb überhaupt nicht zu überschätzen.

Welche Befürchtungen und Ängste in der tiefsten Seele rumoren, wird äußerlich hinter einer unbewegten oder gar optimistischen Fassade verborgen. Die Träume aber bringen diese verborgenen Seelenspannungen an den Tag.

## Träume im Fasten

Ein junger Mann, der nach einem üppigen Skiurlaub zur Gewichtsabnahme gekommen war, berichtete folgenden Traum: »Ich befinde mich auf der Piste in gewohnt schneller und sicherer Abfahrt«, träumt er in der vierten Fastennacht. »Dem Talgrund zu biege ich um eine Waldecke und sehe mich plötzlich ganz dicht vor einer schneefreien grünen Wiese! Ich bin total konsterniert, zum Ausweichen ist es zu spät, das Unglück muß passieren! Aber nein, zu meiner größten Überraschung geht es nicht kopfheister, über die grüne Wiese fahre ich wie über Pulverschnee mühelos weiter ab.« Schweißgebadet erwacht er danach und ist froh, daß es nur ein Traum war.

Im darauffolgenden Gespräch wird er sich darüber klar, daß sich in diesem Traum seine untergründigen Befürchtungen verselbständigt und ausgedrückt haben. Außerdem findet darin seine tiefe Überraschung den adäquaten Ausdruck, daß auch nach mehreren Fastentagen kein Unglück passiert, sondern alles normal weiterläuft.

Diese für den Erstfaster so ungewöhnliche Situation kann natürlich im Traum beliebig viele, individuell gefärbte Formen annehmen. So träumte Frau T. in der vierten Fastennacht, wie sie sich allein auf einem kleinen Boot auf einem See befand. Ein sehr symbolträchtiges Bild. Das Boot kenterte und ging unter, während sie urplötzlich am Ufer stand und diesem Schauspiel zusah. Auch hier wird die innere Angst vor dem Unbekannten in eine gefährliche Situation projiziert, die sich dann zur eigenen Überraschung in Wohlgefallen auflöst.

Herr M. träumt in der sechsten Fastennacht von seiner Soldatenzeit im Krieg 1942/43. Er sieht alle seine Kameraden wieder, und es soll zu einem besonderen Einsatz gehen. Während er noch nach seiner Ausrüstung sucht, die er nirgends finden kann, wird der Einsatz abgeblasen.

Auch hier ist die Traumsprache eindeutig. Die innere Angst wird in eine lebensbedrohliche Kriegserinnerung verlegt, aber seine Erfahrungsausrüstung fehlt, um dieser Gefahr begegnen zu können. Die große Erleichterung, daß ja eigentlich gar nichts zu befürchten ist, wird mit dem Abblasen des Alarms interpretiert.

Aber nicht nur Angst, auch aggressive Widerstände können in den Träumen der ersten Fastenwoche ihren Niederschlag finden. Ebenfalls in der vierten Fastennacht träumte Herr S., ein Bauunternehmer, wie schon in den Nächten vorher, von seinen Baustellen. Aber diesmal herrscht Unordnung. Man will seinen Anweisungen nicht Folge leisten, und ein Arbeiter stellt sich ihm entgegen! Etwas, was in Wirklichkeit noch nie passiert war. Er ist darüber furchtbar erregt und teilt dem Betreffenden einen Fußtritt aus. Über diese seine eigene Aggression ist er so überrascht und erschrocken, daß er schweißgebadet erwacht.

Hier kommt eine deutliche Ambivalenz des Verhaltens zum Ausdruck. Der Widerstreit der Gefühle macht sich in einem regelrechten Kraftakt Luft. So überwindet er den Widerstand in sich selber dadurch, daß er sich quasi selbst in den Hintern tritt.

Eine junge Patientin träumt schon in der Nacht vor ihrer Anreise, daß sie furchtbaren Hunger habe, erwachte darauf und mußte etwas essen. Frl. H. hat aber dann zu ihrer Überraschung hier überhaupt keine Hungergefühle gehabt.

Träume von Lebensmitteln treten überraschenderweise selbst dann nicht auf, wenn tagsüber noch Hungergefühle erlebt werden. Diese sind eher die Folge von Versuchungssituationen. Kriegt man z. B. bei einem Gang durch die Stadt den Duft von frischem Brot oder von Speisen in die Nase, so kann das Gelüste wecken, die einen bis in den Traum hinein verfolgen.

Herr S. träumt am zehnten Fastentag von solchen Eindrücken. Er war tagsüber mit dem Bus bei einer Ausflugsfahrt gewesen und hatte dabei zugesehen, wie Mitpatienten sich an Mockturtle-Suppen und Schokolade »versündigten«. Nun bewegt er sich im Traum in einem Kaufhaus, wo sich Automaten mit großen Schokoladebällchen gefüllt befinden. Zu seinem Erstaunen sind die Schubladen offen und darunter steht: »Zur Eröffnung des Hauses ein Präsent für Sie, bitte zugreifen!« Er widersteht der Versuchung, die Schokolade gleich zu essen, aber er stopft sich damit alle Taschen voll für später. Das heißt, während des Fastens hält er sich strikt an die Regel, auch wenn die Gelegenheit günstig wäre und andere deshalb aus der Reihe tanzen. Für die Zeit »nachher« aber braucht er eine Belohnung für den durchgestandenen Verzicht.

Herr K. erwachte in der 14. Fastennacht mit Schrecken. Er hatte im Traum ein Stück Brot gegessen, nichts sonst dazu. Danach wurde ihm im Traum sofort bewußt: »Jetzt muß ich wieder eine Portion Bittersalz trinken!« Retrospektiv erinnert er sich genau an den verführerischen Brotduft bei einem Stadtspaziergang.

Frau Sch. wandert in der vierten Fastennacht im Traum mit ihrem Sohn durch einen wunderschönen Park und sieht an einem Baum zwei große Melonen hängen. Kaum, daß sie baß erstaunt vor diesem Anblick stehenbleibt, fallen diese herunter und rollen ihr direkt vor die Füße. Sie nimmt die größere davon und ißt sie mit Genuß, dabei ängstlich nach einem uniformierten Parkwächter schauend, der aber offenbar ein Auge zudrückt. Die Patientin hat ihre Fastenzeiten immer konsequent durchgestanden; im Traum hat sie sich eine trostspendende Konzession gestattet.

Ebenfalls nach einem Busausflug träumt Herr M. in der sechsten Fastennacht von Erdbeeren und Johannisbeeren, die er gestohlen hat. Er wird deshalb von der Polizei verfolgt. Später erscheint bei ihm der Gerichtsvollzieher. Man sieht, wie das Über-Ich im Traum das imaginierte Übertreten des Speiseverbotes strafend ahndet.

Problemsituationen, die man längst vergessen glaubt, können wieder auftauchen. Herr N. hat sich aus einfachen Verhältnissen zum Großunternehmer hochgearbeitet. Er hätte in seiner Jugend gerne studiert, aber es war ihm nicht vergönnt gewesen. Nun sieht er sich im Traum der neunten Fastennacht wieder wie vor 25 Jahren als einfacher Platzarbeiter. Der ganze Ladeplatz ist mit Ballen und Paketen vollgestopft, so daß er nicht zu den Fahrzeugen durchkommen kann. Er ist darüber sehr aufgebracht und erwacht verärgert. Der Einstieg in das Fasten hat ihn offenbar in eine Zwangssituation gebracht, die ihn sehr an diese vergangenen Schwierigkeiten erinnert.

Frau G. träumte in der ersten Fastennacht vom alten Landhaus ihrer Eltern mit dem großen Hund. Sie saß dort im Wohnzimmer auf dem Schoß ihres ersten Bräutigams, der verstorben ist. Neben sich sah sie ihren jetzigen Gatten sitzen, der teilnahmslos zusah. Also blieb sie sitzen. Es sollte wohl damit ausgedrückt werden, daß sie sich dorthin gehörig fühlte?

Frau W. hat vor knapp einem Jahr ihren Ehemann verloren und große Mühe, mit ihrer neuen Situation fertig zu werden. In der dritten Fastennacht sieht sie sich im Traum an einem Abgrund stehen und fürchtet hinabgezogen zu werden. In der fünften Fastennacht sieht sie sich im Traum an der Mauer einer ihr völlig unbekannten Burg hängen, kann sich aber wieder hinaufziehen und ist überrascht, daß sie die Kraft dazu hatte. In der 14. Fastennacht geht sie wiederum im Traum über eine große Brücke unbeschwert in eine schöne Hügellandschaft hinein, wie sie sie von ihrer Heimat her kennt. Die Patientin gibt an, daß sie wieder Mut gefaßt habe und sich hier im Fasten ganz neue Möglichkeiten aufgezeigt hätten. Sie hat sich entschlossen, ihren jetzigen Wohnsitz aufzugeben und wieder nach Hause zurückzukehren und fühlt sich durch diesen Entschluß sehr erleichtert.

In vielen Träumen kommt auch eine freudig gehobene, fast euphorische Stimmung zum Ausdruck. Frau B. berichtet von einem Traum am 14. Fastentag: »Ich saß an einem breiten Fenster und sah auf eine herrliche Landschaft. Das Meer war tief dunkelblau und der Himmel desgleichen. Die Felsen waren von einem roten Ton, alle Farben waren intensiv leuchtend. Es strahlte, trotz der Nacht, ein überirdisches Leuchten über allem. Das Schönste dabei war, daß ich ein solch unbeschreibliches Glücksgefühl empfand wie nie zuvor. Es durchströmte mich förmlich, es war einzig schön. Hinter mir befand sich ein großer Saal, dessen Rückwand mit schönen Intarsien eingelegt war. Dort bewegten sich fremdländische Menschen in Mandarinkleidern. Danach strömte eine große Menschenmenge von Europäern in den Saal, dann war der Traum aus.« Die über 70jährige körperlich gesunde Patientin wollte dazu keinen weiteren Kommentar geben. Sie starb ein Jahr später ohne vorherige Symptome an einem plötzlichen Herzversagen.

Große, für den einzelnen tief bedeutsame Träume werden allenfalls einmal angedeutet, nur selten berichtet. Herr H. teilte mir einen solchen ihn tief beeindruckenden Traum vom 18. Fastentag mit: »Ich komme in einen großen Festsaal mit vielen Menschen, in dem ein auserlesenes Diner serviert wird, und bitte den Ober, mir für mein Frühstück eine ruhige Ecke anzuweisen. Ich werde zu einem kleinen Tisch an der Seite geführt, wo mir ein Herr gegenübersitzt, dessen Erscheinung mich tief beeindruckt. Er schaut mich unmittelbar groß, ganz dunkel, aber klar an. Er kommt mir sehr bekannt vor, ich muß ihm schon einmal begegnet sein. Im Traum denke ich, ob ich von ihm vielleicht schon einmal geträumt habe? Während er meinem Blick entschwindet, kommen mir plötzlich Gedanken, so als ob er sie mir übertragen hätte. Es wird mir unmittelbar bewußt, wie in mir und in allen Menschen die Ordnung verstellt ist. Alle Rhythmen und Zyklen sind ein klein wenig gegeneinander verschoben, es ist alles nur noch ungefähr richtig, aber nicht mehr wirklich wahr, schon in mir selber, nicht erst außerhalb der Welt. Es wird mir klar, daß weder von mir noch von der Welt oder sonstwoher die Wiederherstellung der Ordnung möglich ist. Dann sehe ich das Bild des auferstandenen Christus.«

Dem ist an Aussagekraft nichts weiter hinzuzufügen.

An dieser kleinen Auswahl soll gezeigt werden, daß den Träumen im Fasten eine besondere Bedeutung zukommt und sie deshalb Beachtung verdienen. Sie bewegen sich durch alle Etagen unseres Seelen-Wohnraumes und bringen deshalb nicht nur die aktuelle Problematik, sondern auch die innere Einstellung dazu und gleichzeitig die richtige Lösung mit zum Ausdruck. Es ist, als ob die fastende Seele im Schlaf um Hilfe ruft und im Traum eine Antwort bekommt, da, wo das rationale Verständnis nicht mehr ausreicht, wo die Versuchung die eigene Widerstandskraft zu übersteigen droht, wo man sich dem Abgründigen hilflos ausgeliefert sieht. Träume im Fasten können unbewußte Gebete der tiefen Seele sein, die Erhörung finden (*(18, 78, 166)*).

Aber auch unbewältigte Erlebnisreste treten als kritische Selbsterfahrung gewissermaßen als Autoanalyse in Erscheinung und können so zur Problemlösung und damit zur inneren Entkrampfung beitragen.

Wo böte sich mehr die Gelegenheit zu ganz »nüchterner und wacher« Selbstkritik als im Fasten? Mit einer ganz bewußten Annahme der noch unbewältigten Probleme sind diese schon zur Hälfte gelöst.

Viele erleben im Fasten eine Gemütsauflockerung, die ihnen manchmal selbst ungewohnt vorkommt. Nicht selten äußert sich das in einem plötzlichen Tränenstrom, der scheinbar unmotiviert irgendwann im »ungeeignetsten Augenblick« losbricht. Zuerst beschämt dieser Tränenstrom, dann aber beglückt er zutiefst. Er ist das äußere Signal einer seelischen Entkrampfung, die sich unmittelbar der gesamten Leiblichkeit mitteilt. Wie viele seelische Verkrustungen haben sich darin schon gelöst und leibliche Symptome zum Verschwinden gebracht!

Auch dem Laien werden hier ohne Worte spontan psychosomatische Zusammenhänge klar. Was hier zum bewußten Erlebnis wird, bedarf keiner erklärenden psychologisierenden Formelsprache mehr. Großes Bedürfnis aber besteht an ärztlicher Beratung und noch mehr an mitmenschlichem Gespräch und verstehender Zuwendung. Gerade an einer persönlichen Zuwendung ist der Bedarf groß. Das mitfühlende gute Zureden wird zur unmittelbaren Therapie (*23, 55, 64*).

Solch ein seelischer Reinigungsprozeß ist meist noch wichtiger als der leibliche. Ein neues Selbstverständnis kann sich entwickeln, das die Persönlichkeitskräfte von Mal zu Mal steigert. Das Einmalige am Fasten ist, daß Leibliches und Seelisches so nahtlos sich gegenseitig fördernd und heilsam ineinandergreift.

Von der heilenden Kraft solcher Katharsis haben viele Fastenärzte, vor allem aber *O. Buchinger sen.* zu berichten gewußt (*23, 27, 44, 64, 75, 91, 185, 187, 198, 206*).

Individuell wird deren Resonanz verschieden empfunden: als Zuwachs an Vitalität, als gesteigerte Dynamik, als sensibleres ästhetisches Erlebnis von Formen, Farben und Tönen, als harmonische Verinnerlichung und beglückendes geistiges Erlebnis. Jeder wird wohl von allem etwas mitbekommen, der Pykniker mehr von der Vitalität, der Athletiker von der Dynamik, der Leptosom-Asthenische mehr von Ästhetisch-Geistigem. Aber das Fastenerlebnis besteht nicht nur aus solchen Höhenflügen, sondern kennt auch das Tief und läßt sich mit einem rhythmischen Wellengang vergleichen. So werden auch Phasen der Schwäche, der Antriebslosigkeit, der seelischen Dumpfheit, aber auch einmal disharmonisch aggressive Gereiztheit angenommen und durchgestanden werden müssen. Gerade dann werden ärztliche und schwesterliche Hilfen und das Mitgetragenwerden von den Mitfastern dankbar empfunden. Glücklicherweise sind solche Phasen meist kurz und werden mit der Dauer des Fastens immer seltener. Eine Parallelität dieses seelischen Wellengangs mit den rhythmischen körperlichen Abläufen ist zu vermuten. Zu Beginn des Fastens ist diese Frequenz und teilweise auch die Amplitude der Seelendynamik erhöht, später wird sie langwelliger, flacher, harmonischer und stabiler (*Abb. 80*).

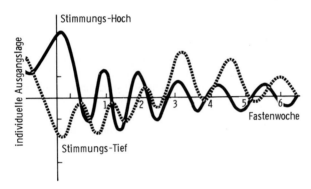

Abb. 80  Rhythmische Schwankungen des Psychotonus und der Stimmungslage im Verlauf eines längeren Fastens, —— Einstieg im Stimmungs-Hoch,  – – –  Stimmungs-Tief

Auch vom Seelischen her gesehen sind die ersten Fastentage eher etwas schwieriger und krisenanfälliger. Selbstverständlich gibt es Ausnahmen von dieser Regel. Vieles hängt auch von der Ausgangslage ab, die in *Abbildung 9* dargestellt ist. Gerade zu Fastenbeginn sind eine gewisse Gereiztheit und Aggressivität kennzeichnend. Auch wird die Änderung der Schlafqualität und Schlafrhythmik schwer verdaut. Einer meiner Patienten hat dies einmal kurz und bündig so formuliert: »Wenn ich heut nacht wieder schlecht schlafe, packe ich mitten in der Nacht meine Koffer und reise ab!« Er ist nicht abgereist. Sicher denken viele ähnlich, ohne sich entsprechend zu äußern, vergessen aber dann schnell diesen anfänglichen Unmut und lassen sich von dem zunehmend positiven Fastengeschehen mitnehmen.

Bei den allermeisten muß ja nicht nur die Entwöhnung vom Essen, sondern auch von den Genußgiften Nikotin, Alkohol und Kaffee oder Tee verkraftet werden. Immerhin gelingt dies im Fasten durch den Abstand vom häuslichen Milieu, dem geschäftlichen Streß und der allgemeinen Versuchungssituation wesentlich besser als sonst. Aber es braucht seine Zeit. Hier muß der Faster die Möglichkeit haben, sich in sein stilles Kämmerlein zurückziehen zu können und doch das Gefühl der Geborgenheit durch die Präsenz von Arzt und Schwestern zu behalten.

Die Freude und Dankbarkeit sind groß, wenn zur eigenen Überraschung wochenlang der Verzicht auf die gewohnten Zigaretten, den Wein und die Aperitifs und sogar den Kaffee gelungen ist. Ist man doch trotz vieler vergeblicher Anstrengungen seit langem nicht mehr von derartigen fatalen Abhängigkeiten losgekommen. Hier bewahrheitet sich der tiefe Sinnspruch *Heideggers*: »Verzicht nimmt nichts, er gibt – nämlich die Größe des Einfachen!« Noch mehr, Verzicht stärkt unsere persönliche Integrität und erweitert in jeder Hinsicht unseren Bewegungsspielraum, der ja durch alle Arten von Abhängigkeiten, besonders jene durch die Genußgifte, unnötig eingeschränkt wird. Ich sage unnötig, denn es gibt auch notwendige Einschränkungen des persönlichen freien Spielraums aus zwischenmenschlichen sozialen Gründen. Gerade dazu aber wird man durch die Fastenschulung besser befähigt.

Der ganze Denkprozeß läuft im Fasten anders als sonst. Die konzentrative Einengung aller Bewußtseinsinhalte auf das beruflich und menschlich Notwendige sowie die stürmischen Gefühlsregungen des Alltags treiben uns gewöhnlich immer wieder nach außen, bis man zuletzt völlig »außer sich« ist.

In der Klausur des Fastens vollzieht sich die Rückkehr zur eigenen Mitte und die Entlastung von allen Denkzwängen. Ganz ungeniert vergißt der Faster jetzt den Wochentag, das Datum, die Uhrzeit, die Absprache, nicht, weil das Gehirn schwach geworden wäre, sondern weil er jetzt frei und ungebunden im »Zeitraum« schwebt und er diesen Zustand genießt. Nur so ist zu erklären, daß ihm jetzt oft ungewöhnliche Gedanken kommen. Die verdrängte künstlerische, geniale, religiöse Seite seines Wesens meldet sich jetzt zu Wort. Das ist nur möglich, wenn eine innere Distanz zu sich selbst und der eigenen Lebenssituation gewonnen wurde. Eine solche gereifte innere Distanz kommt in den drei folgenden Gedichten Fastender zum Ausdruck.

Während der zwölften Fastenkur findet Herr A. 1970 folgende Worte:

Wer das Fasten versteht
und dabei in sich geht,
dem hilft das oft besser
als jedes Gebet,
der verliert mit den Schlacken
so manchen Zacken
aus seiner stolzen Krone,
doch erhält er zum Lohne

die Erkenntnis, daß alles Leben
nur dann wird einem neu gegeben,
wenn der Wille zum Verzicht
alle gierigen Wünsche zerbricht
und aus der Asche der verbrannten Triebe
steigt wie ein Phönix empor die Liebe,
die Liebe zu Gott und seiner Welt,
auch wenn sie einem nicht immer gefällt.

Herr P. findet 1970 im Fasten folgende Worte:

Wie hinter fortgewehten Hüten,
so jagen wir Terminen nach,
vor lauter Hast und Arbeitswüten
liegt unser Innenleben brach!
Wir tragen Stoppuhr'n in den Westen
und gurgeln abends mit Kaffee,
wir hetzen vom Geschäft zu Festen
und denken stets im Exposé.
Wir rechnen in der Arbeitspause

und rauchen 15 pro Termin
und kommen meistens nur nach Hause,
um frische Wäsche anzuzieh'n.
Gelebt, geliebt, geraucht, gesoffen,
und alles dann vom Arzt erhoffen!
Wir sind tagaus, tagein beim Traben
und sitzen kaum beim Essen still,
wir merken, daß ein Herz wir haben,
erst, wenn die Pumpe nicht mehr will!

Ganz andere Bereiche werden im letzten Gedicht angesprochen, das 1984 von Herrn M. empfunden wurde:

Fasten

Jeder Schritt macht mir Freude,
jeder Griff nach einem Buch,
nach der Feder – die Stunden sind ohne Last.

Windstille umspielt meinen Kopf;
man kann von der Luft leben,
wenn man dankbar ist.

Ich höre im Winter das Flötenspiel
von Wasser und Licht –
und längst vergessene Stimmen.
Vielleicht kann ich antworten.

## Verzicht als geistige Übung

Aus der im Fasten gewonnenen kritischen Distanz zu sich selber erwachsen neue Einblicke in die Bedeutung unserer Denkprozesse. Es ist nicht gleichgültig, welchen Gedanken wir Einlaß gewähren in den innersten Seelenraum und welchen wir den Zugang verwehren. Genauso wenig ist es gleichgültig, welche Nahrung wir unserem Körper zuführen. Der Mensch wird im Lauf seines Lebens nicht nur das, was er ißt, sondern mehr noch das, was er denkt.

Unser Leben ist angefüllt von Umwegen, auf denen wir uns vom eigentlichen Ziel haben ablenken lassen. Ein gewisser Trost ist zu wissen, daß alle »unterwegs« (*Buchinger*), »Wanderer zwischen zwei Welten« (*W. Flex*) sind. Mit Geduld und Demut führen auch viele kleine Schritte zum Ziel, ein ewig strebendes Bemühen wird letztlich belohnt und Unwissenheit und Lüge in uns und außerhalb überwunden. Zwei Kräfte allein können uns durch ihre Zusammenwirkung diesem höchsten Ziel näherbringen, schreibt *Sri Aurobindo*: »die unablässige Anrufung im Gebet von unten und die antwortende höchste Gnade von oben.« Dabei ist das Gebet als ein ununterbrochener Dialog mit der höchsten Instanz das Allerwichtigste im Leben. Nur aus der antwortenden höchsten Gnade erwächst uns die Kraft, verzichten zu können und aus dem Fasten eine segensreiche geistige Übung zu machen, uns dem anderen zu öffnen und hilfreich zuzuwenden. Beten, Fasten und Almosen zu geben empfiehlt der Meister nicht nur bei den schwersten Krankheitsfällen, sondern auch, um mit den größten Lebensschwierigkeiten fertig zu werden. Das Beten öffnet den Weg zum Verzicht, und das Fasten vertieft das Gebet. Mit beidem wächst das Vertrauen in die höhere Führung und damit die innere Freiheit von materiellen Zwängen und Abhängigkeiten. Der Weg zurück zum Einfachen wird wieder frei, auch für den, der mit *Eugen Roth* auf der obersten Erfolgssprosse des Lebens angekommen ist:

Ein Mensch gelangt mit Müh und Not
vom Nichts zum ersten Stückchen Brot.
Vom Brot zur Wurst geht's dann schon besser;
der Mensch entwickelt sich zum Fresser.
Und sitzt nun, scheinbar ohne Kummer,

als reicher Mann bei Sekt und Hummer.
Doch sieh', zu Ende ist die Leiter:
vom Hummer aus geht's nicht mehr weiter.
Beim Brot, so meint er, war das Glück,
doch findet er nicht mehr zurück.

Gewiß läßt sich das Rad der Ereignisse nicht zurückdrehen, doch kann der Mensch den Zugang zu diesem einfachen Glück problemlos wiederfinden - mit einem angemessenen Fasten. Wie herrlich schmeckt nach einem zwei- oder dreiwöchigen Fasten die einfache Kartoffelsuppe zum Fastenbrechen. Aber nicht nur der Appetit, sondern ein sonstwie überzogenes Anspruchsdenken schrumpft wie von selbst wieder zum Normalmaß oder darunter. Nirgends wird einem deutlicher, wie wenig man eigentlich zum Leben braucht. Aus dieser Fastenerfahrung erwächst Bescheidenheit und ein geschulter Blick für das richtige Maß und die notwendige Auswahl – auch in jeder anderen Hinsicht.

Übt man das Fasten regelmäßig, so entwickelt sich aus der ursprünglichen Not eine Tugend. In immer wieder neuen Eindrücken und Erlebnissen erwachsen uns daraus eine tiefe Genugtuung, große Freude und immer neue Einblicke. Zum Schluß soll ein Wort *Gandhis* zum Ausdruck bringen, welche Möglichkeiten das Fasten nicht nur für den einzelnen, sondern für die menschliche Gemeinschaft in sich birgt:

»Das Fasten mit dem Ziel, einen vollkommeneren Ausdruck seiner selbst zu erreichen, die Kraft, zu geistiger Dominanz und Führung leiblicher Bedürfnisse zu gelangen, ist eine der wirkungsvollsten Maßnahmen für den Fortschritt unserer menschlichen Entwicklung!«

# Literatur

1. Aly, K. O.: Der große Fastenmarsch. Der Wendepunkt 8 (1965) 466
2. Aly, K. O.: Fasta och vegetarisk Kost ett behandlings-och Friskvårdsalternativ. Läkartidningen 75 (1978) 2619
3. Anders, G.: Die Gonarthrose. Therapiewoche 3 (1982) 180
4. Anemueller, H.: Das Grund-Diät-System, 2. Aufl. Hippokrates, Stuttgart 1983
5. Ball, M. F., J. J. Canary, L. H. Kyle: Comparison of the effects of caloric restriction and total starvation on body composition in Obesity. Ann Int Med (July 1967) 60
6. Begemann, M.: Das HLA-System des Menschen. Med Klin 77 (1982) 437
7. Bemelmans, L.: How I took the cure. Holiday (June 1960) 64
8. Bertholet, E.: Le Retour à la Santé par le Jeune. Editions rosicruc. P. Genillard, Genf 1961
9. Birkenhäger, I. C., A. Haak, J. G. Ackers: Changes of body composition during Treatment of obesity by intermittent starving. Metabolism Vol. XVII/No 5 (May 1968) 391
10. Blondheim, S. H., N. A. Kaufmann, M. Stein: Comparison of Fasting and 800–1000 caloric Diet in Treatment of Obesity. Lancet (January 30 1965) 250
11. Bloom, W. L.: Fasting as an introduction to the treatment of obesity. Metabolism 8 (1959) 214
12. Blümel, P. M., H. Jungmann: Untersuchungen über Blutveränderungen bei absoluter befristeter Nahrungskarenz. Med Welt 37 (1969) 2004
13. Bock, H. E., E. Lebsanft: Vergleichende Untersuchungen über den Wert des Saftfastens, der »kochsalzfreien« und der kochsalzhaltigen Kostformen bei der Behandlung des essentiellen, roten Hochdrucks. Arch. f. Krl. f. Bd. X. H. 6–7 (1942) 210
14. Boskind-Lodahl, M., J. Sirlin: Frauen zwischen Freß- und Magersucht (Bulimorexia). Psychologie heute 3 (1979) 72
15. Bray, G. A.: Organismus auf Sparflamme. Lancet 2 (1969) 801
16. Brockhaus, W.: Das Recht der Tiere in der Zivilisation. F. Hirthammer, München 1972
17. Brum, H. J.: Eigenschaften und Vorstellungen über die Pathogenität der Amyloide. Med Klin 40 (1972) 1267–1270
18. Brum, H. J.: Klinische Diagnostik und Therapie der Amyloide. Med Klin 40 (1972) 1271–1274
19. Büber, V.: Fastenkur mit Trijodthyronin unterstützen. Med Tribune 19 (1977) 138
20. Buchanan, K. D.: Erhöhte Sekretinproduktion während Fastenperioden. Lancet 2 (1975) 202
21. Buchinger, O. sen.: 40 Jahre Fastentherapie. Hippokrates 6 (1959) 246
22. Buchinger, O. sen.: Vom Marinearzt zum Fastenarzt. Hyperion, Freiburg 1955
23. Buchinger, O. sen.: Das Heilfasten, 12. Aufl. Hippokrates, Stuttgart 1964
24. Buchinger, O. jun.: Das Verhalten des Herzens im Fasten. Hippokrates 9 (1959) 352
25. Buchinger, O. jun.: Die Roeder-Methode. Phys.-diät. Ther. 4 (1963) 1–7
26. Buchinger, O. jun.: Heilfasten zur Steigerung der Abwehrkräfte. Phys. Med. u. Reh. 9 (1972) 267
27. Buchinger, O. jun.: Das heilende Fasten, 2. Aufl. Schriftenreihe d. Z. V. d. Ärzte f. Naturheilverfahren. ML-Verlag A. Blume, Hamburg 1961
28. Carlson, L. A., S. O. Fröberg: Blood lipid and glucose levels during a 10 day period of lowcal intake and exercise in man. Acta Physiol. Scand. 9 (1966) 624
28a. Castelli, W. P.: Konsequenz aus der Framingham-Studie. Praxis-Kurier 24 (1982)
29. Conrad, K.: Der Konstitutionstypus, 2. Aufl. Springer, Berlin 1963
30. Conradi, E.: Untersuchung über das Verhalten des Citronensäurespiegels bei therapeutischem Fasten. Med. Ernährung 10 (1963) 236
31. Cott, A.: Controlled Fasting treatment for Schizophrenia. The Journal of Orthomol.-Psych. 3/4 (1971) 301

32. Cramer, A.: Erstarrte Gebärden. Z. Psychother. Med. Psychol. 23 (1973) 99

33. Dettmer, N.: Arthrose aus der Sicht des Rheumatologen. Luitpold, München 1980

34. Ditschuneit, H.: Fettsucht und Diabetes mellitus. Ärztl. Forschung 11 (1970) 313–325

35. Ditschuneit, H.: Der Stoffwechsel bei Fettsucht und bei komplettem Fasten. Med. u. Ernährung 8 (1971) 169

36. Ditschuneit, H., H. H. Ditschuneit, J. Wechsler: Probleme der ambulanten Nulldiätbehandlung. Ärztl. Mitteilungen 13 (1979) 871–880

37. Ditschuneit, H., J. D. Faulhaber, E. F. Pfeiffer: Veränderungen des Stoffwechsels bei Nulldiät. Internist 11 (1970) 176

38. Ditschuneit, H., J. G. Wechsler: Das modifizierte Fasten. G. Witzstrock, Baden-Baden 1981

39. Dorrer, R., K. Wachter: Ein Beitrag aus der Praxis zur Prophylaxe der Thrombembolie. Hippokrates (1961) 220

40. Drenick, E. J., M. E. Swengseid, W. H. Blahd, S. G. Tuttle: Prolonged Starvation as Treatment for severe obesity. JAMA 187 (1964) 140

41. Dürckheim, K. v.: Meditieren, wozu und wie? Herder, Freiburg 1976

42. Eisenberg, W.: Blutdruck und Fasten. Hippokrates 16 (1935) 5–7

43. Eisenberg, W.: Über die Bedeutung des NaC1 bei Fastenkuren. Dtsch. Zschr. f. Hom. 7 (1937), 9 (1937)

44. Eisenberg, W.: Heilfasten und Askese. Arzt und Seelsorger (1952) 145

45. Eisenberg, W.: Zur Behandlung des primären chronischen Gelenkrheumatismus durch Fasten. Hippokrates 21 (1956) 688

46. Eisenberg, W.: Der Fastenführer. Haug, Heidelberg 1962

47. Egberg, N., J. Palmblad, C. Kockum: Fasting in man: effects on bloodcoagulation and fibrinolysis. Am J Clin Nutrit (30.12.77) 1963

48. Eichholz, F.: Zur Bagatellisierung des Nahrungsfremdstoff-Problems. Vitalstoffkonvent, Bericht. Reform Verlag, Bad Homburg 1975

49. Ernst, E.: Ist die Viskosität des Blutes pharmakotherapeutisch reduzierbar? Pharmakotherapie 3 (1981) 110

50. Fahrner, H. A.: Heilfasten als Basistherapie der Hypertonie. Hippokrates 14 (1963) 557

51. Fahrner, H. A.: Elektrokardiographische Verlaufsbeobachtung bei Heilfasten. Heilkunst 3 (1964) 1

52. Fahrner, H. A.: Heilfasten als Basistherapie des Diabetes mellitus. Hippokrates 6 (1965) 223

53. Fahrner, H. A.: Können Ulkusträger fasten? Hippokrates 11 (1966) 439

54. Fahrner, H. A.: Übersicht über die prophylaktische und kurative Kurwirkungsweise der therapeutischen Nahrungsenthaltung (Heilfasten). Hippokrates 17 (1966) 681

55. Fahrner, H. A.: Die Bedeutung der individuellen vegetativen Ausgangslage für die Therapie. Hippokrates 14 (1967) 549

56. Fahrner, H. A.: Erfahrungen mit der strengen Nahrungskarenz bei der Behandlung der essentiellen Adipositas. Therapiewoche 18 (1968) 46, 2068

57. Fahrner, H. A.: Therapeutische Nahrungsenthaltung. Allg. Therapie (1969) 14

58. Fahrner, H. A.: Indikationen und Gegenindikationen der Fastentherapie bei Koronarsklerose. Therapiewoche 6/20 (1970), 240

59. Fahrner, H. A.: Die Fastenbildung des Diabetes mellitus. Phys. Med. u. Reh. 10 (1972) 296

60. Fahrner, H. A.: Das Fasten als Basistherapie der Übergewichtigkeit. Phys. Med. u. Reh. 8 (1977) 353

61. Fahrner, H. A.: Fastenkuren bei älteren Menschen. Aktuelle Physiother., Bad Wörishofen 1977, S. 38

62. Fahrner, H. A.: Das Heilfasten. Hippokrates 49 (1978) 63

63. Fahrner, H. A.: Fasten in der Therapie der Hyperurikämie und Gicht. Phys. Med. u. Reh. 1 (1979) 38

64. Fahrner, H. A.: Umstimmung durch Fasten. Ärzte Z Nat Heilverf 7 (1982) 187

65. Fahrner, H. A.: Das Fasten als Therapie degenerierter Gelenkerkrankungen. Ärzte Z Nat Heilverf 7 (1982) 393

66. Fahrner, H. A.: Fasten als Basistherapie der Hypertonie. Phys. Med. u. Reh. 9 (1984) 20

66 a. Flusser, J. u. Mitarb.: New View of the importance of Salivary glands. Rev. Czech. Med. 19 (1973) zit. n. Ärztl. Praxis 56 (1973)

67. Förster, A.: Stoffwechselkrankheiten. G. Thieme, Stuttgart 1975

68. Förster, H.: Therapie der Fettsucht mittels extremer Maßnahmen. Inn. Med. 6 (1979) 153

69. Gadermann, I., H. Jungmann: Der Kreislauf bei freiwilliger befristeter Nahrungskarenz und bei Anorexia nervosa. Med Klin 6 (1966) 204–208

70. Goepel, R.: Über Fasten und knappe Kostformen. Allg. Ther. 12 (1965) 388

71. Goldstein, J.: Triumph over disease by fasting and natural diet. Arco, New York 1977

72. Grafe, E.: Ernährungs- und Stoffwechselkrankheiten und ihre Behandlung, 2. Aufl. Springer, Berlin/Göttingen/Heidelberg 1958

72a. Greiling, H.: Über die Pathobiochemie der Arthrose. Luitpold, München 1980

73. Gries, A., P. Berdthold, M. Berger: Adipositas. Springer, Heidelberg 1976

74. Grote, L. R.: Das Fasten als klinisches Behandlungsverfahren. Neue deutsche Klinik, 4. Erg. Band 1936

75. Grote, L. R.: Der Arzt im Angesicht von Leben, Krankheit und Tod. Hippokrates, Stuttgart 1961

76. Hagen, C.: DDT-Intoxikation als Ursache von Nebenerscheinungen bei Entfettungskuren. Erf. Heilunde 6 (1963) 218

77. Hahn, W.: Saftfasten bei Diabetes mellitus. Z. ges. Inn. Med. 3 (1949) 79

78. Hall, F.: Fasten und Gebet. M.L.-Verlag, Hamburg

79. Hamberg, J., O. Lindahl, P.-A. Öckermann: Fasten und Gesundheitskost bei RA. Univ. Linköping

80. Haro, N., N. Brin, W. Faloon: Vitaminmangel im Fasten (Thiaminmangel). Arch. Int. med. 1 (1976) 175

81. Hartmann, G.: Null-Kalorien-Diät bei Adipositas. Schw Rsch Med Praxis 12 (1970) 431

82. Hartmann, G., G. Ritzel, R. Schmid: Thiaminaktivität bei Adipositas unter völliger Kalorienrestriktion. Int. Zschr. f. Vit. fo. 2 (1967) 173

83. Hartmann, G., R. Schmid: Z.N.-Bilanz bei Adipositas während vollständiger Nahrungskarenz. Int. Zschr. f. Vit. fo. 4 (1966) 403

84. Hartmann, G., R. Schmid: Prolongiertes Fasten als Behandlungsform der Adipositas. Dtsch Med Wochenschr 37 (1967) 1663

85. Heesen, H.: Pharmakokinetik des Vitamins B 1 bei Normalgewichtigen und Fettsüchtigen nach 14tägiger Nulldiät. Inn. Med. 2 (1975) 89

86. Heintz, R.: Die Erkrankungen durch Arzneimittel. G. Thieme, Stuttgart 1966

87. Heun, E.: Zur Anthropologie des Fastens. Diaita 4 (1958) 7 Reform Verlag, Bad Homburg

88. Heun, E.: Das Regenerationsproblem im Spiegel von Hungern und Fasten. Diaita 2 (1959) 12 Reform Verlag, Bad Homburg

89. Heun, E.: Fasten und Diätkuren im Vorfeld des Sakramentalen. Arzt und Christ 4 (1960) 227

90. Heun, E.: Die Rohsäftekur, 2. Aufl. Hippokrates, Stuttgart 1960

91. Heun, E.: Das Fasten als Erlebnis und Geschehnis. V. Klostermann, Frankfurt/M 1963

92. Heun, E.: Wirkungen des Hungerns bzw. Fastens auf Nervensystem und Psyche. Ernährungsumschau (Mai 1964) 113

93. Heun, E.: Nahrungstabus und Fasten bei Naturvölkern. Ernährungsumschau 2 (1972) 48

94. Heun, E.: Askese und Fasten. Phys. Med. u. Reh. 9 (1974) 201

95. Heupke, W.: E 605 und andere Insecticide in medizinischer Beleuchtung. Vitalstoffkonvent, Bericht. Reform Verlag, Bad Homburg 1957, S. 22

96. Heupke, W.: Diät bei Wassersucht und die Gründe ihrer Wirkung. Medizin heute 4 (1966) 108

97. Heyden, S.: Gewichtszunahme-Übergewicht-Gewichtsreduktion. Schw Med Wochenschr 3 (1967) 78
98. Heyden, S., G. Wolf: Gesunderhaltung trotz Gesundheitsrisiko. Hippokrates, Stuttgart 1977
99. Hille, J. C.: Tonsillektomie, wann, wie, warum, warum nicht? Med Tribune 22 a (1974) 18
100. Höpker, W.: Diabetes im Alter. Ärztl. Praxis 1 (1977) 5
101. Hoff, F.: Klinische Physiologie und Pathologie, 6. Aufl. G. Thieme, Stuttgart 1962
102. Hoffmann, F.: Wie man schwere Krankheit durch Mäßigkeit und Fasten kurieren kann. Neuauflage. Jungborn, Hamburg 1926
103. Holm, G., J. Palmblad: Acute energy deprivation in man: effect in cell-mediated immunological reactions. Clin Exp Immunol 25 (1976) 207
104. Holtmeier, H.-J.: Diät bei Übergewicht und gesunde Ernährung. G. Thieme, Stuttgart 1964
105. Hufeland, Chr. W.: Makrobiotik oder die Kunst, das menschliche Leben zu verlängern. Verlag Gg. Reimer, Berlin 1860
106. Illies, J.: Tiere als Nahrung des Menschen. Frankfurter Hefte 136 (1972) 577
107. Irsigler, K., H. Lageder: Diätbehandlung der Hyperlipidämie. MMW 115 (1973) 613–660
108. Jackson, I., M. T. Mc Kiddle, K. T. Buchanan: Effect of fasting on Glucose and Insulin Metabolism of Obese Patients. Lancet (Febr. 1969) 285
109. Jung, R. T.: Thermoregulation bei Adipösen hypothalamisch gestört? Nature 279 (1979) 322
110. Junghanns, Schmorl: Die gesunde und die kranke Wirbelsäule, 3. Aufl. G. Thieme, Stuttgart 1968
111. Jungmann, H.: Verlaufsbeobachtungen bei Fastenkuren. Arch. phys. Therapie 19 (1967) 437
112. Jungmann, H.: Untersuchungen bei Fastenkuren. Die Heilkunst 2 (1968) 2–8
113. Jungmann, H., M. Stiehm, K. Harm: Einfluß von Nahrungskarenz und Bewegungstherapie auf die Blutfette und ihre Fraktionen. Klin Wochenschr 59 (1981) 1061
114. Kellner, R., G. Berg: Elektrolytverhalten im Hungerstoffwechsel. Z. Ernährungswiss. 14 (1975) 272
115. Kienle, F.: Die Fastenbehandlung bei Kreislaufschäden im Spiegel des EKG und Kymogramms. Hippokrates 92 (1937)
116. Kling, S.: Einfluß totaler Nahrungskarenz auf klinisch-chemische Befunde bei Adipositas. Dissertation. Institut für Klinische Chemie, München (1978)
117. Kluthe, R.: Diätprinzipien bei Hochdruckkrankheit. Akt. Ernährung. 6 (1981) 217
118. Knick, B., H. J. Grunder: Die Bedeutung der Kohlenhydrate in der modernen Ernährung und Diätetik. Med Klin 31 (1974) 1277
119. Knudsen, K. B., M. Sparberg, F. Lecocq: Porphyrine precipitated by fasting. The New Engl. J. med. 277 (1967) 350
120. Ködding, R., R. D. Hesch: Das niedrige T 3-Syndrom. Internist. Welt 6 (1981) 247
121. Kofler, B.: Über Form und Größenveränderung des Herzens im Fasten. Hippokrates 11 (1960) 373
122. Kornhuber, H. H.: Zusammenhang von Hypertonie, Übergewicht und Lebensalter. Dtsch Med Wochenschr 106 (1981) 1733
123. Kornhuber, H. H.: Hochdruck und Alkoholkonsum. Hochdruck 1 (1982) 8
124. Krauss, H.: Fasten als Heilmittel. Ernährung und Diät. VEB G. Thieme, Leipzig 1960, S. 130
125. Krauss, H.: Untersuchungen über den Eiweißhaushalt bei therapeutischem Fasten. Arch. f. phys. Th. 2 (1964) 109, VEB G. Thieme, Leipzig
126. Kuhn, E.: Metabolische Vorgänge während des Schlafes. Sandorama 4 (1973) 18
127. Laberke, J. A.: Gesundheitserziehung und personale Therapie. M Med Wochenschr 4 (1977) 115
128. Labhart, A.: Die Bedeutung des Adaptationssyndroms von Selye für die klinische Medizin. Monographie aus der Medizinischen Universitätspoliklinik, Zürich 1976
129. Labhart, A.: Klinik der Inneren Sekretion, 2. Aufl. Springer, Berlin 1971

130. Lämmli, J., B. Cueni, P. Möhr, M. Schmid: Fastenhyperbilirubinämie. Dtsch Med Wochenschr 98 (1973) 1704
131. Lageder, H.: Erwünschte und unerwünschte Wirkungen der Fastentherapie. Hippokrates 1 (1975) 70
132. Lageder, H., K. Irsigler: Energieumsätze unter Nulldiät. Med. u. Ernährung (1972) 215
133. Laragh, J. H.: Neue Ansätze zur Behandlung der Hypertonie durch Beeinflussung des Renin-Angiotensin-Systems. Sandorama 1 (1982) 7
134. Laube, H., K. Köhle, H. Ditschuneit, E. F. Pfeiffer: Dauer-Erfolg von Fastenkuren. Dtsch Med Wochenschr 21 (1972) 830
135. Laube, H., S. Raptis, E. F. Pfeiffer: Der Einfluß von Ernährungsfaktoren auf die Entstehung von Fettsucht. Dtsch Med Wochenschr 25 (1975) 1256
136. Laurell, S., A. Lundquist: Fatty acid patterns Determined Simultaneousby in Human Adipose Tissue, Liver, and Plasma during starvation. Scand J. Clin. Lab. invest. 27 (1971) 29
137. Levi, L.: DNS-Synthese bei Nulldiät. Schwed. Ärzte-Kongreß, Stockholm 1974, Praxis Kurier 18/1975
138. Lindauer, M.: Biologie des Alterns – der physische Tod. Med Klin 77 (1982) 605
139. Lindner, H., R. Müller, U. Rahn, J. P. Ritz, W. Tillmann: Langzeitbeobachtungen über den Wert von Fasten und Reduktionskost. Med Klin 44 (1970) 1914
140. Losse, H.: Pathogenese der essentiellen Hypertonie und Ernährungsgewohnheiten. Akt. Ernährung 6 (1981) 182
141. Lützner, H.: Fasten bei chronischer Nephritis, Fasten bei Porphyrie? D. Heilkunst 3 (1964) 82
142. Lützner, H.: Heilfasten gegen Infarktgefährdung. Phys. Med. u. Reh. 5 (1969) 120
143. Lützner, H.: Übergewicht mit Saluretika behandeln? Ärztl. Praxis 46 (1969) 2743
144. Lützner, H.: Normalisierung der BKS im Fasten. Therapiewoche 36 (1969) 1625
145. Lützner, H.: Fastentherapie bei Lebererkrankungen. Phys. Med. u. Reh. 3 (1973) 85
146. Lützner, H.: Leber im Mittelpunkt des Fastenstoffwechsels. Phys. Med. u. Reh. 2 (1974) 33
147. Lützner, H.: Aktive Diätetik des rheumatischen Formenkreises. Phys. Med. u. Reh. 3 (1979) 115–118
148. Lützner, H.: Entschlackung durch Fasten. Phys. Med. u. Reh. 7 (1980) 362
149. Lützner, H., R. Völker: Diskussion zum XI. Ringelheimer Gespräch. Ringelh. Biolog. Umschau 11/12 (1967) 230
150. Mark, R. E., K. Flemming, H. Kurth: Saftfastenkuren bei Fettsucht. Verhandlungen der Deutschen Gesellschaft für Verdauungs- und Stoffwechselkrankheiten. XVIII. Tagung. G. Thieme, Stuttgart 1955, S. 237
151. Mehnert, H.: Diät-Therapie bei Diabetes mellitus und Übergewicht. Dtsch Med J I (1972) 10
152. Mehnert, H.: Stoffwechselkrankheiten, 2. Aufl. G. Thieme, Stuttgart 1975
153. Mehnert, H., H. Förster: Stoffwechselkrankheiten, Teil 1, 2, 3. G. Thieme, Stuttgart 1976
154. Mehnert, H., H. Kuhlmann: Hypertonie und Diabetes mellitus. M Med Wochenschr 5 (1972) 181–185
155. Meissner, H. P.: Diagnostik und Therapie endokriner Hochdruckformen. Therapiewoche 31 (1981) 602
156. Merrill, A. I.: Intractable Heart-Failure management, with 5 to 7 days of Fasting. Am Heart J. (Atlanta) 67/4 (1967) 433
157. Mertz, D. P.: Änderungen der Homöostase im Na-Stoffwechsel bei fastenden fettleibigen Personen. M Med Wochenschr 11 (1977) 119
158. Meurer, K. A.: Das Renin-Angiotensin-Aldoseronsystem. Sandoz-Kurzmonographie 14/1975
159. Miehlke, K.: Diagnose und Therapie rheumatischer Erkrankungen. 30. Kongreß fachärztliche Fortbildung. Springer, Berlin 1981
160. Milewski, P., R. Dölp, W. Dick, R. W. Ahnefeld: Fasten und operative Eingriffe. Infusionstherapie 4 (1977) 20

206  *Literatur*

161. Misslin, H.: Der Phasenwechsel des Rheinlachses. Revue Suisse de Zool. (Genf) (1941) 48
162. Missmahl, H. P.: Myocardiopathie bei Amyloidose. Referat Intern. Kongreß 1971, Wiesbaden
163. Möller, S.: Über spartanische Methoden in der Medizin. E. Pahl, Dresden 1937
164. Müller, W., Ch. Perini, R. Battegay, F. Labhardt: Die generalisierte Tendomyopathie. Internist. Welt 7 (1981) 268
165. Nakamura, J., M. Arnoldi: Makrobiotische Ernährungslehre. F. Gebhard, Heidelberg 1962
166. Nigg, W.: Das Fastenwunder des Bruder Klaus. Große Heilige. Artemis, Zürich 1946
167. Nolte, D.: Wechselwirkung zwischen Nase und Bronchial-System. Klinikarzt 10 (1981) 518
168. Palmblad, J.: Fasting (acute energy deprivation) in man: Effect on polymorpho-granulocyte functions, plasma iron and serum transferrin. Scand. J. Haemat. 17 (1976) 217
169. Palmblad, J., K. Cantell, G. Holm: Acute energy deprivation in man: Effect on serum immunoglobulins, antibody response, complement factor 3 and 4, acute phase reactants and interferon-producing capacity of blood lymphocytes. Clin. exp. immunolog. 30 (1977) 50
170. Palmblad, J., N. Egberg: Fasting (acute energy deprivation) in man: effect on blood coagulation and fibrinolysis. Am. J. Clin. nutr. 30 (1977) 1963
171. Palmblad, J., L. Fohlin, R. Norberg: Plasma levels of complement factors 3 and 4 and opsonic functions in Anorexia nervosa. Acta paed. Scand. 68 (1979) 617
172. Palmblad, J., L. Levi, A. Burger, G. Skude: Effects of total energy withdrawal (fasting) on the levels of growth hormon, Thyrotropin, Cortisol, Adrenaline, Noradrenaline, T4, T3 and rT3 in healthy males. Acta med. Scand. 201 (1977) 15
173. Pendl, F.: Myocardstoffwechsel und Herztherapie. G. Thieme, Stuttgart 1954
174. Pernkopf, E., H. Ferner: Atlas der topographischen und angewandten Anatomie des Menschen. Urban & Schwarzenberg, 1963
175. Petzold, R., A. Fröhlich, K. Schöffling: Richtige Reduktionskost. Dtsch Ärzteblatt 19 (1975) 1344
176. Pfeiffer, E. F.: Diabetesbehandlung allein durch Fasten? Periskop, Ingelheim 1974
177. Pfeiffer, E. F.: Gewichtsreduktion nach schwerem Trauma. Dtsch Med Wochenschr 47 (1981) 1595
178. Pfeiffer, E. F.: Die pathogenetische Einteilung des Diabetes mellitus als Basis von Therapieplan und Prognose. Dtsch Ärzteblatt 33 (1982) 17
179. Pirlet, K., U. Jessel: Die Koordination von physikalischer und chemischer Wärmeregulation unter Kältebedingungen. Z. Phys. Med. Baln. Med. Klim. 11 (1982) 91–120
180. Pongratz, D.: Glukokorticoid-induzierte Mypopathien. Dtsch Ärzteblatt 30 (1981) 1458
181. Pritikin, N.: The Pritikin permanent weight-loss manual. Grosset + Dunlap, New York 1981
182. Pudel, V.: Zur Psychogenese und Therapie der Adipositas, 2. Aufl. Springer, Berlin 1982
183. Pudel, V., U. Mühle, B. Willms: Prädikatoren für die erfolgreiche Adipositastherapie. Akt. Ernähr. Therapie 5 (1980) 171
184. Regamey, O. P.: Wiederentdeckung des Fastens. Herold, München 1963
185. Riedlin, G.: Kann ich genesen? F. Funcke, Freiburg 1913
186. Ritter, U., B. Neumann, P. Nowacki: Adipositas: sportliche Betätigung bei Nahrungskarenz. Diagnostik 14 (1981) 433
187. Rohleder, P.: Fasten, eine vergessene Lebenshilfe. Evgl. Gem.blatt (Stuttgart) 7–11 (1967)
188. Rüttner, J. R.: Die Pathomorphologie der Arthrose. Luitpold, München 1980
189. Rumler, K.: Der Säure-Basenhaushalt im Rahmen der Gesetzmäßigkeit biologischer Regulation. Ärztl. Praxis 8 (1971) 214
190. Ruppert, V., W. Rüdiger: Asthmafibel. Schwarzeckverlag, München 1975
191. Ruppert, V., W. Rüdiger: Rhinitisfibel, 3. Aufl. Schwarzeckverlag, München 1982
192. Scheele, E. G.: Das Heilfasten in elektrokardiographischer Kontrolle. Heilkunst 1 (1951) 9
193. Schenk, E. G.: Das Fasten. Hippokrates, Stuttgart 1938
194. Schettler, G.: Arteriosklerose und Cholesterinstoffwechsel unter besonderer Berücksichtigung der Diätfrage. Benno Schwabe, Basel (1956) S. 30

195. Schettler, G.: Klinische Erfahrung mit Benzbromaron bei totalem Fasten. Therapiewoche 47 (1975) 807
196. Schlick, W., H. Klancek, H. Lageder, K. Irsigler: Energieumsätze unter Nulldiät. Medizin und Ernährung 10 (1972) 215
197. Schlierf, G., G. Wolfram: Mangelernährung in Mitteleuropa. Wissenschaftliche Verlagsgesellschaft, Stuttgart 1982
198. Schmal, F.: Flucht aus dem Dschungel der Süchte – Fasten, 2. Aufl. Verlag aktuelle Texte, Rottweil 1977
199. Schräpler, P., Z. Schulze: Pathogenese und Behandlung der Fastenhyperuricämie mit Benzbromaron. Med Welt 12 (1976) 575
200. Schräpler, P., Z. Schulze: Nierenfunktionsänderung bei Adipösen im Fasten. Med Klin 7 (1977) 223
201. Schräpler, P., Z. Schulze, K. Schmahl: Wirkung von Allopurinol auf die Hyperuricämie im prolongierten Fasten. Therapiewoche 27 (1977) 342
202. Schulz, E., P. Schräpler: Zur Pathogenese und Behandlung der Fasten-Hyperuricämie. Med Welt 12 (1976) 588
203. Schulz, E., P. Schräpler: Änderung der Nierenfunktion bei Adipösen im Fasten. Med Klin 7 (1977) 253
204. Schwartz, P.: Neue Befunde über das Wesen des Alterns. Dtsch Ärtzeblatt 7, 8 (1970) 483, 573
205. Selye, H.: Das allgemeine Adaptationssyndrom und die Adaptationskrankheit. Med Welt 1 (1959) 1, 46
206. Shelton, H. M.: Fasting can safe your life. Nature Hygienic Press, Chicago 1964
207. Shock, N. W.: Weniger essen verlängert das Leben. J. amer. coll. nutr. 1 (1982) 3–9
208. Siegenthaler, W.: Klinische Pathophysiolgie, 2. Aufl. G. Thieme, Stuttgart 1973
209. Sievers, E.: Eine ungewöhnliche Fastenerfahrung bei chronischer Polyarthritis. Wendepunkt, Zürich 1973
210. Spencer, O. B.: Death during therapeutic starvation for obesity. Lancet 15 (1968) 1288
211. Sprince, H.: Brenztraubensäure als biochemischer Schlafantagonist. Med Tribune 12 (1969) 14
212. Tarnower, J., S. S. Baker: Die klinisch erprobte Scarsdale Diät. Molden, München 1979
213. Thannhauser, S. J., N. Zöllner: Lehrbuch des Stoffwechsels und der Stoffwechselkrankheiten, 2. Aufl. G. Thieme, Stuttgart 1957
214. Theorell, J. J. Palmblad, I. Kiellberg: Electrocardiographic changes during total energy deprivation (fasting). Acta med. Scand. 203 (19  ) 13
215. Tsagournis, M., E. Skillman: Glucoseintolerance mechanism after starvation. Metabolism 19/2 (1970) 170
216. Urban, J.: Hyperämisierung der Nasenschleimhaut als Therapie banaler Erkältungsinfekte. Med Tribune 5 (1968) 142
217. Uvnäs-Wallensten, K., J. Palmblad: Effect of food deprivation on Plasmagastrin levels. Scand. J. gastr. 15 (1980) 187–191
218. Vogel, P. G.: Psychologische Aspekte bei Psoriasis vulgaris. Zeitschr. f. Psychosom. Med. u. Psychoanal. 2 (1976) 177
219. Voigt, K., H. Jungmann, M. Apostolakis: Stoffwechsel- und Kreislaufstudien bei absoluter Nahrungskarenz. Klin Wochenschr 18 (1967) 924–931
219a. Walford, R.: Methusalem durch gezieltes Fasten. Südkurier Konstanz (28.8.1982)
220. Walther, P., H. Bauer, W. Gröbner, N. Zöllner: Karpaltunnelsyndrom bei Gicht. Dtsch Med Wochenschr 24 (1982) 942
221. Weintraub, A.: Rheuma und Magie. Med Klin 77 (1982) 277
222. Wendt, L.: Hypoporopathie, 2. Aufl. E. Koch, Frankfurt 1973
223. Wendt, L.: Krankheiten verminderter Kapillarmembranpermeabilität, 2. Aufl. E. Koch, Frankfurt 1973

224. Weserloh, G. u. Mitarb.: Die Bedeutung der Adipositas bei orthopädischen Erkrankungen. Klinikarzt 7 (1978) 361
225. Woodhouse, M. A.: Gross Fragmentation of Cardiac Myofibriles after Fasting for Obesity. Lancet I (1969) 7601
226. Zabel, W.: Das Fasten, 2. Aufl. Hippokrates, Stuttgart 1962
227. Zimmermann, W.: Die Fastenbehandlung interner Erkrankungen. Phys. Ther. u. Reh. 4 (1972) 94–100
228. Zöllner, N.: Richtige Reduktionskost. Roundtablegespräch beim Seminar der Deutschen Gesellschaft für Ernährung, Wiesbaden Nov. 1976. Ärztl. Prax. xxx/7 (1977) 269–275

# Sachverzeichnis